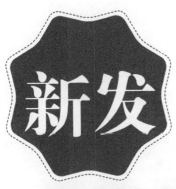

新发
突发传染病的
医院应急管理

金荣华 ◎ 主编

U0194012

科学技术文献出版社
SCIENTIFIC AND TECHNICAL DOCUMENTATION PRESS
·北京·

图书在版编目（CIP）数据

新发突发传染病的医院应急管理 / 金荣华主编. —北京：科学技术文献出版社，2021.1（2022.1重印）

ISBN 978-7-5189-7645-4

Ⅰ.①新⋯ Ⅱ.①金⋯ Ⅲ.①医院—传染病—突发事件—卫生管理—研究—中国 Ⅳ.① R199.2

中国版本图书馆 CIP 数据核字（2021）第 022396 号

新发突发传染病的医院应急管理

策划编辑：蔡　霞　　责任编辑：蔡　霞　　责任校对：张永霞　　责任出版：张志平

出　版　者	科学技术文献出版社	
地　　　址	北京市复兴路15号　　邮编　100038	
编　务　部	（010）58882938，58882087（传真）	
发　行　部	（010）58882868，58882870（传真）	
邮　购　部	（010）58882873	
官　方　网　址	www.stdp.com.cn	
发　行　者	科学技术文献出版社发行　　全国各地新华书店经销	
印　刷　者	北京虎彩文化传播有限公司	
版　　　次	2021 年 1 月第 1 版　　2022 年 1 月第 2 次印刷	
开　　　本	787×1092　1/16	
字　　　数	355千	
印　　　张	26.5	
书　　　号	ISBN 978-7-5189-7645-4	
定　　　价	138.00元	

《新发突发传染病的医院应急管理》

编委及编写人员

主　编　金荣华

副主编　向海平　胡中杰

秘　书　霍宏蕾

编　委（按姓氏拼音排序）

崔　丹	戴　通	段忠辉	方朝晖	冯英梅	黄　晶	霍宏蕾	李　冰
刘　慧	刘　颖	钱玉松	乔　玲	任　珍	王　璐	王沛陵	王稳好
张　强	张莉莉	张鸣旭	赵　艳	朱晓虹			

编写人员（按姓氏拼音排序）

安　丽	卜大宇	崔　璨	崔　丹	戴　通	丁洁宁	窦爱华	段忠辉
范丽娟	方朝晖	冯英梅	高　燕	谷艳梅	顾祎宁	郭会敏	黑予民
胡红林	胡中杰	黄　晶	霍宏蕾	李　冰	李珊珊	李雪梅	李亚楠
刘　慧	刘　焱	刘　颖	刘占英	娄金丽	吕　婧	孟　莎	牛新颖
潘　娜	祁　键	钱玉松	乔　玲	任　珍	王　璐	王　欣	王　馨
王桂芳	王沛陵	王稳好	王燕海	工樞婷	谢　婧	徐　斌	杨建昆
杨凯阳	于　飞	于艳华	袁宏香	翟娜敏	张　强	张春艳	张莉莉
张露冉	张鸣旭	张志丽	赵　艳	赵兰香	郑晓琳	周树丽	朱晓虹

前 言

新发突发传染病是人类永恒的挑战。自 2003 年传染性非典型肺炎开始，埃博拉出血热、中东呼吸综合征、人感染高致病性禽流感等新发突发传染病一次又一次地对人类宣战，夺走了无数生命，人类社会为此付出了惨痛的代价。2019 年 12 月底，我国湖北省武汉市陆续出现了多例新型冠状病毒感染的肺炎患者。此后的一个多月间，该病迅速蔓延到我国 31 个省（自治区、直辖市）和新疆生产建设兵团。2020 年 1 月 31 日，世界卫生组织（World Health Organization，WHO）将本次疫情列为国际关注的突发公共卫生事件（Public Health Emergency of International Concern，PHEIC），并在 2020 年 2 月 11 日正式将该病命名为 COVID-19，即 "2019 年冠状病毒疾病（Coronavirus Disease 2019）"。在人类社会不断进步、科学技术迅速发展的今天，新发突发传染病疫情的出现对医院应急管理提出了更高的要求，也给医院管理者带来更深的思考。

首都医科大学附属北京佑安医院作为三级甲等传染病专科医院，是传染病疫情防控的先锋，承担着历次新发突发传染病的定点收治工作，在新发突发传染病的应急管理方面取得了一定的经验，为将这些经验及时分享，结合国内外的最新学科进展，编撰此书，供广大读者参考。

《新发突发传染病的医院应急管理》一书内容涵盖医疗救治应急体系建设，医疗质量管理，护理质量管理，疫情报送管理，医院感染预防控制，应急实验室管理，医院 / 病区和配套设施管理，医用设备和医用防护物资管理，药事管理，医保管理，后勤管理，财务管理，科学研究与教学管理，新闻宣传报道管理，安全保卫管理，应急公文、档案及接受捐赠工作管理，一线人员疗养（休养）公寓管理等方面，着重体现传染病应急防控下的医院组织管理与应急体系的建立及完善，为新发突发传染病疫情防控和医疗救治工作提供借鉴。鉴于医院应急管理影响因素颇多，加之编写时间仓促及编者水平有限，书中难免存在一些疏漏，部分观点需要不断探讨、验证和更新，请广大同行批评指正。

在新发突发传染病疫情防控过程中，北京佑安医院得到了众多机构及社会各界的大力支持，北京市多家医疗机构的同行与我院医护人员并肩作战，付出了大量的心血和汗水，也为医院应急管理工作提出了诸多宝贵的意见和建议，在此表示由衷的感谢！希望《新发突发传染病的医院应急管理》的出版能对我国新发突发传染病的防治及管理工作有所裨益。北京佑安医院也将在传染病疫情防控工作中不断总结经验教训，吸纳同行先进管理经验，继续在新发突发传染病防控工作中发挥应有的作用。

金荣华

2020 年 7 月 1 日

目 录

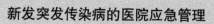

第四章　疫情报送管理

第五章　医院感染预防控制

第七章　医院／病区和配套设施管理

第八章　医用设备和医用防护物资管理

第九章　药事管理

第十章　医保管理

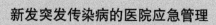
第十四章　新闻宣传报道管理

第十五章　安全保卫管理

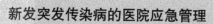

第十七章　一线人员疗养（休养）公寓管理

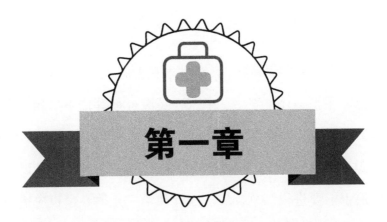

第一章

医疗救治应急体系建设

第一节　应急体系建设

近年来，新发突发传染病频发，传染性非典型肺炎（SARS）、埃博拉出血热、高致病性禽流感、甲型 H1N1 流感、中东呼吸综合征等传染病相继发生，严重威胁人民生命健康。2019 年岁末开始，新型冠状病毒肺炎疫情迅速在世界各国传播，被世界卫生组织（WHO）宣布为全球大流行。面对 21 世纪全球严重的社会公共危机，各国政府都需要进行深刻反思。医疗救治应急体系建设应适应我国小康社会建设、经济快速发展和城市建设要求，实现保障人民群众大健康的目标。由于传染病自然或人为传播的不确定性和快速流行性，短期内出现大批患者集中发病的可能性极大，及时的医疗救治可为流行病学调查、隔离传染源和切断传播途径赢得宝贵时间，是公共卫生应急体系中最重要的部分和最后一道防线。

2003 年经历 SARS 洗礼后，各级医疗机构防范新发突发传染病的意识明显增强，传染病专科医院向综合化转型提升了综合救治能力，综合医院设置发热门诊、感染性疾病科或传染科，提高了对传染病的防范能力。但此次新冠肺炎快速传播，病例短时间内迅速增长，除传染病定点医院外，综合医院往往仓促上阵，人力、物力等捉襟见肘，院感防控不力者甚至沦为疫情传播的助推器。如何高效、科学救治，防止传染病疫情进一步扩散，医院应急体系建设成为关键。

良好的应急体系能够使医院做到平战结合，从容面对传染病疫情。现有的研究表明，预案、机制、体制和法制（并称为"一案三制"）是应急管理体系建设的核心内容，因此，医院的应急体系通常按照指挥、预防、救治、科技、法治五个方面进行建设，但各医院的具体情况不同，各方面的优先顺序可能会略有不同。本节提供应急救治体系的基本框架，供各医疗机构参考。

一、组织建设

在新发突发传染病疫情的应对过程中，全院需要统一思想、统一指挥，迅速成立应急领导小组，充分发挥我国的制度优势，建成党委领导、行政负责、部门协同的领导指挥体系。

指挥体系行使对内对外双重职能，对外做好与政府和社会应急体系对接，与各级部门如疾控中心、社区、各关口单位等衔接。对内以医疗救治为核心，强化非常时期的责任制管理，全面负责医院疫情的控制，及时传达、落实上级的各项指示精神，解决应急工作中存在的问题；协调各部门之间的工作，确保应急救治工作顺利进行。

以医疗救治为核心的领导小组或应急指挥中心办公室通常设在医务部门，便于统筹协调。总的工作原则是思想上积极主动，方法上科学有序，工作上扎实推进，细节上有机衔接。可下设医疗救治组、院感防控组、后勤保障组、宣传报道组、信息报送组等，形成全院一盘棋、多部门联动、群策群力的格局。

组织建设最能体现医院管理者的智慧，合格的医院管理者必须掌握医院管理的科学规律，了解当今国际先进的管理理论和方法，同时注重探索和创新，增强管理能力和水平，在实践中完善管理技巧。SARS疫情之后，传染病学科得到了突飞猛进的发展，随着传染病学科地位的提高，传染病医院的组织管理工作也逐渐规范，但由于地区分布不平衡，且部分传染病病床和传染病专业技术人员分散在综合医院，一旦出现大规模传染病疫情，难以满足医疗救治的需要。因此，综合医院对传染病防控的重视程度，某种程度上决定着医院应急体系建设的成败。无论平时或战时，在体制上实行领导班子一体化管理，建立统一指挥、统一行动的运行机制。各层面的专业人员要定期轮转、轮换，且不断优化资源，实现设备、资金的统一调配。

二、预防监测

建立预防监测和风险评估体系，实行危机管理，关系到医院启动应急预案的时机、范围和响应级别。传染病预防监测通常由医院感染控制部门和（或）疾病预防控制部门负责，监测的数据来源于发热门诊、肠道门诊、急诊、感染门诊等哨点科室。医院应加强这些哨点科室的建设，增强哨点科室对异常情况的敏感性；应制定和优化应急值守、应急处置等工作规定，坚持疫情日报告、零报告和定期疫情分析制度，坚持预检分诊、首诊负责制，严格规范筛查、接诊和上报流程，及时发现情况并发出预警。

医疗机构需与相关部门保持沟通和联系，掌握所属地区乃至全国的流行状况，定期跟踪和分析疫情，结合医院病区和人员分布，及时征用病区、腾空床位，满足新发突发传染病确诊和疑似病例收容的需要；及早制定医务人员调配、轮休预案或制度，保证充足的人员配备。

同时，构建医院内部的疾病信息监测体系，整合监测信息资源，完善、拓展网络直报系统和功能，规范突发公共卫生事件监测预警程序，提高信息报告的责任意识和纪律性，加强对突发公共卫生事件的危机管理，加深对突发公共卫生事件发生、发展及转归的认识，促进医院应急体系的建设。

三、医疗救治

医疗机构是新发突发传染病医疗救治的主体，患者得到及时有效的救治，做到应收尽收，对于控制传染源、阻断疫情进一步发展、降低患者病死率、提振民众信心具有重要作用。医疗救治是医院应急管理体系的重要组成部分，需要医院各部门协调配合、群策群力，各种保障措施到位，也考验着医院常态下的管理理念和能力。

为应对新发突发传染病，医疗机构应坚持平战结合的原则，建立平战转换的机制，如紧急征用、部门动员、人员调集、病房应急腾空、应急状态下基本医疗服务保障等，统筹做好疫情防控和医院正常患者的收治管理。虽然SARS以后，各地均建立了传染病防治应急响应机制，但从新冠肺炎疫情的应对来看，仍存在一些短板。①疾病预防控制体系的现代化建设仍需进一步强化；②由于传染病疾病谱的变迁，病种相对单一，传染病专科医务人员的知识面相对狭窄，尤其是救治重症或危重症病例，或同时出现并发症、合并其他基础病时，凸显出重症医学、麻醉、呼吸、急诊急救等方面的知识和技能的不足。③一些综合医院整体实力强劲，但传染病学科（感染科）的建设比较薄弱，设施配套和人员配备有所欠缺，部分基础建设和布局难以达到传染病消毒隔离和院感防控的要求。④平时"防大疫、应大灾"的训练缺乏，软硬件实力不足造成综合医院内部的交叉感染。所以，传染病专科医院应当重视急危重症抢救能力的建设，从学科设置、人才队伍建设等方面给予倾斜；而综合医院要加强感染科建设，配备专业设施、培养优质人才，推动学科发展。

要实现科学治疗、有效防治、部门协同很难做到一日即成，医院在日常科室设置、功能定位、建筑布局、材料储备等方面应考虑传染病疫情应急转换的要求，如普通病房向专病病房的转换、过渡病房的建立、医务人员的培训和调配、物资储备充分、急采通道畅通等。

为做到"早发现、早隔离、早治疗"，医疗救治需要保证患者从发现、隔离、收容、诊疗、抢救、会诊、转诊等环节畅通，医院要建立与外界联系的通道，设专人负责与机场、车站等关口部门的对接，做好患者转运；与社区及康复机构对接，做好后续康复和随访，协助患者尽快重新融入社会。

需要注意的是，医疗救治不可避免带来医院感染的风险，在重大传染病医疗救治过程中，医院感染防控的重要性越发凸显。独立设置就诊区域，独立设置检验区域都为医院的布局和建筑设计提出更高的要求，当医疗救治需求与医院感染防控要求冲突时，需要医院管理者平衡好二者的关系，事先设定预案，规范操作流程。

四、科技创新

在应对新发突发传染病过程中，科学研究越来越重要，尤其是新发传染病。由于疾病源头、传播方式、发病机制、治疗方法等环节均存在大量未知领域，边救治、边总结、边试验、边转化成为一种新常态，此时科学研究成果可迅速转化为科学指引，指导临床实践。

在大数据时代，医院的信息技术水平对统筹疫情防控具有重要作用。疫情防控期间不能只满足于"数出一门、一网统管"，还要实现与外界互联互通，共享共治，而不能成为信息孤岛。各地应加快信息化建设，建立更高水平的数据收集机制，统一关键数据标准，打通部门之间数据壁垒，建立数据共享机制。同时，运用大数据、人工智能、云计算等技术推进智能化应急体系建设，研究建立相关数据模型，强化数据分析应用等，提高预测预判和科学决策水平。

另外，管理创新也必不可少，通过管理机制创新，充分发挥人的主观能动性，使人、财、物使用效能最大化，最大限度节省资源，实现科学化管理、精细化管理，保证救治体系高效运转。

五、法制健全

随着《中华人民共和国传染病防治法》《突发公共卫生事件应急条例》《传染性非典型肺炎防治管理办法》等一系列法律法规的出台，各级政府和医疗机构逐步建立并完善了与法律法规和发展建设相适应的应急救治制度和流程。各医院需要紧紧依靠法律法规，贯彻统一领导、分级负责、反应及时、措施果断、依靠科学、加强合作的原则，全面落实"早发现、早报告、早隔离、早治疗"，提高对新发突发传染病的快速反应和医疗救治能力，切实做到"思想不麻痹，领导不削弱，工作不松懈"。

依法防控、依法救治的前提是建立健全制度体系，医院制度体系的建立必须依据上位法律、法规和相关文件，法制建设是"一案三制"的重要内容。医院党委、纪律监察委员会在疫情防控工作中，应熟悉重要的防控预案、改造方案、分配方案、应急采购流程，本着特事特办原则，不仅发挥了监督职能，而且提供了法纪保障，组织审计、财务、医务、院感等职能部门对内要依法督导、依归管理，制定相关督导检查方案，明确监督方式和监督重点，抓严抓细各项工作，压紧压实各级责任；重点围绕疫情防控、应急采购、重大项目建设、接受社会捐赠等工作，紧盯风险、精准监督，时刻提醒、规范行为，一线督导、解决问题。对外要主动配合上级部门的督导检查，通过督导检查发现问题，持续改进，使每一个人、每一件事都在法制的监管下。

此外，依法宣传也是重要一环。加强舆情应对和引导，依法加强网络管理，实行新闻发言人制度，及时公开相关信息，回应社会关切，教育一线人员主动向患者和群众宣教，宣贯正确的理念，减少恐慌，提高民众的心理承受能力。同时，不断总结在救治工作中的成绩和经验，宣传先进人物的感人事迹，树立医院的良好社会形象，增强医院的凝聚力和向心力。

总之，在应对新发突发传染病过程中，医院的应急救治体系是公共卫生事件防控机制的重要组成部分，面对未知的疫情，医院如何快速、有效、系统地开展疫情防控和医疗服务是各医疗机构关注的重点和难点，也是应急体系建设需要解决的问题。在疾病的预防与控制、正确的分析与判断、规范的治疗与抢救、准确的信息统计与报告、后勤物资的储备与保障等各个方面均需要科学的管理，疫情的快速控制是多部门、多学科协同作战的结果。树立危机意识，迅速、有序组织救治队伍，使医疗环境、医疗秩序、医疗流程迅速适应新发突发传染病的防控需要，是应对突发公共卫生事件必须解决的问题，因此，医院决策者和管理者应始终保持清醒头脑，做到"宁可备而不用，不可用而不备"，警惕各种风险隐患。各医疗机构也应结合当地的应急管理要求，根据自身的特点，探索适合自身特点的应急管理体系；并通过不同医疗机构之间的相互交流和借鉴，取长补短，建立起适合自身功能定位、适应地域特点、平战结合的应急救治体系。

（胡中杰　张强）

第二节　应急预案

一、新发突发传染病应急预案

应急预案是医疗机构新发突发传染病应急管理体系的重要内容，是医院开展应急救治工作的总纲，是医院其他应急流程、规程、制度的基础，目的是为了迅速、有效应对传染病疫情，及时发现、报告疫情信息，保证应急状态下医疗救治的绿色通道，提高应急救治技术和水平，既保证新发突发传染病患者的收容，又保障其他普通患者的正常诊疗。

1. 适用范围

需根据应对的疾病种类和传播方式具体设定。

2. 相关定义

需涵盖某种新发突发传染病的基本概念，疑似病例、确诊病例、密切接触者、观察病例的界定、临床分型及基本诊断治疗原则等，并根据相关指南或专家共识及时更新。

3. 工作原则

应对新发突发传染病医疗救治工作遵循"预防为主、防治结合、科学指导、及时救治、依法规范、统一领导、分工协作"的工作原则。

4. 组织架构

各医院可根据自身的组织架构、专业特点和承担任务成立应急领导小组，领导小组下设不同的专业组，作为疫情防控期间的指挥和执行机构（图 1-1）。

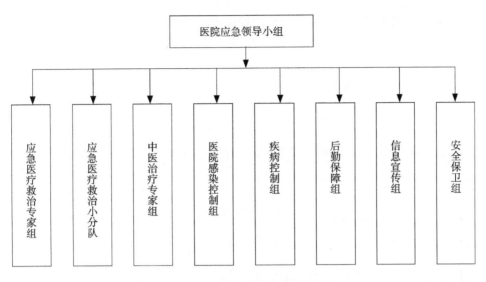

图 1-1 医院应急救治组织架构

5. 工作职责

（1）应急领导小组

在上级管理部门的统一领导和指挥下，根据疫情态势，不断完善医疗应急救治体系、预案和运行机制；定期召开工作例会，果断做出决策，强化非常时期的责任管理；开展督导检查，及时解决应急救治和备战中出现的问题；根据救治需求，及时抽调技术力量和应急物资。

应急领导小组组长是传染病应急救治工作的总指挥。副组长负责各自分管部门的应急工作。各职能部门负责人在组长和副组长的领导下各司其职，紧密协作，负责具体落实管辖范围内的应急措施。如医务部门负责诊疗流程梳理和操作规程的修订，基于对疫情分析和疾病规律的认识，及时调整发热门诊规模和布局，制定病房单元启用应急预案并严格执行；护理部门负责全院护理人员的调配和组织落实等；医院感染管理部门负责医院感染控制制度流程的制定、管理等；疾病预防控制部门负责疾病控制、疫情报告、信息收集与统计等；教育部门负责组织新发突发传染病相关的医疗救治、医院感染防控等培训；总务部门负责后勤保障、工程改造工作等；其他各部门负责本部门相关制度、流程的制定。

应急领导小组办公室可设立在医政管理部门或应急管理部门，负责执行领导小组的决定，协调各项救治工作，同时保证其他医疗工作的正常开展。

（2）应急医疗救治专家组

密切关注疫情动态及演变；承担本院及下级医疗机构、社区、单位等新发突发传染病的知识培训、会诊和技术指导；疑似病例的甄别；提出针对性救治方案和防控措施；指导科学研究的开展；完成应急领导小组交办的其他任务。专家组可分组实行24小时听班或值班制。针对重型和危重型患者，建立专家定期会诊制度，分析患者病情特点，开展多学科合作，针对每个危重患者提出个性化治疗方案，积极探索新疗法，最大限度降低病死率。

（3）应急医疗救治小分队

参加新发突发传染病的相关培训、演练；关注疫情动态，主动学习，不断提高医疗救治能力；熟练掌握新发突发传染病的接诊救治流程和各项操作技能；按照疫情要求，对患者实施有效隔离；在上级医师和专家组的指导下，有序开展医疗救治、医院感染防控、消毒隔离和个人防护工作；负责疫病情的初步诊断和报告，配合疾病预防控制机构开展流行病学调查和标本采集工作。

（4）中医治疗专家组

组织进行新发突发传染病的中医及中西医结合诊疗方案培训；中医药专家组对患者实时会诊，辨证施治，参与制定中西医结合治疗方案，并根据临床疗效适时调整治疗方案；及时总结中西医结合临床效果及危重症患者中西医结合治疗情况，报送中西医结合救治信息。

（5）医院感染控制组

医院疫情防控的关键点在医院感染防控，要及时制定更新医院感染防控制度，梳理闭环式防控流程，覆盖预检分诊、患者筛查、医务人员防护、环境消毒、实验标本转运检测、医疗废物处置等；及时调整收治布局，完善分区动线；对各类人员开展培训；对门急诊、住院患者、家属及其他来访人员进行强制预检分诊和必要的初筛；督查不同区域的消毒用品使用和防护用品穿戴；每日评估防护物资及消毒物资使用情况及储备情况，保障物资供应；制订消毒隔离和防护知识培训计划并具体组织实施；划分人流、物流的最佳路线；采取有效措施，监督消毒隔离和个人防护的落实，防止医源性传播；负责污染区（含电梯）和外环境的消毒，指导处理医疗废物和临时隔离点的物品；严格执行各项相关法规和操作规范，预防控制传染病疫情在医院内的传播。

（6）疾病控制组

负责疫情报告、信息收集与统计；审核网络数据上报，保证及时完成网络直报，汇总分析疫病情统计信息数据，实时监控疫病情变化，为应急领导小组决策提供依据；协助疾病预防控制机构人员开展流行病学调查、样本采集和转运；统筹制订院内工作人员的新发突发传染病防治知识、技能的培训计划。

（7）后勤保障组

根据疫情态势，做好应急物资、设备及药品等的储备；设立应急物资储备库，实行专人管理；与上级部门和供应商建立持久、畅通的供货渠道，实时掌握医院资源消耗情况并及时补充，对各种应急物资进行统一快速采购，严格管控，确保一线防控需要；在院区或征用附近宾馆设立医务人员休息区，为一线医务人员提供良好的休养环境，并为有需要的医务人员提供心理干预服务；为医务人员和患者提供优质的营养配餐；做好氧、电、气、水、保洁、洗涤、消毒等的后勤保障；对医用垃圾实施规范性处理；做好人员加班值班统计工作，及时安排轮休；对社会捐赠和慰问统一接收、调配与管理；依据医院整体运营及具体应急事项，统筹资金支付，确保资金到位。

（8）信息宣传组

利用医院网站、院刊、公众号等媒介宣传新发突发传染病防控知识和在救治工作中的有效做法；与主流媒体和上级部门沟通，宣传医务人员在突发事件中的先进事迹；深入一线，做好文字、图片及音像资料的收集整理工作。关注舆情，及时收集并报送政务信息，重大信息统一发布；做好文化引领和思想动员工作，树立正面典型，招募志愿者，发布动员令；加强对医务人员人文关怀工作，采取慰问、探访、征求意见等多种方式为一线职工扶危解困。"

（9）安全保卫组

在应急状态下，合理引导人流及车流，控制住院患者的活动范围；协助强化探视管理；引导120转运车按规定路线行驶；必要时，配合公安部门设立警戒隔离带。

6. 具体流程

以新冠肺炎为例，介绍急诊／发热门诊的诊治流程（图1-2）和病房收容流程（图1-3）。

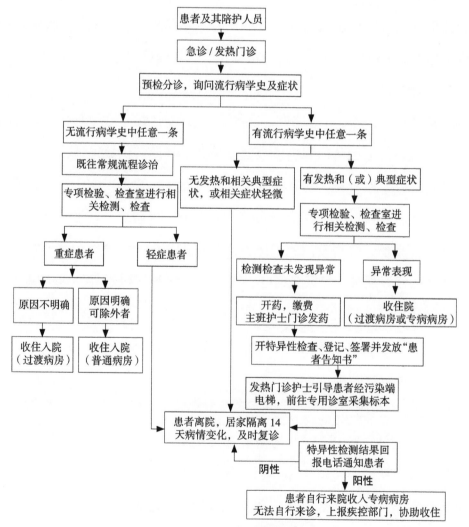

图1-2　急诊／发热门诊诊治流程

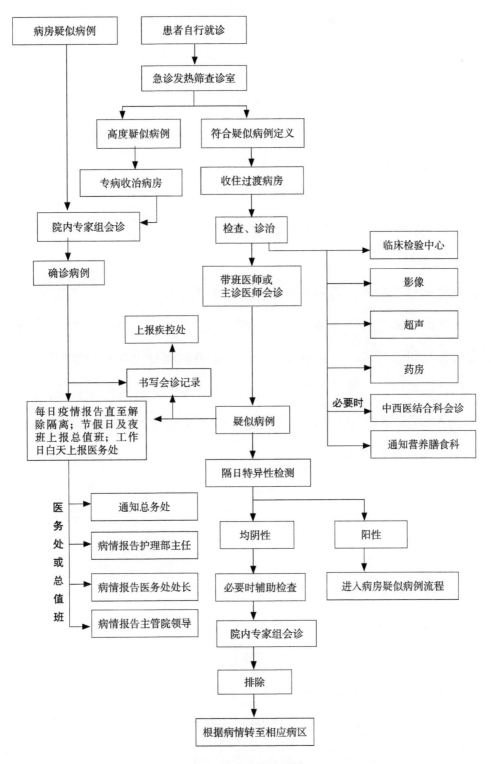

图 1-3 病房收容流程

需要注意的是，应急预案不是一成不变，应根据传染病病种、传播方式、当时的流行状况，医院的实际情况和属地政策等进行修订和动态调整。

二、紧急开放经费窗口审批权限管理

新发突发传染病患者数量往往在一段时间内突然增加，而且依据有关法律法规，患者需要强制住院隔离，往往没有住院准备，医院需要为患者紧急开放住院经费窗口，保证患者快速进入救治程序，减少院内接触和传播的概率。因此，医院需要制定应急开放经费的管理制度和流程。

1. 日常审批

根据具体情况制定合适的审批流，如科室提出申请，填写"住院开放窗口审批单"，依据申请开放经费额度和审批权限，经同意后，科室将签字齐全的审批单提交财务部门收费窗口，完成经费开放；如遇院领导无法及时签批，经请示同意后，可将医务部门签批复印件交财务部门收费窗口，开放经费；原件待医务部门补齐签字后交财务部门收费窗口存档。节假日可由总值班代替医务部门签批。

2. 突发事件审批

突发公共卫生事件中，可不限额度开放窗口，由医务部门确认后立即开放并视治疗需求随时增加，实行先救治后结算。必要时，医务部门可授权接诊科室直接申请审批。

三、孕产妇应急管理

孕产妇往往是新发突发传染病的易感人群，孕产妇感染后可能导致严重的不良妊娠结局。因此，当新发突发传染病来临时，任何一家设有产科的医疗机构都可能收治妊娠合并传染病的患者，承担发热孕产妇的筛查和传染病确诊孕产妇病例的收治工作。为做好孕产妇传染病的防控，同时保障非感染孕产妇的医疗安全，需要从制度保障、分区分类管理、入院前筛查和术前筛查、产科医护人员的管理、信息报送、日常督查等方面，建立一套全方位的疫情期间孕产妇应急防控管理方案。

1. 制定并组织实施妊娠合并传染病防控方案

成立院级孕产妇防治新发突发传染病领导小组，可下设抢救专家组、质量控制组、救治保障组。在院级"新发突发传染病应急预案"的指导原则下，制定"妊娠合并新发突发传染病防控方案""新发突发传染病感染孕产妇收治转运流程"等制度流程，部署、指挥、组织、协调防控工作的有序进行。制度中明确发热孕产妇及疑似患者的筛查流程，确诊未临产孕妇及临产孕妇的处置流程，孕产妇疑难病例及危重病例的多学科会诊流程，新生儿的处置及转运流程，确保多学科通力合作，防控工作高效运行。

2. 成立产科医护新发突发传染病防治专班

产科医师及护理组成立新发突发传染病防治专班，产科主任担任专班组长，产科护士长担任副组长。专班人员分成数个小组，每个小组由一名副高以上职称医师、一名主治医师，一名护师组成，24小时轮流值守，专职负责发热、疑似孕产妇的会诊及妊娠风险评估，产科门诊患者的感染风险评估，传染病病区内确诊孕产妇的会诊、管理及相关信息上报工作。

3. 建立分类分区管理

（1）孕产妇的分类管理

将孕产妇分为发热孕产妇、疑似孕产妇、确诊孕产妇、急诊临产孕妇和普通孕产妇。

（2）根据分类细化分区管理

1）确诊孕产妇。传染病病区内建立产科专用病房及隔离产房，专用病房内具备监护室级别抢救监护条件，用于收治传染病确诊孕产妇。确诊孕产妇由感染科和（或）传染科医师及产科医师共同管理，如需手术终止妊娠，孕妇从专用通道进入手术室，进入固定手术间，术后返回确诊病房。

2）疑似孕产妇。在传染病疑似病区内设置产科专用病房，用于收治传染病疑似孕产妇，单间隔离收治，由感染科医师和（或）传染科医师及产科医师共同管理。

如需手术终止妊娠，孕妇从专用通道进入手术室，进入固定的疑似病例手术间，术后返回疑似病房。

3）发热孕产妇。由专职人员引导发热孕产妇到发热门诊就诊，发热门诊进行病史询问、流行病学史调查，填写《孕产妇流行病学调查确认表》，依病情进行特异性实验室检测，必要时在签署知情同意书后行影像学检查，并请产科医师到发热门诊产科专用诊室会诊。经会诊排除疑似病例且符合入院指征者，收入传染病专病病房。专病病房内设置产科专用病房，单间隔离收治，由感染科医师和（或）传染科医师及产科医师共同管理。

4）急诊临产孕妇。急诊临产孕产妇病情多危重，往往具有急诊终止妊娠的指征，且感染风险未知，需要及时处理。首先，应进行感染风险评估，由产科、感染科（传染科）、重症医学科、新生儿科、麻醉科等多学科共同评估，根据流行病学史、孕周及疾病的严重程度，评估感染风险，计划终止妊娠的时机和方法。其次，应及时完善术前筛查及传染病特异性实验室检测。需手术终止妊娠者可在手术室采集相应标本，自然分娩者在产房采集相应标本。急诊手术的孕产妇如果特异性检测结果未回报，需由院内专家组进行感染风险评估。如果孕产妇同时满足以下四条：①在本院建档；②近14天（具体时间视引发疫情传染病的潜伏期不同而不同）无明确的流行病学史；③最近一次产检无相关临床表现；④本次无发热、咳嗽等表现，视为感染低风险；如孕妇未满足以上四条，视为感染高风险。对于感染高风险的孕产妇，可以征求孕产妇同意，行必要的放射影像学检查，并在检查前采取腹部防护措施。再次，做好手术室及产房安排预案，设置专用产房，用于筛查结果未回报的急诊产妇待产及分娩，并设计好动线，避免专用产房和其他产房的患者及医务人员通道交叉。房间使用后需进行空气、物表和地面消毒。需急诊剖宫产时，如评估为感染低风险患者，从患者通道进入手术室，术后返回病房单间隔离等待特异性检测筛查结果。如评估为感染高风险患者，从污染通道进入手术室，进入隔离手术间，术后返回过渡病房单间隔离等待特异性检测筛查结果。

最后，明确术后收治地点。病原未明的急诊产妇术后单间收治，和普通孕产妇行走动线无交叉，特异性检测筛查结果阴性者可安排转出，阳性者待再次检测结果回报后进行处置。

5）普通孕产妇。普通孕产妇的管理要点在于加强预检分诊、专案管理及入院前筛查管理，保障安全。首先，加强门诊预检分诊管理：在门诊楼入口及产科门诊设立双重预检分诊点，所有门诊孕产妇填写《流行病学调查确认表》。其次，建档孕妇追访管理。产科设专人负责未按时复诊孕妇的追访管理，通过微信、电话等方式进行孕产妇健康教育、咨询和随访服务。每周梳理不能及时产检或离开属地的中高风险孕产妇名单，建立专案管理，并上报医院产科质量管理办公室。最后，入院前筛查及过渡病房管理。符合入院指征的普通孕产妇，入院前均进行特异性筛查。病原学检测取样后进入过渡病房单间收治，等待结果回报。特异性检测结果阴性者，可由过渡病房转入普通产科病区；如特异性检测结果为阳性，需立即请院级专家组会诊，进一步确定诊断。

4. 信息报送

可由产科主任、新发突发传染病防治专班医师、发热门诊医师组长、产科质量管理办公室专干组成信息报送小组。每日梳理产科及发热门诊接诊的孕产妇，按照发热、有流行病学史、疑似、确诊孕产妇例数分类汇总，上报属地产科质量管理办公室。对上述四类孕产妇追踪结局，保障孕产妇全程管理。

5. 日常督导

可成立防治孕产妇新发突发传染病质量控制小组，由产科质量管理办公室、护理部门、感染管理部门、产科共同组成。每周三次组织对产科门诊、病区进行巡查和抽查，重点关注筛查管理、孕产妇的分类分区管理、中高风险孕产妇的专案管理，必要时组织院内多学科会诊，保证产科医疗护理质量和服务质量。

四、医疗纠纷投诉应急预案

由于人民群众对于传染病防控知识认知的限制，以及由此引发的紧张和恐慌的情绪，传染病的防控措施往往引发新的医患矛盾，使得一些疫情相关的投诉和纠纷时有发生。为了有效地缓解上述问题引发的医患矛盾，应在疫情期间加强投诉纠纷的预防及处理。

1. 完善医院"投诉管理体系"

（1）可组建临床医技科室投诉纠纷协调员队伍，建立临床医技科室投诉纠纷协调员制度。

1）负责科室内医患矛盾排查，及时发现纠纷隐患，做好患者及家属的沟通解释工作，及时向投诉管理部门报送纠纷隐患。同时负责科室内投诉纠纷的初步处理。对于科室内部可协调解决的投诉应及时在投诉发生的第一时间解决，尽可能避免矛盾升级。

2）做好科室内投诉纠纷处理登记工作，及时填写登记表，每月末将登记数据报投诉管理部门。

3）负责升级投诉纠纷的上报及移交。对于科室内部无法协调解决的投诉纠纷，应及时报送投诉管理部门，并做好基础信息的调查核实，做好案件的书面移交工作。

4）配合投诉管理部门进行投诉纠纷的调查核实及处理工作。

5）负责协调科室内已进入第三方调解或法律诉讼阶段案件的跟踪、调查处理及配合工作。

（2）完善医院"投诉管理体系"，加强协调员培训，强化首诉负责制，注重提高投诉纠纷解决时效性，对收集的纠纷隐患进行分析总结，避免矛盾升级。

2. 优化疫情相关投诉纠纷处理流程（图1-4）

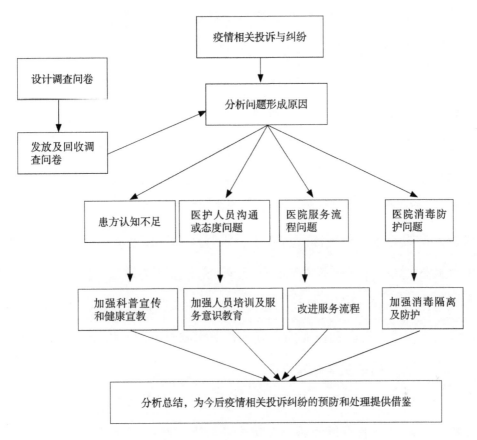

图 1-4　新发突发传染病疫情相关投诉纠纷处理流程

3. 加强疫情期间投诉纠纷的闭环式管理

医院应根据所受理的疫情相关投诉纠纷，从人群分布特点、投诉类型、涉及领域、处理结果等多方面及时分析总结其特点和处理方法，应用 PDCA 等管理工具，分析医院及医务人员等不同层面存在的问题，找到薄弱点，积极应对，制定医疗质量持续改进措施。

4. 加强宣传教育，提高群众认知水平

医疗纠纷主要是由于医患双方对医疗后果及原因的认识未能形成一致意见而引发的医患矛盾，可以采取多种形式加强疫情相关的科普宣传，普及相关防护知识，提高群众的认知水平。投诉管理部门可与宣传部门加强合作，针对自媒体中

较常见的问题给予协助答复，解答网友的各种疑问，同时分类整理，在梳理过程中找到薄弱点有针对性地进行解决，避免矛盾升级演变为投诉或纠纷。

5. 调查了解群众需求

针对传染病特殊群体，通过调查问卷等形式了解患者的需求点和薄弱点，有针对性地进行健康宣教。

6. 提高医务人员心理素质及服务水平

针对疫情相关投诉纠纷的趋势和特点，医院积极给予有效手段进行干预，缓解医患矛盾，稳定医务人员情绪，避免在"被投诉"的阴影下投入一线防控工作。加强医护人员服务水平，提高服务意识，加强医患沟通及人文医学培训，为患者提供优质服务；同时加强医务人员心理疏导，充分发挥心理应急医疗队专家力量，开通24小时全天候心理咨询热线，通过心理评估和咨询保证医务人员心理健康，从而确保医务人员在健康和正面的心理状态下完成对患者的诊疗。

7. 加强医疗纠纷的法制化管理

医疗纠纷的正确处理可以将不利因素转变为有利因素，促进医患关系和谐发展。在疫情期间发生的投诉纠纷需要更专业的法律顾问提供法律支持。医院可通过与专业律师团队及医疗纠纷人民调解委员会的专家保持密切联系，以获取专业的法律建议，有助于快速正确地解决问题，更好地保障医患双方的合法权益。

8. 重大纠纷应急预案

重大医疗纠纷是指在就医过程中，医患双方对疾病治疗效果及其原因的认定存在较大分歧，患者及其家属对治疗工作极不满意，强烈要求追究医院和医务人员的责任，或者提出较大赔偿损失的医患纠纷。

（1）工作程序

启动预案条件：符合下列条件之一的，可启动重大突发医疗纠纷事件应急预案。①患方在医院内寻衅滋事。②故意损坏或抢夺公私财物；侮辱、威胁、恐吓、殴打医务人员。③非法限制医务人员人身自由。④非法占据医院办公、诊疗场所。

⑤在医院内外拉横幅、设灵堂、张贴大字报、堵塞交通。⑥抢夺尸体、拒不将尸体移放太平间或殡仪馆，经劝说无效的；抢夺患者或他人医疗文件及与医患纠纷相关的医疗证物（如药品、卫生材料和医疗器械等），经劝说无效的。⑦纠集5人以上扰乱医院正常医疗秩序的医患纠纷事件。⑧患者或其家属有自杀、自残倾向，或危害到其他患者（家属）人身安全。

（2）处置原则

1）依法管理，以人为本。坚持依法管理，保障正常的医疗工作秩序，维护医患双方的合法权益。

2）统一领导，分级负责。在院领导的统一领导下，遵循"谁主管、谁负责"的原则，分级负责，条块结合，密切配合，形成联动机制。

3）快速反应，科学处置。一旦突发医疗纠纷事件，各相关科室要快速反应，采取果断措施，及时处置。

（3）应急机制

1）应急机构：成立由院长任组长，副院长为副组长，医务部门、护理部门、保卫部门、院办、门诊、纠纷科室负责人为成员的重大医疗纠纷事件应急处置领导小组（以下简称应急领导小组），负责重大医疗纠纷事件应急指挥、协调、调查和处理工作。

2）职责分工：应急领导小组负责协调各科室的应急处置工作，及时向有关行政部门报告事件处置进展情况，根据需要建议院领导是否启动本应急处置预案，负责院领导交办的具体应急事宜。

（4）应急处置预案

1）疑似重大医疗纠纷事件发生后，纠纷当事科室负责人须立即向投诉管理部门报告，并提供事件关详实情况，不得隐瞒事实真相。

2）投诉管理部门根据情况建议应急领导小组是否启动应急预案。

3）院长统筹指挥重大医疗纠纷处理，分管院领导具体安排纠纷处理，协调各科室工作联动。

4）投诉管理部门负责接待患方相关人员，了解患方诉求，介绍和解释医疗纠纷的法定处置程序；对现场的病历、药品等物证进行存留；必要时可组织医院专家委员会对医患纠纷的成因进行分析，明确医院在事件中是否存在过错，判断医院责任程度，为下一步处置提供依据。必要时向卫生行政部门汇报并请求帮助。

5）在有媒体参与时，宣传部门负责与新闻媒体沟通，及时与有关部门联系协调。

6）保卫部门在第一时间内到达现场，组织保安布置位置，维护医疗工作秩序；事态难以控制应及时联系院内警务室或拨打110，保护相关人员和财产的安全。

7）其他科室工作人员应阻止患方违法行为，保护其他患者不受伤害。

（5）应急案件终止

医疗纠纷处置结束，纠集的人员撤离现场，医疗、工作秩序恢复正常，由应急小组宣布应急案件终止。

五、患者遗体处置

新发突发传染病存在许多不可预知性，对患者遗体的处理必须审慎。患者遗体的处理原则就是加强卫生防护，防范疾病传播，减少中间存放环节，尽快就近火化，不得采用埋葬或其他遗体保存方式，不得移运。医院应当严格按照属地和医院感染的相关规定来处理，并与当地卫生行政部门、疾病预防控制部门和民政部门做好对接。

1. 工作原则

按照以人为本、依法规范、及时稳妥、就近火化、疑似从有的原则，实行统一领导、分级负责、相互协同、属地管理，科学规范处置传染病患者遗体，加强卫生防护，防范疾病传播风险，保障人体健康和社会安全。

2. 适用情形

除特殊规定外，甲类传染病、按甲类管理的传染病及新发烈性传染病患者遗体均按相应规程进行处置。

3. 责任分工

患者死亡后，所在科室开具死亡医学证明；做好遗体消毒等卫生处理；及时通知太平间、疾病预防控制部门、医院感染管理部门，以及医务部门或医院总值班；并向患者家属或授权委托人告知流程。太平间提供尸体袋、清洁平车等，并协助科室医务人员将遗体套入尸体袋、装入棺材密封、转运至殡仪车等。

疾病预防控制部门报告属地疾病预防控制机构，由属地疾病预防控制机构派人指导殡仪馆工作人员科学防护及消毒；对患者遗体处理情况及时登记和存档，并向属地疾病预防控制机构报告。医院感染管理部门指导完成消毒。医务部门或医院总值班向属地卫生健康委员会报告。

4. 遗体处理流程

（1）死亡报告

患者死亡后，医务部门接到通知后，报告属地卫生健康委员会，由属地卫生健康委员会通报属地民政部门做好后续工作准备，属地民政部门通知就近的殡仪馆做好相关准备。殡仪馆做好准备后与病房确认交接时间。

（2）卫生处理

按照所患疾病的遗体处理规范，对遗体进行消毒、密封，再转运至殡仪车，患者遗体密封后严禁打开。

（3）手续交接

患者家属、科室医护人员与殡仪馆按相关规定，提供死亡人员及其直系家属（如为委托人员，需提供委托证明）身份证复印件，完成死亡证明、遗体交接、同意火化等相关手续。殡仪馆提供遗体交接单，必要时科室医护人员在遗体交接单中，注明已进行卫生防疫处理工作和立即火化意见。对患者亲属拒不到场或拒不移送遗体的，由医疗机构、殡仪馆进行劝说，劝说无效的，由医务部门或医院总值班签字后，将遗体交由殡仪馆直接火化，并通知保卫部门请辖区公安机关配合做好相关工作。

（4）遗体转运

殡仪馆安排司机及殡仪车辆，驶入指定的院内位置；在医院太平间工作人员协助下，按指定路线将遗体转运到殡仪车上。

（5）人员防护

医务人员及相关工作人员按照相关防护要求进行防护。

（6）环境消毒

医院感染管理部门指导相关人员完成遗体停留、途径区域、转运车辆的消毒处理。

（7）费用结算

遗体处置过程中相关费用按有关规定结算。特殊情况时由医院上报属地卫生健康委员会协商解决。

5. 甲类传染病、按甲类管理的传染病患者遗体相关规定

（1）患者遗体应当就近全部火化，不得采用埋葬或其他保存遗体方式，不得移运。

（2）患者死亡后，不得举行遗体告别仪式和利用遗体进行其他形式的丧葬活动。

（3）少数民族患者遗体，按照《传染病防治法》的规定，遗体必须就地火化。火化后骨灰可按照民族习俗进行安置。

（4）外籍人士及我国港澳台地区人士在境内死亡的，按照《传染病防治法》的规定，遗体必须就地火化。火化后的骨灰可按死者家属意愿运输出境。

（5）疑似患者（包括采用隔离观察等防控措施的人员）的遗体，按照"疑似从有"的原则处理，防止疫情扩散。

（张强　刘焱　范丽娟　霍宏蕾）

第三节　病区调配

充足的床位和人力资源是医疗机构应对新发突发传染病的基础。疫情期间，既要保证传染病患者的及时收容，又要将对常规患者的诊疗影响降至最低，兼顾公共卫生利益和患者利益。

1. 应急储备能力

保证传染病患者及时收容的同时，保证其他就诊的重症患者的有效救治。接到收容任务后，第一时间快速有效地启动隔离病房单元，确保在 12 小时内准备完毕。如果预计病例数将达收容病例数上限的 80%，及时启用新的隔离病房单元，确保在 48 小时内准备完毕。

2. 快速启动过程

医务部门和护理部门接到应急领导小组的指令后，根据需收治传染病确诊病例数启动病区腾空预案，腾空科室医护人员做好患者及其家属的沟通工作，在医院感染管理部门和保卫部门协助下，将现有住院患者转入相应科室；病区腾空后，在医院感染管理部门指导下做好终末消毒，保卫部门做好隔离和安保工作。

3. 启动流程

（1）隔离病房单元启用流程

通知一定数量的医师和护士到岗，做好物资准备，确保 12 小时内准备好病房，随时收治患者。医院感染管理部门制定动线，患者由专门通道进入病房，划定活动区域。

住院楼层使用原则：①传染病确诊病例、疑似病例和排除病例分楼层管理；②疑似病例确诊后转入确诊病例楼层；③排除病例且达到出院标准者正常出院，不达出院标准者转入其他楼层继续治疗。

（2）后续隔离病房单元启用流程

由应急领导小组研判后决定启用，各专业小组配合，并全院动员，做好转运及接诊准备。轻症患者可暂时离院，接受门诊指导治疗或转回当地远程指导治疗；重症患者集中转入相应病房。确保48小时内准备好病房。

（刘焱）

第四节 一线人员管理

医疗机构作为传染病救治的关键场所，在传染病疫情的控制中起着不可替代的作用；一线人员作为医疗救治工作的实施者，保证充足的人力和有生的战斗力是医疗机构应急管理的关键。医院对新发突发传染病发生时医护人员的应急管理形成制度，根据疫情的发展，不断调整和更新，形成一套成熟的人员调配和快速响应机制，形成人员梯度有序衔接，高效投入到疫情一线工作。

一、管理原则

1. 多专业协调，严格岗前培训

感染专业人员为传染病救治的主力军，急诊、重症专业的医护人员负责急症、危重症患者的救治，中西医救治相结合，内外科人员混合编队、梯次进入，所有人员均经严格的岗前培训。

2. 科学安排轮休，保障充足人力

随着病例数的不断增多，进入一线的医务人员也逐渐增多。由于工作性质，一般平常不排休，待工作一段时间后统一安排轮休。为保障一线医务人员的身体健康，保障一线工作的平稳有序，保障医院其他门诊和病房工作的正常运行，需要科学设计和实施轮休方案。

3. 加强后勤管理，保证有生战斗力

根据疫情情况，可设置一线医护人员隔离休息区，休息区提供一般生活用品、保证一线人员的食宿，解除一线人员的后顾之忧。

二、管理内容

1. 组织岗前培训，严格防护措施与流程

在医护人员进入一线工作之前，医务部门、护理部门、医院感染管理部门、疾病预防控制部门等多部门联合进行岗前培训。加强风险防控意识，熟练掌握防护用品穿脱流程、疾病诊治与接诊流程、标本采集与转运流程、日常防护和隔离及网络直报等流程，提高自我防护水平。当新发突发传染病发生时，医护人员应尽快掌握疫情动态，获取最新诊疗信息，按照应急预案和流程处理。培训完成后，严格进行考核，评估培训效果，培训合格者方能进入一线工作。

2. 多学科配合，多专业协同

根据医护人员的专业特色，合理安排科室和岗位。如将经过重症医学培训的医护人员安排到重症监护病房，并相对固定；将有急诊经验者安排到发热门诊进行筛查工作；全程选派中医专家参与，实施中西医结合治疗，充分发挥中医的作用。最终达到合理利用人力资源、充分发挥岗位优势、多学科配合多专业协同的目的。

3. 组建医护人员梯队，科学安排轮休

为保证充足的人力，减少频繁轮班对一线工作的影响，且满足较长一段时间持续作战的需要，各医疗机构可科学安排轮休。

（1）轮休原则：一线工作 3～4 周后可轮休 2 周。

（2）轮休安排：各医疗机构可根据自身的实际情况，制订轮休计划。如为保证病房工作的延续和稳定，每次轮休三分之一人员。具体上，可将一线医务人员按进入时间分为 A、B、C 三组，每组相同数量的后备人员组成 D 组和 E 组；A、B、C、D、E 组成员由医务部门和护理部门根据工作需要进行调配。每组中均由高、中、初级职称人员构成。五组人员保证三组在一线，另外两组轮休备战，分批分次进入和撤出。每周安排一组出科轮休，一组入科。出科人员进行体检，检查项目据新发突发传染病特点而定。体检正常者，在休息区隔离。按 A、B、C、D、E 组的顺序，循环往复、依次进行，详见表 1-1。

表 1-1 一线医务人员轮休表

组别	第1周	第2周	第3周	第4周	第5周	第6周	第7周	第8周	第9周	第10周
A组	■	■	■			■	■	■	■	■
B组		■	■	■	■			■	■	■
C组			■	■	■	■	■			■
D组				■	■	■	■	■	■	
E组					■	■	■	■	■	■

注：黑色为工作时间，白色为轮休时间

4. 设置隔离休息区，保证一线医护人员的休息

设置医护人员专用隔离休息区，可免去一线医护人员上下班的奔波，保证充足休息；又避免对家人的潜在影响。为避免可能的交叉感染，人员均单间居住。派专人管理休息区，提供 24 小时服务，房间内清洁消毒，每天定时监测体温和症状，做到人员不流动，防护到位，关注每个人的身体状况。在隔离休息区，从饮食到生活用品，从营养补充到情感关爱，注重每一个细节，让医务人员得到合理且充分休息，保障一线工作的正常运行。

5. 关爱职工，心理干预靠前

一线医护人员面对传染病疫情，长期处于高压状态，可能对医护人员的心理健康造成不良影响。医院可建立绩效激励机制，提供良好的办公条件和舒适的休息环境，给予情感的关爱；对一线职工进行广泛而深入的宣传报道，激发抗击疫情的斗志和责任感。同时，安排心理医师入驻，对一线医护人员进行心理干预和疏导，开展形式多样的心理健康和防护培训，通过多种途径进行自评筛查和个人心理健康自评，必要时进行个别访谈进行心理状态评估并适时进行心理干预，疏解负面情绪，缓解压力，为临床工作提供了可靠保障。

总之，面对新发突发传染病，医院要采取"应急储备，平战结合"的人员管理措施，制订应急人员长期培养计划，构建专业性人才梯度，在救治工作中保障医疗质量和医护人员身心健康，使医疗救治工作顺利进行，为圆满完成救治任务打下坚实的基础。

（张志丽）

参考文献

[1] 吴静，黎杨芬，雷光华，等．大型综合医院新型冠状病毒肺炎防控工作实践与体会．中国感染控制杂志，2020，19（4）：293-296．

[2] 赵建军，邢茂迎，徐栋，等．医疗纠纷的三级预防体系．解放军管理杂志，2019，26（12）：1114-1115．

[3] 李玉珍，张斌．医疗纠纷投诉处理中"首问负责制"效果分析．现代医院，2017，17（1）：21-23．

[4] 齐晔，陈刘欢，张栗，等．新型冠状病毒感染肺炎的公众认知、态度和行为研究．热带医学杂志，2020，2（20）：145-149．

[5] 刘力瑛．天津地区医疗纠纷成因的调查分析．黑龙江医学，2019，43（11）：1390-1391．

[6] 于飞，刘荣梅，黄玉华等．门诊患者满意度调查分析及改进措施．北京医学，2018，40（4）：377-378．

[7] 宣俊俊，汪志明，夏敬文．医疗投诉纠纷的防范与处理．中国医院，2015，19（6）：51-52．

[8] 喻达，李翔，刘民．医院应对突发传染病的能力及预备状态的研究进展．中国医院管理杂志，2007，23（2）：89-91．

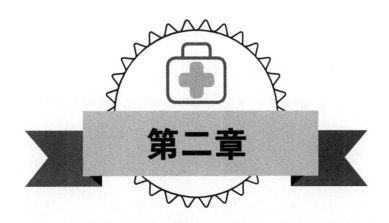

医疗质量管理

第一节　发热门诊医疗质量管理

发热门诊承担发热患者的传染病筛查与治疗任务，肩负着新发突发传染病预警平台的重要使命，在面对新发突发传染病疫情时，发热门诊作为发热患者的首诊区域，有效的筛查机制、规范的诊疗流程及完善的防护手段可缩短患者停留时间、提高诊疗效率，为新发突发传染病的早发现、早报告、早诊断和早治疗提供重要保障。

一、发热门诊建设

1. 发热门诊布局

发热门诊建筑布局和工作流程应当符合《医院隔离技术规范》的相关要求，应设置在医院较为独立的区域内，与急诊、门诊、住院部均留有一定距离。发热门诊应有明显的路径指示及标识，医务人员和患者有各自独立的进出通道。

诊疗区域包含预检分诊台、护士台、普通发热诊室、新发突发传染病专用诊室、抢救室、普通留观室、新发突发传染病专用留观室、普通发热患者标本采集室、新发突发传染病专用标本采集室、配液室、注射室、处置室等单独诊疗区域。各诊疗区域加强通风，如使用机械通风，应当控制气流方向，由清洁侧流向污染侧；留观患者单间隔离，房间内设卫生间，应在保证患者得到有效救治的前提下尽量减少留观人数，缩短留观时间，以减少医院感染的风险。

此外还应设有医务人员值班室、更衣室，划分清洁区、半污染区、污染区，并设立醒目的标识。同时在不同区域间设立缓冲区，在缓冲区内提供快速手消毒液、帽子和口罩等防护用品。在穿脱防护服的区域安装镜子，并张贴穿脱防护用品流程图。

2. 发热门诊辅助科室配置及职责

为保证发热门诊正常有序地进行诊疗工作，尽量减少患者流动产生的感染风险，应在发热门诊附近设立必要的辅助科室，包括挂号收费室、发热门诊药房、放射影像室、普通标本实验室和特殊标本实验室。

挂号收费室：负责登记核实患者身份信息建立就诊卡、根据预检分诊指引挂号、诊疗后收取检查及治疗费用，挂号收费室应设立自助挂号缴费机以减少等候时间，同时需有人工窗口实时处理各种退费缴费及报销问题，人工窗口应推荐无接触式支付（如微信、支付宝等）途径。

发热门诊药房：备有常用对症药品，并根据新发突发传染病特点，储备针对性治疗的常用药品及抢救药品。如发热门诊所需特殊药品无相应储备，应设有专人专班负责至药库取药。如无条件单独设置发热门诊药房，可在普通门诊药房接到药品信息后，由专人配药传送至发热门诊专责护士，该护士与患者核对药品处方后完成发药，并告知患者服药方法及注意事项。

放射影像室：新发突发传染病多存在呼吸系统表现，故胸部影像检查在筛查及确诊的过程中至关重要，故应单独设置发热相关放射影像室，为患者提供 X 线及 CT 检查。放射影像室应按院感防控规范进行消毒。检查后应有经验的影像专业医师出具报告，并设置影像打片机，自助打印胶片及报告。

普通标本实验室：为发热患者提供必要的实验室检查，为临床诊疗提供依据。

特殊标本实验室：作为诊断重要依据的特征性检查指标（如病毒核酸检测、病毒抗体检测等），对实验室及人员资质有特定要求，在新发突发传染病疫情防控过程中，有条件的医院应尽快开展相关检测，根据情况调整每日检测时间及频率。

二、发热门诊人员管理

1. 发热门诊人员配置

医师：普通发热诊室医师 1 人，传染病诊室 1 人，主治（二线）医师 1 人，主要负责疑难会诊、抢救、协调解决突发问题等，根据就诊人数适时增减。

护士：主班护士1人，预检分诊1人，巡视护士1人，普通标本采集1人，特殊标本采集1人，普通发热患者诊疗护士2人，传染病诊疗护士2人，根据就诊人数适时增减。

2. 发热门诊医务人员准入

传染病疫情期间，需要补充后备医务人员力量，医护人员在隔离病区和发热门诊工作是一项具有危险性和挑战性的工作，严格执行人员筛选程序，医务部门、护理部门优先选取既往有传染病诊治经验、勇于承担、态度严谨、技术过硬的人员，上岗前可由专业人员进行心理评估。

为保证诊疗水平，发热门诊医师需具备主治医师以上职称，有从事门急诊工作1年以上经验，有感染科轮转半年以上经验，有较强的工作责任心，发热门诊应由副主任医师以上职称的医师日常负责。

预检分诊护士工作年限应在5年以上，具有丰富的临床护理经验，经过专业培训，态度严谨，能够规范地完成预检分诊，及时判断患者病情，并给予就诊指导。

3. 发热门诊医务人员排班

传染病疫情期间，发热门诊岗位可每3周进行一次人员轮换，根据疫情变化再调整轮换方案，以保证医务人员的身体健康。

传染病暴发流行期间，就诊人数可能不断增加，每日就诊人数在100人左右时，每班1人；就诊人数在300人左右时，每班2人；就诊人数500人左右时，每班3人。每日设置备班，以有效应对突发事件，维持正常诊疗秩序，减少患者停留时间，降低医院感染风险。

4. 发热门诊人员培训

发热门诊人员，包括医护人员、医技人员、保安、保洁人员等，由医院感染管理部门进行医院感染相关知识培训，包括个人防护、消毒隔离措施、手卫生及发热门诊工作流程等不同岗位的层级培训，培训重点包括个人防护知识、标本采集送检、消毒隔离及工作流程等，其中个人防护知识包括六步洗手法，以及防护用品如帽子、N95 口罩、内层手套、隔离衣、防护服、医用防护面罩、鞋套、手套等穿脱步骤，由专人监督指导，定期现场抽检。确保每位进入发热门诊的工作人员都熟知出入各区域的标识和流程，熟练掌握方法与技能，做到早发现、早报告、早隔离、早诊断、早治疗、早控制，所有人员培训考核合格后方可上岗。

在疫情期间集中培训可能增加交叉感染的风险，因此，医院和科室可选择多元化教学方式进行培训。如采取分组管理，每个病区独立管理，分成若干小组，组内医务人员点对点培训，可对薄弱问题反复学习演练，直至完全掌握。可以使用幻灯片、视频、图片等形式进行网络学习，再现场交流，并以一对一的形式考核。在新人轮值上岗前，由原有发热门诊医务人员进行带班，评估是否具有独立值班工作的能力，通过者方可上岗。

5. 发热门诊人员健康管理

医疗机构应当关注发热门诊医务人员健康状态，进行健康管理，配备充足的人力资源，保证班次安排，避免医务人员过度劳累，采取多种措施，保障医务人员在健康状态下为患者提供医疗服务。有条件的医院可为医务人员安排统一住宿，提供合理科学的营养配餐。传染病流行期间，一线医务人员在岗期间应尽可能安排食宿，每三周轮换岗位，此后隔离休养两周。

三、发热门诊管理制度

发热门诊应实行 24 小时接诊。对于 48 小时内非药物状态下体温超过 37.3 ℃的就诊患者，且未明确病因的，应首先到发热门诊进行筛查。发热门诊的工作内容及流程包括以下几部分。

1. 预检分诊

预检分诊目的是快速甄别疑似病例，及时发现急危重症病例，合理安排就诊顺序，避免交叉感染，保证患者得到及时合理的救治。发热门诊外应设立预检分诊处，对每一位就诊患者进行简单快速评估，根据流行病学史及病情严重程度动态对患者进行分类，使病情危重患者优先得到救治，并按高风险和低分险进行分区诊疗。

预检分诊人员应熟悉传染病预检分诊知识。上岗前应接受包括传染病传播途径、预检分诊标准、隔离措施、正确分区、个人防护等知识培训，并应具有良好的沟通技巧。

预检分诊台应设置在相对独立的区域，可设置在发热门诊靠近门口位置或接近门口的室外空旷地带，设有醒目的标识，保持通风良好，可用展板、宣传册和语音播报等方式使患者在等待的过程中了解传染病相关知识及就诊注意事项。预检分诊台需配备非接触红外线体温枪、医用外科口罩、指脉血氧饱和度仪、就诊患者信息登记本、手消毒剂。进入发热门诊的患者需全程佩戴口罩，由分诊护士负责告知患者正确佩戴口罩的方法，应向未佩戴口罩的患者提供医用外科口罩。

根据发热门诊配备的医务人员数量，将预检分诊台人员分为接诊岗和巡视岗。

接诊岗负责测量生命体征，包括体温、血压、血氧饱和度等，根据最新诊疗方案询问流行病学史，并签署承诺书。以新型冠状病毒肺炎为例，承诺书应包括14天内是否有境外国家或地区居住或旅游史；14天内是否接触过自境外国家或地区的发热或有呼吸道症状的患者；亲友、同事之间是否有聚集性发病；是否与感染者有密切接触。疫情后期，承诺书增加为是否14天内未离开本地区，或自国内低风险地区来/返本地区；是否自境外或国内高中风险地区来/返本地区人员，实施居家或集中隔离观察已满14天。简单询问患者病史，为前来就诊的患者及家属发放口罩，指导患者候诊。对于无明确流行病学史的患者，挂号后进入普通发热诊室就诊；有新发突发传染病可疑特点的患者进入专用诊室就诊，对于发热伴疫区接触史、发热伴呼吸道症状、发热伴双肺病变的患者，挂号后均应进入新发突发传染病专用诊室就诊。

巡视岗负责安排分流患者，巡视候诊大厅和各诊室，观察候诊患者病情变化，完成再次评估，遵循急危重症优先就诊的原则安排就诊顺序，维持就诊秩序。落实一医一患一诊室，有效切断传播途径，减少患者家属陪同人数，原则上家属在发热门诊外等候，行动不便的患者可由 1 名家属陪同。应用语音广播进行疾病知识宣传及就诊流程引导，针对患者疑惑及不良情绪进行心理疏导。

对于确诊病例应立即就地隔离，根据不同类别传染病的隔离报告处置流程及时完成疫情报送工作，及时登记居家隔离、留观隔离、上报病例和解除隔离患者信息。患者离开诊室后立即按要求消毒诊室。

2. 诊疗及收治

在疫情期间，发热门诊与急诊的接诊范围不同，如有患者首诊科室选择有误，发热患者已自行前往急诊，非发热及无流行病学史患者自行前往发热门诊等情况，可由患者当前所在科室联系目标科室进行就诊科室调整；如患者为急危重症，应由医护人员陪同前往目标科室或就地实施抢救。

预检分诊至普通发热诊室的患者，由医师再次详细核实患者流行病学史，若发现存在流行病学史，预检分诊有误，应由巡视岗护士引导患者进入专用诊室继续就诊。无流行病学史、无新发突发传染病特征表现的患者，按照普通发热门诊就诊流程诊治，根据病情特点酌情进行呼吸道标本检查、其他分泌物标本检查、抽血化验、影像学检查，以及新发突发传染病的特殊项目筛查。标本采集地点应为普通发热患者标本采集室，标本应由专人送至发热门诊实验室。对于非强制集中隔离的疾病，轻症者可居家隔离等待结果，若结果回报提示为新发突发传染病，应立即上报疾控部门，电话联系患者尽快返回医院，为减少感染风险，需向患者强调不能乘坐公共交通工具，对于无条件单独乘坐私人交通工具来院的患者，可联系疾控部门派遣具有防护措施的救护车转运患者，按疑似病例收入隔离病房。

预检分诊至专用发热诊室的患者，医师需详细核实患者流行病学史及临床表现，对于已在外院完善检查者，符合新发突发传染病疑似病例诊断标准的，可收入疑似病房进一步排查。对于无完善检查者，应筛查新发突发传染病特征性检查，同时兼顾其他可能合并疾病的检查。标本采集地点应为特殊发热患者标本采集室，标本应由专人送至发热门诊实验室。对于病情相对较轻的可疑患者，根据疫情不同时期的要求决定居家隔离或留院隔离等待特征性检查结果；居家期间单间隔离，监测症状体征，若特征性检查结果回报阳性，采取与普通发热患者相同的措施，采取私人交通工具或有防护的救护车接诊至定点医院隔离住院治疗。留观患者如有新发突发传染病特点，但尚不符合疑似或确诊诊断标准时，依据疫情期间实时更新的诊疗指南或专家共识，必要时组织专家会诊制定下一步诊疗策略，排除传染病后可转入相关科室就诊。

为加强入院患者管理，严格防控院内感染，针对不同传染病的收治，医疗机构应设置确诊病房、疑似病房、过渡病房。根据疫情不同时期的特点及人力资源配备，相应合并或拆分区域。所有入院患者均需按指南进行筛查。

发热门诊将确诊患者直接收治确诊病房，符合疑似病例诊断标准的患者收治疑似病房，将仅有发热或其他部分可疑表现，但尚不符合疑似病例诊断标准的有住院指征的患者收入过渡病区。

发热门诊收治不同患者至相应病区，应设定规范的行走路线，尽量减少经过医院其他人流区域，并乘坐专用电梯。

危重症患者在生命体征相对平稳的情况下，由发热门诊医师、护士共同护送，并携带监护、吸氧、输液、抢救等设备，以保证患者转送途中生命安全。发热门诊应提前与接收科室联系，对病情进行介绍，使接收科室提前准备所需抢救设备。

若患者为外院确诊病例，由上级卫生行政部门统一部署协调，提前接收转诊申请通知及病历摘要，救护车护送转诊来院，减少确诊患者对其他患者及环境的污染。为减少院内感染风险，应由发热门诊专职护士引导救护车，直接将患者送往确诊病房，其后收集患者身份信息，补办住院手续。患者及家属在等待诊疗期间保持 2 米以上距离，以减少交叉感染风险。

3. 疑似患者会诊

为防止不典型病例的漏诊、迟诊和误诊，可成立院内会诊专家组，每日对门急诊、过渡病区待排困难的病例进行集中会诊，专家组由急诊、感染科、放射科医师组成。如遇急危重症患者，或已错过每日常规会诊时间的临时发热或可疑患者，可启动紧急会诊或临时会诊，如会诊后不能明确诊断者，可建议转入过渡病区进一步排查。

4. 其他科室会诊

发热患者同时存在其他专科问题时，如属急危重症者，在排查及处置的同时联系相关科室会诊，根据会诊意见完善相关检查，并在病历中记录会诊意见。检查结果回报或病情变化时，需再次联系会诊医师，根据会诊意见调整治疗；如患者病情相对平稳，可先行排查新发突发传染病，查找发热原因，能明确病因并排除新发突发传染病后，患者可携带检查结果及发热门诊病历自行前往专科就诊。

5. 发热门诊患者健康宣教及注意事项

发热门诊可利用广播在分诊、候诊等多个区域宣教就医指南及流程，采取通俗易懂的语言讲解传染病疫情相关知识，包括医学观察和居家隔离的要求和注意事项、六步洗手法的正确步骤、口罩的正确佩戴方法、咳嗽礼仪等，还可制作疾病相关健康教育宣传册发放给患者。疫情期间出现发热等可疑症状时，患者难免产生恐慌心理，如遇就诊患者多，等候时间长，人员聚集时，更容易出现紧张、焦虑的情绪，故发热门诊医务人员，尤其是首先接触患者的预检分诊护士，应给予心理疏导，帮助患者及家属减轻不良情绪，建立战胜疾病的信心。个别患者及家属不配合诊疗的，医护人员要耐心、温和地为患者讲解原因，消除患者及家属的不良情绪。疾控部门及宣传部门应当以多种形式加强疫情相关科普宣传力度，普及疫情相关防护知识，提高群众的认知水平，减少恐慌情绪。

采取设置隔离等候区等有效措施，避免人群聚集，减少医院感染风险。分诊或巡视护士为患者介绍诊室、输液室、药房、放射科及检验科等位置，并维持就诊秩序。对患者及家属讲解咳嗽礼仪，嘱其咳嗽或打喷嚏时用纸巾遮掩口鼻，接触呼吸道分泌物后应使用流动水洗手。

留观疑似病例应单间隔离，确诊患者可同住一室，将陪护人数限制到最低。

对疑似或确诊且符合住院标准的患者尽快收治到相应病房，并按照规范路线由专人引导进入隔离区，不符合住院条件者应尽快单独隔离。对患者的陪同人员和其他密切接触人员采取医学观察及其他必要的预防措施。提示患者不适随诊，根据医嘱按时复诊。危重症患者应尽快收入过渡病区，必要时就地抢救。

对等待结果或留观隔离患者，原则上其活动范围应限制在隔离区域内，确需离开隔离区域时，应当采取相应措施以防止患者对其他患者和环境造成污染。

患者信息的有效管理有利于传染病信息收集、流行病学调查和跟踪追访，并为上级卫生行政部门提供有效数据。应对所有就诊患者相关信息做登记、统计及汇总，包括患者身份信息、流行病学史、病情概况、辅助检查结果、专家会诊意见、留观隔离、解除留观等，信息不完善的及时补充，同时注重患者的隐私保护，确保患者信息不泄露。

6. 发热门诊感染防控要求

根据新发突发传染病特点及医疗操作可能存在的传播风险，执行相应的感染防控措施，并根据疫情的不同时期动态调整，尤其注重空气传播、飞沫传播和接触传播的感染防控，医疗机构应当进行规范消毒、隔离和防护工作，储备充足的防护物资，确保医务人员个人防护用品。根据不同的暴露风险，采取不同级别的个人防护措施。

（1）发热门诊医务人员防护

一级防护适用于可能接触患者的血液、体液、分泌物、排泄物、可能产生气溶胶的操作（如采集咽拭子等）的工作时，防护物品包括工作服、工作帽、医用防护口罩（进行密闭性能检测）、医用防护服、靴套/鞋套、乳胶手套、护目镜/医用防护面罩、防体液渗入的长袖隔离衣。传染病疫情期间，发热门诊医护人员属于高暴露风险等级，应采取一级防护。

为疑似患者或确诊患者实施可能产生气溶胶的操作（如气管插管、气管切开等）

时，属于极高暴露风险，应采取优先级防护，除上述防护用品外，还应选用全面型呼吸防护器，并在通风良好的房间内进行，在保证医疗质量的情况下将房间中人数降到最低。

医务人员应严格执行个人防护用品的穿脱流程，禁止穿着个人防护装备离开污染区，以避免各分区交叉污染。应注意手卫生，医用免洗手消毒液不能代替流动水洗手。口罩、护目镜、隔离衣等防护用品如被患者体液、血液或分泌物等污染时，应当及时更换。医务人员在诊疗操作结束后，应及时离开隔离区，并按规范更换个人防护用品。有条件可设立专职防护班监督和检查每位工作人员的个人防护用品的使用，对上岗前、下班时的工作人员穿脱防护服、隔离衣和防护用具的正确使用进行严格检查和提示，并协助检查医用防护口罩和防护服的密闭性。每位患者用后的体温计、血压计等医疗器械应当按照《医疗机构消毒技术规范》相关要求进行消毒处理。如涉及放射科等辅助科室或其他科室医务人员会诊的，会诊人员做好防护措施，与发热门诊首诊医师沟通病情，对诊疗过程中需执行操作的暴露风险进行评估，以采取相应的防护措施。

（2）发热门诊环境消毒

按照《医院空气净化管理规范》要求，应加强诊疗环境通风，有条件的医疗机构可进行空气消毒，也可配备循环风空气消毒设备。严格执行《医疗机构消毒技术规范》，做好诊疗环境、医疗器械、患者用物等的清洁消毒，严格患者呼吸道分泌物、排泄物、呕吐物的处理，严格执行终末消毒。将传染病确诊或疑似患者产生的医疗废物，纳入感染性医疗废物管理，严格按照《医疗废物管理条例》和《医疗卫生机构医疗废物管理办法》有关规定规范处置。具体操作要求如下：

1）空气消毒。每日3次由专职洗消人员按照清洁区、潜在污染区、污染区的顺序使用进行空气消毒。房间、转运车辆或其他密闭场所的空气终末消毒采用开窗通风和紫外线照射消毒，物体表面无明显污染时采用擦拭消毒。

2）应当尽量选择一次性使用的诊疗用品，听诊器、体温计、血压计、指脉血氧饱和度夹等复用医疗器具和物品实行专人专用，使用完毕立即消毒。物体表面如床栏、床边桌、监护仪、微量泵、门把手、计算机等物体表面，转运车辆、担架等运输工具，使用 2000 mg/L 含氯消毒剂擦拭，保留 30 分钟后使用再清水擦拭；不耐腐蚀的物体表面可使用 75% 乙醇擦拭消毒。体温计使用 2000 mg/L 含氯消毒剂浸泡 30 分钟后使用乙醇擦拭，再清水冲洗干净后晾干备用。确诊患者使用一次性床单、被套、枕套，均应做好"新发突发传染病"标记，按新发突发传染病医疗废物处理。重复使用的医疗器具应当按照"特殊病原体"中"突发原因不明的传染病病原体"污染的诊疗器械、器具和物品双层密闭运送至消毒供应中心处理，并做好"特殊病原体"标记。物体表面有可见污染时，用含有 5000 mg/L 含氯消毒剂的吸水纸覆盖，作用 30 分钟后，小心移除，按照医疗废物进行处置，再采用 1000 mg/L 含氯消毒剂再次擦拭消毒。

3）医务人员使用物品消毒。医务人员使用的物品与患者使用过的物品应分开清洗，医护人员工作服使用 2000 mg/L 含氯消毒剂浸泡 15 分钟，用双层袋密封后贴发热门诊标识送洗衣房清洗；护目镜用 2000 mg/L 含氯消毒剂浸泡 30 分钟，清洗干燥并做防雾处理后备用。

4）医疗垃圾处理。专职洗消人员负责医疗垃圾和留观患者生活垃圾的处理。患者的排泄物（如粪便、尿液、呕吐物等）、分泌物、血液等，须及时收集放入双层医疗垃圾袋中，直接加入 20 g/L 有效氯混合处理，作用 2 小时以上。医疗垃圾袋采用鹅颈结式封口分层封扎，密闭后贴医疗垃圾标识和感染类别等发热门诊标识，使用 1000 mg/L 含氯消毒剂进行喷淋后放置暂时贮存地点，由专人专用运送工具转运回收焚烧。处理医疗垃圾和转运交接过程中，工作人员严格按规范进行个人防护并做好交接登记。

（3）发热门诊医院感染应急处理

应当合理、规范地使用各类防护用品，既要保障工作人员防护安全，又要杜绝医疗资源浪费。发热门诊应设专人（通常为护士长）负责医疗防护用品的领取、消耗登记、库存清点等工作，每日点验和检查防护用品的消耗和库存量，为医院相关部门提供医疗防护用品消耗的准确用量，为及时统筹调拨医疗防护物资提供重要依据。

建立医务人员感染应急处理机制：医务人员发现可疑病例后，应立即就地隔离，立即上报科室负责人及院级领导小组，启动科室应急预案，尽快完善新发突发传染病特征性检查，组织专家会诊，根据最新指南进行诊断，并按照规定报送疾控部门。

四、筛查门诊建设

随着疫情发展，各地区卫生行政部门会根据不同时期疫情防控要求制定相关管理规定。外地返 / 来本地人员就医前实施居家或集中隔离，隔离天数根据传染病的潜伏期及临床特点而定，此时医院可制定多级筛查流程。在新发突发传染病疫情后期，为方便患者就诊，减少门诊患者聚集，可通过手机扫描关联大数据电子信息平台的二维码，显示患者健康状况作为一级筛查，如果一级筛查显示正常，可进入后续环节就诊，但如果一级筛查结果异常，建议患者居家或集中隔离观察，但如有以下情况，需由发热门诊的负责医师给予评估：

（1）急诊患者及孕产妇，应及时评估是否为急危重症，填写评估单交患者带回一级筛查点，一级筛查点根据评估结果给予相应处理。

（2）以开药为就诊目的者，由接诊医师代为开药，药房配药送至筛查门诊取药窗口外，筛查诊位护士代为取药。

（3）新发突发传染病康复并已解除隔离患者再次门诊随访，由筛查诊位医师进行评估，患者持评估单到相关科室就诊。

（4）限期疾病患者（如肿瘤、移植、透析、限期手术等），由筛查诊位医师进行评估，患者持评估单到相应科室就诊。

为确保本地区和医院防疫工作顺利开展，恢复正常诊疗同时将医务人员和就诊患者感染风险降至最低。筛查门诊应做好就医人员解释沟通工作，主动与相关科室和人员联系，必要时可请相关科室会诊，妥善解决患者问题。对急诊、孕产妇、限期疾病（如肿瘤、透析、移植等）的患者，各相关科室确保救治优先的同时，须对患者及陪同人员进行新发突发传染病相关筛查。如存在矛盾纠纷隐患，应及时联系医患关系协调办公室，必要时联系安保部门，安保部门与驻地派出所建立沟通机制，做好联动工作，极端事件及时请驻地民警协助处理。

（窦爱华　徐斌）

第二节　过渡病区医疗质量管理

在新发突发传染病疫情期间，为保证就医患者的正常诊疗秩序，应建立过渡病区。对于计划住院的患者，在排除新发突发传染病之前，可先收入过渡病区，待化验结果回报排除新发突发传染病后再收入相应病区，以减少院内感染风险。

一、过渡病区建设

1. 过渡病区布局

按照疫情发展可设置 2 个过渡病区，分别就新发传染病的风险进行筛查，区分不同风险级别的患者。

（1）低风险过渡病区：负责收治罹患传染病风险较低的患者。

（2）高风险过渡病区：负责收治罹患传染病风险较高的患者。

2. 过渡病区配置

过渡病区中各病房应当相对独立，患者只能在指定区域活动，患者不得外出，不得互串病房。严格设立三区两通道，应界线清楚，标识明确。所有入住过渡病区的患者全部实行单间隔离。过渡病区门口应悬挂隔离提示标识，病房入口应设缓冲间，病房内应有流动水洗手设施，应当设有独立卫生间，根据病原体传播途径的不同，采用相应的隔离措施。按要求对住院患者实施监控，监控率100%。入住过渡病区的患者，先经门急诊严格分诊，通过专门分区的通道进入过渡病区，进入病房后更换病员服。患者及医务人员通道应分离，通道和病房应有醒目的隔离标识，应备有医疗废物桶，患者使用的物品应固定，单人使用，病房及通道内配备手卫生用品，非感染区和感染区应明确划分。原则上禁止患者外出，患者应尽可能在过渡病区内完成医疗和护理活动，除采血检查外，超声、心电图等可采用床旁的方式完成检查。辅助科室人员应按照过渡病区防护标准，做好个人防护。如患者病情或诊疗条件不允许，必须进行外出检查或需要转运患者时，患者应佩戴医用外科口罩、做好手卫生消毒等措施后由医护人员护送。

3. 过渡病区人员配置和防护

过渡病区医护人员应相对固定，执行 8 ~ 12 小时轮流值班制度，严格实行标准预防措施和分级防护措施。应注重口腔、呼吸道、眼睛和鼻腔黏膜的卫生与防护。在接触患者血液、体液等高风险操作时，应加强防护，佩戴医用防护面罩或护目镜，穿防护服，戴医用防护口罩，配备非手触式洗手设备和手消毒剂，医护人员每接触一个患者或接触污染物品后，应及时进行手的清洗和消毒；医务人员不得穿隔离衣离开过渡病区。科室应及时根据更新版的诊疗方案及防治指南组织人员培训。

二、过渡病区管理制度

1. 过渡病区收治范围

严格执行医院新入院及术前感染患者筛查方案，所有新入院病例均需进行传染病筛查。在面对传染病暴发时，应对所有等待入院的患者，按照医院感染防控的要求，由专人负责对门急诊就诊和待收入院的患者进行筛查，先进行监测体温，如出现体温异常，应使用体温计再次复测体温；如出现发热或存在流行病学史的患者，应由专人及时引导到不同类别的门急诊或发热门诊就诊；对疑似或确诊患者要及时给予隔离，在门急诊完成患者的入院项目的筛查和传染病特征性项目检测，待完成检查后，由专人按照规定的规范路线，引导至过渡病区。经专家会诊，排除传染病后，可收入普通病房。

2. 过渡病区收容和转出流程

（1）门诊收入过渡病区流程

1）无明确的流行病学史，采集特征性项目标本送检，完成筛查规范要求的检查项目。

2）门诊负责收容患者的医师，为该患者预留好本科室床位，开具过渡病区住院单，由门诊护士联系过渡病区后收入。在特征性项目检测回报为阴性，专家组会诊排除后，再转入相应病区。

3）收入过渡病区的患者，由门诊护士护送，乘坐污染端电梯进入病区。再由过渡病区护士带领患者由外走廊进入病房，患者均为单间收容，患者及家属严禁进入内走廊。

4）患者进入病房后，接诊医师和护士在病房内完成病史采集、查体、体温测量等相关工作。

5）过渡病区接诊医师根据患者情况开具医嘱，由过渡病区医师书写住院病历、首次病程记录及上级医师查房记录，待特征性项目检测为阴性后，书写转区记录转入相应病区。

6）过渡病区原则上不允许探视和陪护。

（2）急诊收入过渡病区流程

1）急诊危重患者就地筛查、抢救，传染病特征性项目检测结果回报后由专家组会诊评估，根据专家组评估的风险级别，分别收入低风险过渡病区、高风险过渡病区。

2）进入过渡病区的患者，如院内专家组会诊考虑不符合传染病诊断标准，可转入相应病区；当结果未出或者检测为阴性，而临床表现和辅助检查结果经专家组会诊不能排除，均不能转入普通病区，应继续于过渡病区诊治，根据后续临床诊断、辅助检查结果，由专家组决定是否转出过渡病区。

（3）筛查门诊收入过渡病区流程

1）发热患者在检测血常规和必要的筛查项目后，采集标本送检，收入过渡病区。

2）特征性项目检测阴性者，经专家组会诊排除后，转入普通病区。

（4）特殊患者收入过渡病区流程

1）器官移植供体捐献者，需要满足无明确流行病学史、必要的筛查项目阴性方可收入 ICU。

2）产科患者同时满足以下4条：①在本院建档。②在潜伏期内无明确的流行病学史。③最近一次产检相应表现。④本次无特征性临床表现。在特征性项目检测结果未回报需进入过渡病区时，产妇及家属全程佩戴口罩，并由工作人员引导出入，离开电梯时由工作人员对患者电梯使用含氯消毒剂进行喷洒消毒。如不满足上述任意一条，则应乘坐污染端电梯。

3）如新收容患者特征性项目检测结果为阳性，筛查实验室及时复核，并再次采样检测，患者按疑似病例管理。

4）如复核仍为阳性，请院内专家组会诊讨论；如果确诊，将患者转入传染病确诊病房，按确诊病例管理。

5）过渡病区转至普通病房的患者，在过渡病区门口交接，由普通病区提供平车接送患者，过渡病区的医护人员不得穿防护服出病区，平车、轮椅等设备未经消毒不得推出病区。

3. 专家会诊制度

成立院内会诊专家组，每日对过渡病区的待排病例集中会诊。会诊专家组由急诊、感染科、放射科医师组成。会诊组负责对过渡病区待排患者及门急诊收住院患者进行集中会诊，会诊后如可以排除，方可收入普通病房，会诊后仍不能明确排除的患者，收住或继续留在过渡病区排查，根据传染病的风险程度分别收住。

4. 疫情上报制度

传染病疫情期间，过渡病区收治的疑似病例，按规定时限通过网络上报疾控部门，报卡类别为"疑似病例"；若经完善检查及专家会诊，排除该传染病诊断，通过网络上报订正卡，订正内容为"排除病例"；若经完善检查及专家会诊，确定属于该传染病，也需再次向疾控部门上报订正卡，订正内容为"确诊病例"。上述疫情上报工作应由科室专人督导，并备案留存，以备随时核验及流行病学调查等使用。

5. 患者医疗用品和生活用品管理

听诊器、体温计、输液用品、血压计等医疗物品，应当专人专用，患者用过的医疗器械、用品等均应立即进行清洁、消毒。无法做到专人专用的，如彩超、床边胸片机、心电图机、床边内镜等设备，使用后必须认真清洁消毒。患者的用品和衣物，需消毒处理后才可以使用。患者的排泄物、分泌物及病房污水须经消毒后方可排放。患者的被服应当保持清洁，每周至少更换一次，污染后应及时更换；被褥、床垫、枕芯定期清洗、消毒，污染后应及时更换消毒；禁止在走廊、病房清点污染被服。患者个人物品及换洗衣服等，应集中消毒处理后放置在指定地点；使用过的被套、枕套、床单用双层黄色医疗袋包裹，黄色塑料袋外应贴好醒目标识，送至洗涤中心清洗消毒处理；被褥、枕芯、垫絮应用床边消毒机进行消毒，如存在有可见的体液、血液等污染物，应按感染性废物处理。在诊疗过程中产生的生活垃圾及废弃物，均应按照医疗废物进行处理。病床应当湿式清扫，每日一次，一床一套；床头柜等物体表面每天应湿抹擦拭消毒2次，一桌一抹布，使用后消毒，如遇有污染的物体表面应及时消毒。

6. 患者宣教和心理指导

向患者及家属讲明隔离的意义，使其了解个人防护的重要性。示范正确的隔离方法。告知患者和家属正确的洗手法、消毒用品的正确使用方法、戴口罩的重要性、口罩的正确佩戴方法。增加患者营养摄入，提高抵抗力。因疫情期间，住院隔离治疗通常会给患者增加一定的心理负担，医护人员应积极采取相应的措施进行心理疏导，增强患者战胜疾病的信心。

7. 过渡病区感染防控要求

过渡病区的感染防控要求与传播途径、流行情况及收治患者风险级别有关。高风险过渡病区，按疑似病区落实防护措施。低风险过渡病区全体工作人员（包括医护人员、保洁员及其他进入过渡病区的工作人员）严格落实标准预防措施，同时严格落实过渡病区环境清洁消毒。

（窦爱华 徐斌）

第三节 重症医学科医疗质量管理

新发突发传染病疫情期间，重症医学科负责为危重患者提供全面、及时、系统、持续、严密的监护和救治，以重症患者救治为核心，独立设置病区，床位向全院开放。具体可参照卫办医政发〔2009〕23 号《重症医学科建设与管理指南（试行）》和中华医学会重症医学分会《中国重症加强治疗病房（ICU）建设与管理指南》。

一、重症医学科建设

重症医学科病床数量应符合医院功能任务和实际收治重症患者的需要，结合疫情变化，应在上级卫生行政部门允许的情况下适度扩大规模。重症医学科每天至少应保留一定数目空床以备应急使用。重症医学科配置必要的监测和治疗设备，以保证危重症患者的救治需要。医院相关科室应具备足够的技术支持能力，随时为重症医学科提供床旁 B 超、血液净化仪、X 线片等影像学设备及生化和细菌学等实验室检查。设置负压病区（房）按相关要求实施规范管理。

（1）重症医学科应设置在方便患者转运、检查和治疗的区域，并宜接近手术室、医学影像学科、检验科和输血（血库）科等。

（2）重症医学科每床使用面积不少于 15 平方米，床间距大于 1 米。

（3）重症医学科病床应配备防褥疮床垫。每床配备完善的功能设备带或功能架，提供电、氧气、压缩空气和负压吸引等功能支持。每张监护病床装配电源插座 12 个以上，氧气接口 2 个以上，压缩空气接口 2 个和负压吸引接口 2 个以上。医疗用电和生活照明用电线路分开。每个床位的电源应该是独立的反馈电路供应。重症医学科应有备用的不间断电力系统（UPS）和漏电保护装置；每个电路插座都应在主面板上有独立的电路短路器。

（4）每床配备床旁监护系统，进行心电、血压、脉搏血氧饱和度、有创压力监测等基本生命体征监护。为便于安全转运患者，每个重症加强治疗单元至少配备1台便携式监护仪。

（5）三级综合医院的重症医学科原则上应该每床配备1台呼吸机，二级综合医院的重症医学科可根据实际需要配备适当数量的呼吸机。每床配备简易呼吸器（复苏呼吸气囊）。为便于安全转运患者，每个重症加强治疗单元至少应有1台便携式呼吸机。

（6）每床均应配备输液泵和微量注射泵，其中微量注射泵原则上每床4台以上。另配备一定数量的肠内营养输注泵。

（7）其他必配设备：心电图机、血气分析仪、除颤仪、心肺复苏抢救装备车（车上备有喉镜、气管导管、各种管道接头、急救药品及其他抢救用具等）、纤维支气管镜、升降温设备等。三级医院必须配置血液净化装置、血流动力学与氧代谢监测设备。

二、重症医学科人员配置

重症医学科必须配备足够数量、接受专门训练、掌握重症医学的基本理念、基础知识和基本操作技术且具备独立工作能力的医护人员。可根据需要配备适当数量的医疗辅助人员，有条件的医院还可配备相关的设备技术与维修人员。

重症医学科至少应配备一名具有副高以上专业技术职务任职资格的医师担任主任，全面负责医疗护理工作和质量控制管理。医师组成应包括高级、中级和初级医师。

重症医学科的护士长应当具有中级以上专业技术职务任职资格，在重症监护领域工作3年以上，具备一定管理能力。

1. 重症医学科医师基本技能要求

（1）经过严格的专业理论和技术培训并考核合格。

（2）掌握重症患者重要器官、系统功能监测和支持的理论与技能，要对脏器功能及生命的异常信息具有足够的快速反应能力：休克、呼吸功能衰竭、心功能不全、严重心律失常、急性肾功能不全、中枢神经系统功能障碍、严重肝功能障碍、胃肠功能障碍与消化道大出血、急性凝血功能障碍、严重内分泌与代谢紊乱、水电解质与酸碱平衡紊乱、肠内与肠外营养支持、镇静与镇痛、严重感染、多器官功能障碍综合征、免疫功能紊乱。

（3）要掌握复苏和疾病危重程度的评估方法。

（4）具备独立完成以下监测与支持技术的能力：心肺复苏术、颅内压监测技术、人工气道建立与管理、机械通气技术、深静脉及动脉置管技术、血流动力学监测技术、持续血液净化、纤维支气管镜等技术。

2. 重症医学科护士基本技能要求

（1）经过严格的专业理论和技术培训并考核合格。

（2）掌握重症监护的专业技术：输液泵的临床应用和护理，外科各类导管的护理，给氧治疗、气道管理和人工呼吸机监护技术，循环系统血流动力学监测，心电监测及除颤技术，血液净化技术，水、电解质及酸碱平衡监测技术，胸部物理治疗技术，重症患者营养支持技术，危重症患者抢救配合技术等。

（3）具备以下能力：各系统疾病重症患者的护理、重症医学科的医院感染预防与控制、重症患者的疼痛管理、重症监护的心理护理等。

三、重症医学科管理制度

1. 重症医学科病房收容标准

（1）急性、可逆、已经危及生命的器官或者系统功能衰竭，经过严密监护和加强治疗短期内可能得到恢复的患者。

（2）存在各种高危因素，具有潜在生命危险，经过严密的监护和有效治疗可能减少死亡风险的患者。

（3）在慢性器官或系统功能不全的基础上，出现急性加重且危及生命，经过严密监护和治疗可能恢复到原来或接近原来状态的患者。

（4）其他适合在重症医学科进行监护和治疗的患者。

（5）慢性消耗性疾病及肿瘤的终末状态、不可逆性疾病和不能从加强监测治疗中获得益处的患者，一般不是重症医学科的收治范围。

2. 重症医学科病房转出标准

（1）急性器官或系统功能衰竭已基本纠正，需要其他专科进一步诊断治疗。

（2）病情转入慢性状态。

（3）手术后患者病情稳定。

（4）患者不能从继续加强监护治疗中获益。

患者需要转回临床专科，就患者病情及途中风险告知患者家属，知情同意并签字后，方可进行转出（院）事宜。根据转科医嘱，进行转移前患者各项护理准备，并通知接收科室的护士。检查患者护理记录齐全，记录内容完整。检查患者个人卫生：转出时患者面部、手足、会阴、皮肤清洁，无褥疮。检查各管道应清洁通常，固定合理、牢固、引流袋清洁。注明插管、换管日期、时间、伤口敷料干燥清洁。检查静脉穿刺部位。保持静脉输液通畅，所用药物标识清楚。备妥病历记录、患者本人检查资料、相关药品和患者的物品准备移交。向接收科室护士介绍患者的情况：姓名、诊断、主要治疗、皮肤及各种管道情况。转出（院）继续治疗原发病时，由医师向家属交代。转出（院）途中备好必要的抢救药品及用物。认真观察患者病情变化，保证各种管路通畅。根据患者病情危重程度，安排医师、护士（原则上由病房医师和 ICU 护士）陪同。在转出（院）时，由重症医学科主管医师陪同转运至原科室或接收科室，与该科室的主管医师在床旁进行交接班（转院时需与 120 护送人员进行床旁交班），重症医学科护士认真与该科室的主管护士进行床旁交接班，由交、接双方填写交接记录。

3. 重症医学科医疗质量管理

重症医学科应建立健全各项规章制度、岗位职责和相关技术规范、操作规程，并严格遵守执行，保证医疗服务质量。应当根据新发突发传染病的病原学特点，结合传染源、传播途径、易感人群和诊疗条件等，建立预警机制，制定应急预案和工作流程，包括但不限于：医疗质量控制制度、临床诊疗及医疗护理操作常规、患者转入/转出 ICU 制度、抗生素使用制度、血液与血液制品使用制度、抢救设备操作/管理制度、特殊药品管理制度、院内感染控制制度、不良医疗事件防范与报告制度、疑难重症患者会诊制度、医患沟通制度、突发事件的应急预案、人员紧急召集制度。

患者到达重症医学科后，认真及时了解病情，医护密切配合，立即给予生命体征监测并采取救治措施：①所有患者入科时均进行一次 APACHE Ⅱ 评分。②患者意识状态评定（参考 GCS 评分），观察患者瞳孔是否改变，肢体活动是否正常，认真查体、心肺听诊；外科患者特别注意腹部体征、腹腔引流量及形状，警惕出血、胆漏、肠瘘、胰漏等；若患者有外伤史，特别注意脏器的损伤（如肝、脾、肾、肺等）。③连续生命体征监测（血压、心率、脉搏氧饱和度、体温和呼吸频率），立即急诊生化及动脉血气检查，必要时要进行床旁心电图和胸片检查。④保持气道通畅、吸氧，必要时开放气道进行机械通气。⑤保持静脉通路通畅，常规行静脉置管进行 CVP 监测和必要时给予静脉营养；血流动力学不稳定时应有创性动脉置管进行血压监测和 CO 等监测。⑥常规留置导尿管，记录单位时间尿量和 24 小时出入量。⑦尽快向患者家属交代病情，并介绍重症医学科相关管理制度。

重症医学科医师每天至少一次向患者家属通报病情，病情变化特别是恶化时需随时通报，涉及具体的专科病情由专科医师给予解释。所有转入患者由重症医学科医师负责管理，重症医学科医师除负责日常患者的病情观察及处理外，如遇专科情况应请专科医师会诊处治。重症医学科医师负责完善患者的每日病程记录及相关病历文书。重症医学科应在医疗救治工作中积极发挥中医药作用，加强中西医结合，完善中西医联合会诊制度。发挥中医辨证论治优势和西医抗病毒、呼吸支持等治疗优势。发挥两种医学的叠加效应，减少并发症，降低病发率，促进医疗救治取得良好效果。

对危急重症、疑难病等疾病，中西医共同参与病例讨论，评估病情，制定适宜的诊疗方案，在对危急重症、疑难病等疾病进行病例讨论、确定治疗方案时，西医临床科室应针对中医药治疗有优势的病种或优势环节，主动邀请中医临床科室参与本科室危急重症、疑难病等疾病讨论，听取中医临床科室的意见与建议，发挥中医药在优势病种和优势环节上的治疗作用。中医科要主动参与重症医学科会诊，安排副主任医师以上级别医师参加，切实有效地发挥中医学科优势，通过学科间协作，把中医药服务拓展到新发突发传染病危重症患者救治过程中。

4. 重症医学科医疗质量控制

指定专（兼）职人员负责医疗质量和安全管理。依据岗位职责确定针对不同人员的培训内容，使其熟练掌握新发突发传染病的防控知识、方法与技能，做到早发现、早报告、早隔离、早诊断、早治疗、早控制。

加强对重症医学科的医疗质量管理与评价，医疗、护理、医院感染等管理部门应履行日常监管职能。对入住重症医学科的患者应进行疾病严重程度评估，为评价重症医学科资源使用的适宜性与诊疗质量提供依据。

建立和完善重症医学科信息管理系统，保证重症医学科及时获得医技科室检查结果，以及质量管理与医院感染监控信息。

重症医学科的药品、一次性医用耗材的管理和使用应当有规范、有记录。重症医学科的仪器和设备必须保持随时启用状态，定期进行质量控制，由专人负责维护和消毒，抢救物品有固定的存放地点。

疫情期间，应重点关注重症医学科医务人员健康，合理调配人力资源和班次安排，避免医务人员过度劳累。提供营养膳食，增强医务人员免疫力。针对岗位特点和风险评估结果，开展主动健康监测。采取多种措施，保障医务人员在健康的状态下为患者提供医疗服务。

5. 重症医学科感染防控要求

（1）所有疑似或确诊病例应尽早隔离监护及治疗，有条件应入住负压隔离病房；同时，实施有效的单间隔离和执行接触隔离、飞沫隔离，在容易产生气溶胶时执行空气隔离措施。所有医务人员均应根据诊疗区域和从事医疗活动评估暴露风险，选取适宜的个人防护方式，例如在有接触血液、体液、分泌物的风险时佩戴手套，防止手被污染；实施产生气溶胶的操作时佩戴医用防护口罩及护目镜等，防止喷溅到口面部及眼睛。

（2）重症医学科要加强医院感染管理，严格执行手卫生规范及对特殊感染患者的隔离要求。严格执行预防控制呼吸机相关性肺炎、血管内导管所致血行感染、留置导尿管所致感染的各项措施，加强耐药菌感染管理，对感染及其高危因素实行监控。

（3）严格落实医疗机构感染预防与控制的各项规章制度，最大限度降低感染暴发的风险。增强敏感性，一旦发生新发突发传染病疑似暴发或暴发后，医疗机构必须按照规定及时报告，并依据相关标准和流程，启动应急预案，配合做好调查处置工作。

（4）重症医学科的整体布局应该使放置病床的医疗区域、医疗辅助用房区域、污物处理区域和医务人员生活辅助用房区域等有相对的独立性，以减少彼此之间的干扰，预防医院感染。

（5）重症医学科应具备良好的通风、采光条件。医疗区域内的温度应维持在（24±1.5）℃。具备足够的非接触性洗手设施和手部消毒装置，单间每床1套，开放式病床至少每2床1套。

（6）对感染患者应当依据其传染途径实施相应的隔离措施，对经空气感染的患者应当安置负压病房进行隔离治疗。

（7）重症医学科要有合理的包括人员流动和物流在内的医疗流向，设置不同的进出通道。

（8）重症医学科应当严格限制非医务人员的探访，确需探访的，应穿隔离衣，并遵循有关医院感染预防控制的规定。

（9）重症医学科的建筑应该满足提供医护人员便利的观察条件和在必要时尽快接触患者的通道。装饰必须遵循不产尘、不积尘、耐腐蚀、防潮防霉、防静电、容易清洁和符合防火要求的原则。

（10）在规范消毒、隔离和防护工作基础上，储备质量合格、数量充足的防护物资，如消毒产品和医用外科口罩、医用防护口罩、隔离衣、眼罩等防护用品，确保医务人员个人防护到位。

（段忠辉　徐斌）

第四节 随访门诊医疗质量管理

传染病疫情期间，确诊患者达到出院标准，治愈出院后，应继续开展隔离管理、随访复诊、健康监测、康复医疗等工作，实现全流程管理，促进出院患者全面康复。

一、随访门诊管理原则

定点医院、隔离场所、康复医疗机构、基层医疗机构密切配合，加强信息沟通，协同做好新发突发传染病患者出院后隔离管理、随访复诊、健康监测、康复医疗等工作。新发突发传染病患者治愈出院后，应当按规定时限继续隔离进行医学观察和健康管理。

二、随访门诊工作职责

（1）制定传染病随访制度，设计随访手册。出院时为患者提供出院手册。

（2）主动电话追访。患者出院后定期电话追访，并预约安排线下随访门诊就诊时间。

（3）开设中西医随访门诊。错峰预约患者，面对面问诊，观察每位患者的情况，指导居家休养，解除心理负担，辩证使用中药，留取标本，进行相关检查。

（4）必要时动员康复者捐献血浆。

三、随访门诊工作制度

1. 随访范围

康复出院的确诊患者。

2. 责任人与职责

设立专门科室负责对所有出院患者进行出院随访。随访情况如实记录在《出院患者随访记录表》中，科主任对出院患者随访情况每周检查一次。

3. 随访时间

可根据不同传染病的临床特点进行调整。

4. 随访方式

先电话随访，连续3次（不同日）均无应答者列为失访。为患者预约线下随访。

5. 随访内容

了解患者出院后的病情变化和恢复情况、预约随访时间。线下随访按照指南规定检查。随访人员填写电话追访登记表。随访医师记录门诊随访登记表。积极拓展工作职能，协助相关科室及部门做好工作。医务部门及护理部门随机抽查随访质量。

6. 随访相关要求

随访人员应认真填写随访患者登记表，详细询问患者出院后的状况，并做好记录。同时指导患者出院后的健康教育。对患者的咨询求助，应积极予以解决。不能解决者，立即报科主任直至医务部门。当患者有无理言行时应保持耐心，不与患者发生争执。随访后对患者提出的意见、要求、建议、投诉，及时整理汇总分析，按事件等级向相关部门进行反馈，做好交接记录。

四、随访患者管理流程

1. 出院前准备

患者出院前要对其临床症状、体征、实验室与影像学检查结果等综合评估，明确后续跟踪随访事项。为出院患者安排好随访复诊计划。

2. 出院交接

出院后以居家隔离为主。定点医院要及时将出院患者信息推送至患者辖区或居住地居委会和基层医疗机构，基层医疗机构要指导出院患者及家属按要求做好隔离管理和自我健康监测。设有集中隔离点的地区，卫生行政管理部门指导的定点医院应与集中隔离点、基层医疗机构做好衔接。

3. 隔离管理

出院患者如需进行居家隔离，尽可能居住在通风良好的单人房间，并减少与家人的密切接触。做到分餐饮食，做好手卫生和日常清洁，避免外出活动。设有出院患者集中隔离点的地区，隔离期间要做好出院患者医学观察、康复、照护等服务。

4. 出院后随访复诊和健康监测

出院患者要按照复诊计划在定点医院进行复诊，各有关医疗机构和集中隔离点要密切关注出院患者健康状况，对老年人和有基础疾病的出院患者要特别加强健康状况监测，一旦发现出院患者再次出现相关临床表现，应当尽快转至定点医院进一步诊疗。

5. 康复管理

各地要结合本地实际，为新发突发传染病出院患者提供康复医疗服务。在患者较为集中的地区要安排基层医疗机构承担社区康复任务。

6. 应用信息技术和平台

依托区域卫生信息平台，做到居民健康档案、电子病历、出院健康监测等信息共享和业务协同，实现新发突发传染病患者临床诊治与健康管理的无缝衔接。全科医师和乡村医师要通过家庭医师签约 APP、有线电视网络等多种手段与辖区内管理的出院患者开展信息互动，通过"互联网＋"等形式，为出院患者提供健康管理服务。

（李雪梅　王璐）

第五节 门诊医疗质量管理

在新发突发传染病疫情期间，门诊通常是感染控制的第一道防线。在预检分诊环节，需要迅速准确地对患者进行甄别，将具有发热、传染病相关症状、流行病学史的患者引导至发热门诊或筛查门诊就诊。此外，门诊还须保证其他患者的正常诊疗秩序，与急诊、辅助科室、住院病区进行衔接。门诊就诊流程及医疗质量控制管理是疫情防控的关键环节。

一、门诊就诊患者筛查制度

根据本地区疫情响应级别向患者告知居家或集中隔离要求。患者从进入院区到完成诊疗共需经过三级筛查。

1. 一级筛查

在院区入口处设置一级筛查点位，可通过广播告知来院非急诊患者监测体温，配合流行病学调查。由急救车运送或危重患者允许1名家属陪同直入急诊。无流行病学史的患者进入二级筛查。患者如果存在以下特殊情况，必须当日就诊的，将其引导至筛查门诊进行评估，筛查门诊医师填写评估单，患者持评估单到相关科室就诊。

（1）孕产妇。

（2）患者要求前往急诊就诊，但无明显危重症状体征的。

（3）新发突发传染病康复患者。

（4）限期处理患者如肿瘤、移植、透析、限期手术等。

（5）长期规律服药的患者，可由筛查门诊医师代为开药，药房配药送至筛查门诊取药窗口，由筛查门诊护士代为取药。

2. 二级筛查

二级筛查人员负责询问流行病史，患者及陪诊人员填写流行病学调查表，调查表内容随疫情防控要求变化进行相应调整。所有调查表均妥善保存待查。

3. 三级筛查

三级筛查由门诊医师完成。门诊医师接诊时需要再次详细询问流行病史，并与患者共同签署未隐瞒新发突发传染病流行病学史的承诺书，承诺书内容随疫情防控要求变化而调整。携带有筛查门诊评估单的患者，门诊医师需要进行二次评估。

通过以上三级严密筛查，基本可以将可疑流行病史的患者引导至门诊区域以外，减少这部分患者与他人的接触，同时尽可能满足患者的诊疗需求。

二、门诊全面预约制度

为加强医院感染防控，有效切断疫情传播途径，医院应实行非急诊全面预约制度，取消门诊当日挂号，可有效减少人员聚集。患者在进行预约挂号时需如实填写目前所在区县、街道，并选择就诊原因（问诊、开药、检查、复诊、手术等），医院每日将预约就诊信息上传至上级卫生行政部门信息系统，信息系统次日返回预约人员名单，帮助医院有效甄别来自中高风险地区的就诊人员。同时，医院应充分利用官方网站、微信公众号、院内公示屏幕等多种方式对公众进行告知，告知内容包括非急诊全面预约正式实施时间及预约挂号方式，医院应为患者提供多种预约方式，满足患者不同的预约需求。

新发突发传染病疫情期间，医院可在预约挂号页面增加就诊提示，提示内容包括：①提示为避免交叉感染，请无紧急就诊需求的患者尽量减少来院就诊。②告知外地来/返本地区患者当前隔离观察要求。③告知来院后三级筛查流程。④告知已预约患者的退号流程。

上述预约措施，在保证确有需求的患者顺利就诊的同时，可有效减少不必要的人员聚集。通过上级卫生行政部门信息系统及时掌握预约患者的来源地信息，使防控工作更加有的放矢。

三、门诊感染防控措施

在新发突发传染病流行期间应重新规划设计门诊动线，入、出口应物理分离，减少患者在门诊区域行动路线的交叉。在门诊入口处设置自动体温测试装置，由专人负责看管并对体温异常人员进行复测，将发热患者引导至发热门诊或筛查门诊就诊。在门诊大厅及各服务窗口、自助机具排队区域每隔1米设置提示线，安排工作人员随时巡视、疏导，保证患者及陪诊人员的安全距离。各筛查点、电梯口、自助机具旁及诊室内放置免洗手部消毒液，提醒患者注意手卫生。工作人员遵照院感防控要求对电梯轿厢、自助机具、诊室、候诊区等重点区域进行定时消毒。直接接触患者的门诊医护人员实行标准防护措施：穿工作服、戴工作帽、戴医用外科口罩（每4小时更换）及医用防护面罩。一、二级筛查人员负责提醒所有进入门诊区域的人员正确佩戴口罩，向未佩戴口罩的患者及陪诊人员分发口罩，患者佩戴的口罩如果带有呼气阀则需使用胶带封闭阀门或更换医用外科口罩。

四、门诊出诊医师调配

在新发突发传染病疫情期间，日常门诊量随疫情响应级别变化而出现较大波动，部分门诊医师可能被抽调至发热门诊、隔离病房。因此，门诊管理部门需及时关注并预测门诊量变化情况，对出诊医师级别及数量进行合理调配，保证既能满足患者的就诊需求，又不至于造成医疗人力资源浪费。

传染病疫情期间患者远程就诊需求增加，应大力发展互联网诊疗服务，对病情相对稳定的慢性病患者实现线上问诊、线上开方、药品配送等服务，满足患者的实际需要。

门诊应与过渡病区、普通病区做好衔接，按照疫情防控要求为患者完成必要的入院前筛查，保证有入院指征的患者顺利收入病区。

五、门诊医疗质量控制

新发突发传染病流行期间，门诊慢性病患者就诊量下降、规律随诊中断，代开药、代咨询等有所增加，医疗风险加大，对医疗质量和医疗安全存在不利影响，因此，必须进一步加强门诊医疗质量控制，避免出现医疗差错。门诊医务人员须及时学习新发突发传染病最新版防治指南，更新知识储备，提高疾病诊断和疫情防控的能力。门诊管理部门应及时向医务人员传达各项传染病相关制度、流程、规定及应急预案等，保证门诊各环节运转流畅。

六、落实门诊医疗核心制度

1. 强化首诊负责制

门诊医师在进行必要的流行病学调查后不得以任何理由推诿患者，确实不属于本科室诊疗范围者，应如实记录并引导患者至相应科室就诊。

2. 严格落实危急值报告制度

因门诊患者就诊后大多离院，故出现危急值后处理难度高于住院和急诊患者。应建立网络和电话双重报告制度，分诊台护士接到报告后准确登记，通知医师通过预留电话联系患者。无法与患者取得联络时，应每隔30分钟再次联络，连续3次仍未联络到患者时，门诊医师应立即向所属科室主任及门诊部报告，接到报告的部门应指派专人进行后续追踪，追踪时间不得小于48小时。

3. 落实执行会诊制度

门诊患者入院前筛查出现异常结果的，应遵照会诊流程启动院内专家会诊，必要时上报医务管理部门。

4. 提高门诊病历书写质量

门诊病历是门诊诊疗过程的原始记录，应做到及时、准确、客观、完整。按照《病历书写基本规范》（卫医政发〔2010〕11号）要求，门诊病历记录分为初诊病历记录和复诊病历记录。初诊病历记录书写内容应当包括就诊时间、科别、主诉、现病史、既往史，阳性体征、必要的阴性体征和辅助检查结果，诊断及治疗意见和医师签名等。复诊病历记录书写内容应当包括就诊时间、科别、主诉、病史、必要的体格检查和辅助检查结果、诊断、治疗处理意见和医师签名等。在新发突发传染病流行期间，门诊病历还应特别注重传染病相关症状和流行病史的记录，注意鉴别诊断。

（于飞）

第六节　急诊医疗质量管理

急诊科危重症患者比例较高，是医疗质量管理的重点科室。新发突发传染病疫情期间，医院应通过预检分诊，引导非急危重症患者到门诊就诊。同时也可以通过媒体宣传、现场防控知识宣传、网络科普宣传等方式，引导患者出现常见病时首先到社区卫生服务机构就诊，对需要转诊的患者，及时通过医联体合作预约机制得到救治。以上措施可有效缓解急诊接诊压力，降低人员密度，减少院内感染风险。急诊科应根据本科室主要病种，制定急诊患者接诊流程。

一、增强急诊服务能力

1. 优化急诊功能布局

医院急诊科设置应相对独立，避免与发热门诊在同一区域。急诊空间较小、患者较多的医疗机构，医院应加强组织领导，拓展急诊空间。急诊科功能单元应齐备，配备治疗室、处置室、抢救室、留观室等功能单元。功能单元不完整的急诊科，应按照就近原则、安全原则及规范原则等调整功能布局，缩短与检验、影像、手术室、重症医学科等科室距离，缩短检查和抢救半径，降低危重患者的转运风险，保证患者的分类分级救治。有条件的急诊科应配备专用的药房、收费等区域，并设有醒目标识。

2. 加强急诊医护配备

疫情期间，急诊科工作除院内诊疗、重症留观工作外，还应满足预检分诊需要，医院应加强急诊人力资源配备，保证急危重症患者的医疗安全。疫情期间急诊科医务人员在加强防护下开展工作，面对各类流动性较强的急危重症患者，普遍心理压力较大，医院应形成工作人员轮休及补充机制，协调其他科室医护补充到急诊科工作中。疫情期间补充进入急诊医护人员应尽可能形成合理的人才梯队和专业划分，便于医护人员尽快磨合。

3. 强化急诊人员培训

急诊的医护人员应及时学习新发突发传染病诊疗指南，提高疾病诊断和疫情防控能力。分诊人员、急诊诊室医师、留观医护人员、保洁人员、急诊药房、收费处等部门人员应接受分类培训，主要培训新发突发传染病疫情报告、诊疗、防控等知识，以及职业防护技能。培训可采用线上与线下相结合的方式进行培训。评价培训效果，确保医护人员熟练掌握理论和实战操作技能。

4. 加强急诊物资配备

疫情期间，急诊科设备应配备充足并确保处于使用状态，能够开展电复律、药物溶栓、冰帽降温治疗。有条件的急诊科应配备床旁 B 超，以满足急危重症的诊断治疗。

二、健全急诊分诊制度

1. 建立急诊预检分诊制度

对所有急诊就诊患者做好"一问二测三登记四分流五处置"，护士对所有拟进入急诊的患者询问流行病学史，测量体温；医师对所有需要进入急诊系统的患者常规排查呼吸系统问题。

2. 预检分诊前移

疫情期间急诊预检分诊台位置应前移，可设置在封闭建筑外，急诊分诊台应设一医一护，将非急危重症患者引导到门诊就诊，将发热患者分流至发热门诊，严格避免发热患者进入急诊候诊区。

3. 建立急诊第二站分诊制度

急诊大厅内设置第二站分诊台，对所有进入急诊的患者使用水银体温计复测体温，再次询问流行病学史，弥补电子测温仪误差或患者隐瞒病史等原因造成的预检漏诊现象。

4. 加强急诊核心制度落实

强化落实首诊负责制，疫情期间接诊医师不得因患者诊断不清或来源于高风险地区拒接患者，应派专人引导患者至发热门诊或筛查门诊就诊；强化落实病案书写制度，详细记录患者地址等基本信息，并记录患者呼吸系统相关检查。

5. 加强落实急诊患者分级就诊制度

分诊台医务人员应及时准确评估急诊患者病情，严格落实"濒危、危重、急症、非急症"等4级患者服务管理工作，优先保障急危重症患者救治。

三、健全急诊留观制度

1. 加强核心制度落实

强化落实三级查房制、疑难病案讨论制度及会诊制度，严格落实知情告知制度，危重患者应做好病情危重告知，患者行新发突发传染病筛查前应做好知情同意；严格落实交接班制度，急诊医护对本班患者进行回顾，对需要随诊或等待结果汇报的患者及留观患者进行交接班。

2. 建立急诊留观会诊制度

疫情期间，应成立院内会诊专家组，每日对急诊留观病例集中会诊，给出明确会诊意见和建议，评估患新发突发传染病可能性。急诊科留观患者转入普通病区之前，应先进行新发突发传染病筛查，排除后方可转入普通病区。必要时请院内专家组会诊进一步排查。

3. 建立急诊留观配额收治制度

原则上，留观患者适合收治的应在48小时内收入相应病区治疗。疫情期间床位紧张，收容困难，易出现留观患者滞留急诊的情况。急诊可建立配额收容机制，指定一名院级领导统筹全院各科室床位或由住院中心统一协调床位，及时疏解急诊留观患者，优先保证急危重症患者收治，以降低急诊科院内感染风险。

4. 加强急诊留观陪护管理

急诊留观患者情况复杂，疫情防控期间，在做好日常急危重症诊治工作的同时，还要承接发热门诊初筛后需要留观的发热患者的诊疗，以及排除新发突发传染病的危重患者的抢救工作。为防止交叉感染，留观患者应单间收容，急诊留观医护人员配备应加强。急诊留观区域应加强人员疏导，做好患者及家属沟通工作，严格控制陪护。

四、加强急诊质量控制

1. 健全新发突发传染病医疗质量体系

疫情期间应抓好日常医疗质量管理体系，落实各项岗位职责、管理制度和技术规范，确保正常医疗秩序。在此基础上落实新发突发传染病诊疗规范和急危重症抢救程序。急诊科应建立新发突发传染病诊治技术规范、医务人员防护规范、患者转运流程、患者急诊手术流程、孕产妇接诊流程，并加强培训，保证医务人员掌握相关制度和流程。

2. 加强急诊医院感染防控管理

明确职责，落实责任，防控专职人员和各科室防控兼职人员轮流值班，做到24 小时紧盯预检分诊、急诊诊区、急诊留观病区等高风险岗位，各区域医务人员和工作人员均按照医院感染防控标准进行防护。对未佩戴口罩前来就诊患者及家属配发口罩，并告知正确佩戴方法。

3. 加强急诊疫情报送管理

新发突发传染病防控体系和救治体系密不可分，发现疑似和确诊病例应及时救治，并按照程序立即上报，追踪传染源。

4. 强化新发突发传染病医疗质量管理

（1）病历质量方面应关注疫情期间问诊是否抓住新发突发传染病要点，是否完整记录患者流行病学史，检查项目是否做了认真描述，知情同意是否完整，医学术语是否准确、恰当。

（2）诊断质量方面应关注是否及时完善了必要的化验、影像学及特殊检查，化验报告是否及时，患者是否确诊，对超过 48 小时未确诊者，是否会诊或转诊，诊断依据是否充分。

（3）处方质量方面应关注急诊处方是否恰当、合理，剂量是否准确，配药有无禁忌，签字是否齐全，有无乱开方、乱用药现象。

（4）院感与疾控质量方面应关注人员着装及动线是否符合院感规范，传染病是否及时完成疫情报告。

（5）疗效方面应关注有效或无效，治愈或加重等情况。

（于飞）

第七节　手术医疗质量管理

在新发突发传染病疫情行期间，手术科室因操作风险高、患者流转科室多，是发生医院感染的高危科室。在手术管理中，应根据疫情发生发展变化，分阶段、分种类、有重点地制定手术管理策略。

一、手术管理原则

（1）在疫情严峻时期，对于择期手术患者，要加强与患者的解释沟通，争取获得患者的理解，结合疫情防控形势另行确定手术时间。

（2）建立快速有效的筛查流程是手术科室预防医院感染的基础，抓住重点环节，通过术前筛查关口前置、围手术期在过渡病区隔离等机制，有效降低围手术期医院感染风险。

（3）择期手术术前应由院内专家评估新发突发传染病风险程度，术前不能完全排除新发突发传染病者，均应按照有新发突发传染病可能性的手术处理。

二、术前筛查机制

对术前患者设立三道关口，即入院前筛查、入过渡病区、术前全会诊。为实现三道关口，需调整院区功能布局，建立过渡病区、筛查室，并增设 1 台专用 CT 机用于筛查。

1. 入院前筛查

入院前筛查是预防手术科室院内感染的首道关口。所有手术患者入院前均应进行筛查，筛查项目根据新发突发传染病诊疗指南设定。

2. 入过渡病区

术前患者筛查取样后进入过渡病区等待结果回报，筛查结果阴性、排除新发突发传染病后，方能由过渡病区转入手术科室。过渡病区患者每日固定时间固定动线到筛查室，完成后通过原动线返回病区，筛查室每日检查后按规定进行消毒。对于筛查结果有异常的患者，需要反复筛查，两次筛查时间至少间隔 24 小时，此类患者在每完成 1 例筛查后，检查室均应按规定进行消毒。

3. 术前全会诊

入院后决定给予手术治疗的患者，术前需请传染病专业医师会诊，排除新发突发传染病后方可安排手术；如传染病专业会诊医师考虑不能排除新发突发传染病，应请院级专家组会诊，进一步确定诊断。等待确诊期间患者应单间隔离，环境和人员防护按照疑似病例管理。

三、手术室管理

1. 加强人员培训

手术麻醉科涉及业务范围广，手术室各类人员庞杂且流动性大，极易造成院内交叉感染；此外，麻醉医师还承担全院重症患者的抢救气管插管工作，职业暴露风险较高。科室应根据工作特点及疫情防控要求，成立应急小组，制定相关应急预案。

手术麻醉科应组织科室人员通过各种形式学习新发突发传染病相关政策、文件、专业理论及感染防控知识。科室应与主管部门、医院感染管理部门及相关科室反复沟通论证，根据救治区域条件制定切实可行的工作流程和规定。应制定新发突发传染病期间麻醉手术及抢救插管流程、急诊手术患者手术流程、疑似 / 确诊患者手术流程、尚未完全排除和确诊或疑似患者的感染防控要点及路径、新入院及术前筛查方案重点内容等。

感染管理是疫情防控工作的重要环节。科室应组织全员学习疫情防控的感染防控知识，并进行培训，强化落实标准预防的核心理念及细节。院感专业人员应对科室进行防护用品使用及防护知识的培训，并做到人人练习、相互检查，确保正确。培训全面型正压呼吸防护器及防护用品使用方法和穿脱流程，保障抢救插管及手术室内各类手术和急救共作规范有序开展，特别是参加抢救插管医护人员能做到有效防护，熟练更衣，以便用最短的时间有效地对患者实施操作，保障患者生命安全。

2. 急救气管插管管理

气管插管开放气道是有效救治传染病重症患者的重要前提，也是医护人员发生职业暴露的高危时机，正确的操作不仅可保障患者安全，而且可有效避免职业暴露的发生。

（1）人员准备

1）心理准备：先要做好人员的思想工作，高风险的工作是麻醉医师的职业使命担当，要一如既往地发扬拼搏奉献和团队精神，做到有备而战。

2）人员梯队配置：为减少暴露风险，提高插管成功率，科室梯次安排人员随时准备进入抢救现场进行援助；同时可安排一名后援护士携带备用物资，在抢救区域外的清洁区等候，以备传递急需用品。工作量增多时相对固定一线医师，后援工作部分转移至救治区域的相关医护人员。

3）人文关怀：注重疫情时期医护人员的心理健康，重视个人特殊情况（如家庭、身体状况等），保障充足防护用具和设备，建立人员援助梯队及团队协作机制，有利于及时处理意外事件，减轻一线人员心理压力。对于可能出现焦虑和抑郁等心理问题的人员，应主动与其交流，积极与心理疏导专家联系，进行电话咨询，给予及时的心理疏导，为医务人员的身心健康提供保障。

（2）物资准备

危重型患者可能会因出现呼吸衰竭而需进行紧急气管插管，该类患者氧储备差，呼吸道飞沫可能具有强烈传染性，医护人员防护用品、气管插管用器具和药品的准备情况，均影响操作成功率和职业暴露风险。插管前医师要准确评估患者的全身和气道情况，明确救治区域已有物资，提前做好准备。此外，援助人员应携带必要的特殊插管器具及药品等备用物资，在抢救区域外清洁区等候援助。

（3）医院感染管理

医护人员恰当的防护措施和正确的动线是避免发生职业暴露的基础。插管麻醉医师应提前熟悉抢救区域的分区和行走动线（三区两线），严格执行医院制定的三级防护流程，特别是正确佩戴全面性正压呼吸防护器，在经院感培训过的专人负责引导和督查下完成工作。

（4）气管插管的实施

气管插管是高危操作，可喷溅分泌物、血液或产生飞沫或气溶胶，另因患者病情危重、情况紧急，部分患者需在手术室外实施气管插管。麻醉医师应及时与病房医师沟通了解患者病情，特别应重视对患者气道的评估，选择适宜的气管插管方式、插管用具及麻醉方式，尽量保证插管一次成功。同时要重视对患者的人文关怀，尽可能让患者享有舒适医疗服务。气管插管患者推荐采用缓慢静脉诱导麻醉（丙泊酚、罗库溴铵），面罩加压辅助通气，在可视喉镜下进行气管插管。如遇非预料的困难气道，应在首次气管插管失败后，给纯氧的同时应快速置入插管型喉罩，避免反复尝试气管插管带来的感染风险。插管过程应高度重视团队及多部门协作，高效规范完成抢救工作，为患者救治赢得宝贵的时间。

（5）职业暴露的评估

对插管后人员暴露情况的评估至关重要，与医院感染和聚集性感染的发生风险密切相关。由操作者本人与督查人员共同评估穿脱和操作过程，确认是否发生暴露，如可能污染，决定是否采取集中隔离医学观察、追踪随访等后续措施。

操作过程应注重细节，执行标准操作流程。防护用品应个体化，齐备、完好；连体防护服应合体，不影响诊疗活动，避免突然撕裂发生职业暴露，鞋子合适，防脱落。脱摘防护用品动作要轻柔，避免产生气溶胶和皮肤接触暴露，严格执行手卫生要求。

有条件者应使用全面型正压呼吸防护器，使用人员感觉舒适，呼吸通畅，减少护目镜水雾，视野清晰，方便操作，为实施急救插管赢取时间，减少暴露的发生，脱下时应先行关闭电源。

3. 手术室内手术麻醉管理

手术室内手术麻醉管理的重点是通过落实好分区分级管理、患者新发突发传染病筛查和执行防护清单管理等措施，达到科学防治、精准施策的目标。

（1）手术患者的筛查

为有效防控疫情，有序促进日常医疗服务开展，应制定患者入院前筛查、手术前筛查、择期手术前会诊制度，进行新发突发传染病风险评估。新发突发传染病风险评估是手术医师上传手术前的必经流程。手术前，手术科室组织专家对患者的新发突发传染病风险进行二次筛查评估。专家结合患者的流行病学史、症状、必要的筛查项目等结果，评估患者的罹患风险。根据风险判断为：排除病例、低风险病例、高风险病例、疑似或确诊病例。

（2）术前筛查评估的信息化管理

为强化医务人员防护意识，规范术前筛查工作流程，方便医师传送手术通知，提高工作效率，新发突发传染病筛查结果应嵌入到传送手术申请的系统中，实现专项清晰显示。手术麻醉科医护人员根据患者筛查后的风险级别，采取不同的手术动线，保障围手术期院感防控安全，保障患者及医护安全。

（3）患者手术安全防护执行清单

科室制定《手麻科低风险、高风险、疑似/确诊病例手术安全防护执行清单》，内容包括手术前、手术中和手术后三个阶段的工作。

1）手术前：根据筛查风险结果，上报医院感管理部门和主管部门；落实患者转运途中的防护和转运线路；规范手术间的准备包括：选择负压或合适的手术间手术、手术麻醉用品、防护用品及消毒剂等；做好人员防护：防护级别、人员配置的数量及位置等。

2）手术中：执行感染防控流程，手术间尽量减少人员流动，必要时使用电话或手机与手术室外人员取得联系，特别是减少手术室内外物品传递，避免职业暴露和感染扩散。

3）手术后：对手术间进行终末处理，仪器设备、器械等按行业及医院规定处置。医护人员进行暴露后风险评估，患者按不同风险级别转运相应病区。

通过围手术期多项有效措施，避免医护人员因制度、流程不熟悉而发生错误，防止发生手术室内的交叉感染，特别对未排除新发突发传染病的患者进行清单化管理，做到感染防控无遗漏，流程无跳步，有效保障复工复产的安全进行。

4. 手术室感染控制管理

规范的清洁消毒灭菌是阻止医源性感染的重要措施，严格落实标准预防原则，并根据医疗操作可能的传播风险做好个人防护、手卫生、环境管理、物体表面清洁消毒和医疗废物管理等医院感染控制工作，降低医院感染发生风险。

对特殊感染的手术室环境进行正确的清洁消毒，对于医院感染控制管理具有重要意义。手术室应按照新发突发传染病防控规范进行配置，按照分区、分级、分类的原则安排手术间、人员数量、人员位置、人员具体分工、防护级别、转运路径、术毕终末消毒（过氧化氢消毒机）等预案完成手术。

在新发突发传染病患者的救治工作中，医务人员的防护极为重要。防护原则包括按需防护、遵循公众意识、参加培训考核、防护措施始于诊疗前、违规必纠及严格执行手卫生，严格执行锐器伤防范措施等。对于新发突发传染病疫情期间，参与手术的各级、各类医护、医技及保洁人员，应在严格遵守标准防护技术规范和细则的基础上，适当加强防护及消毒措施。

手术室对感染手术防护及终末消毒都有明确的规定，执行的过程中，如遇特殊情况，应与医院感染管理部门及时沟通，规范完成工作。

此外，要高度重视"手卫生"管理，改变不良习惯。致病微生物能在环境中长期存活，并对其他患者造成威胁，定植或感染患者的致病菌很容易污染环境和医务人员的手，经医护人员的手可传播致病菌致医院感染/暴发。手卫生是降低和避免交叉感染最简单、方便、经济和有效的方法，也贯穿在防护过程中多个环节，医务人员应接受系统的培训，将接触传播的风险降到最低。

在围手术期管理工作中，要强化落实标准预防的核心理念及细节，根据实际情况制定并严格落实相关制度、规范、流程和突发事件处理预案，确保诊疗工作有序开展。

四、手术流程管理

1. 疑似或确诊病例手术流程

新发突发传染病疑似或确诊患者应在独立的手术室完成手术。患者从污染通道进入手术室，进入固定手术间，术后返回隔离病房。

2. 急诊手术流程

急诊手术因病情较危急，缺乏化验结果，不能完全排除新发突发传染病。术前应由院级专家组根据流行病学史、症状和已有检查结果评估患者患病风险。根据评估结果将急诊手术分为新发突发传染病排除手术、低风险手术、高风险手术和疑似手术。①排除患者：患者从清洁通道入手术室，术后原通道返回病房。②低风险患者自清洁通道进入手术室，入室后对行走路线用 1000 mg/L 含氯消毒剂消毒，术后返回病房单间隔离等待特征性检测结果。③高风险患者自污染通道进入手术室，进入单机组手术间，术后患者返回过渡病区单间隔离等待特征性检测结果。④疑似或确诊患者进入新发突发传染病患者手术流程。

3. 门诊手术流程

手术医师与手术室约定手术时间，术前一天完成新发突发传染病筛查，手术当天由手术医师负责审核筛查结果，评估患病可能性，筛查阴性方可手术。如患者必要的筛查项目不能肯定排除，应通知手术室顺延手术，安排患者在术前一天再次复查，两次结果阴性方可手术。

4. 日间手术流程

手术医师在门诊为患者开具筛查单和术前检查，在门诊上传手术，麻醉门诊完成术前访视评估。患者在术前一天来院完成筛查。手术当天手术医师负责审核筛查结果，评估患病风险，检查结果阴性方可手术。如患者必要的筛查项目不能肯定排除，应通知手术室顺延手术。

5. 门诊胃肠镜流程

接诊医师为患者开具筛查单，消化内镜室预约操作时间并安排患者在术前一天到医院完成筛查，检查当天消化内镜室负责审核筛查结果，排除后方可进行操作。

五、围手术期防护管理

疫情期间应制定严格分级分区的防护方案，低风险手术：手术人员防护包括工作帽、医用防护口罩、护目镜、隔离衣、双层手套、一次性医用防护服。高风险手术：手术人员防护包括工作帽、医用防护口罩、护目镜、连体防护服、双层手套、鞋套、一次性手术隔离衣；术后手术间消毒。确诊及疑似患者手术：手术人员防护包括工作帽、医用防护口罩、护目镜、连体防护服、戴内层手套、腕部粘胶带、手部卫生后穿一次性隔离衣、戴外层手套、腕部粘胶带，双侧鞋套，如有必要戴全面型呼吸防护器。手术结束后，麻醉机进行拆卸，术后器械均匀喷保湿剂，双层黄色医疗废物袋扎紧，外贴标识，集中处理，术间及接送患者平车进行终末消毒，并对过滤网进行更换处理。

（王璐）

第八节　病案管理

一、病案管理原则

病案是临床医疗操作的原始记录，同时也是医务人员诊断治疗过程的总结，在医疗、教学、科研、医疗统计、医疗质量评价、法律和伤残纠纷等方面发挥着重要的作用。病案管理是医院管理的重要组成部分，做好病案管理工作，服务医院管理，提升医疗质量，促进医患关系的改善。

1. 增强意识，重视管理

病案管理工作的成效与医疗人员的重视密不可分。首先，医院的分管领导和医务部门工作人员应把病案管理列入日常工作日程，跟随着医疗改革的推进，及时调整病案管理模式，制定病案质控管理改革方案，健全各项规章制度，重视病案管理信息系统的建设。其次，病案统计管理中心人员结构应具有合理性，重视提升专业素质和文化程度，把好质控关口。关键之处是临床医护人员重视病案质量，严格按照病历规范认真、准确、及时书写病历，杜绝"重诊疗，轻病历"的现象出现。

2. 病案质控机制规范化

定期开展病案书写规范化培训，注重病案形成过程中的质量控制，调动临床医师认真书写病历积极性，充分发挥科室主观能动性；病案统计管理中心的编码组和质控组负责对出院病案的全面把控，保证信息准确上报；病案管理专业组定期抽查，对病案内涵质量质控和病案问题多的科室进行针对性督导；医务部门负责组织检查和病历质控，包括运行病历和出院病案，针对薄弱环节实施管控，补短板，扬长处，提升病案质量。

3. 推进病案管理信息化

提供完整及规范的电子病历系统,覆盖本院各种病历文档的内容。用于协助医务人员方便快速地处理在患者诊疗过程中形成的文字、符号、图表、影像等资料。以临床医疗工作的实际任务来驱动,建立多级闭环的医疗质控体系。对出院病案及时进行归档扫描,并提供检索、查询和数据备份收集等功能,加强医疗资源共享。

二、病案管理流程

1. 病案回收

病案在收治科室完成病案书写后,由收治科室进行初步消毒,病案统计管理中心人员应佩戴医用保护帽,医用外科口罩、乳胶手套等做好个人防护,在清洁区域进行交接,如因资料不全,需要进入污染区时,则需加穿隔离衣、护目镜及鞋套再进入病区。在与临床医师口头核对病案内容并登记后,装入黄色医用塑胶袋中进行密封,送至供应室进行全面集中消毒,防止二次污染。待消毒完成后,由病案统计管理中心人员进行回收、整理、装订。整理过程中如发现病案缺页或遗漏等情况,电话联系临床科室,将补充内容再次经由上述程序进行消毒回收。

病案室每日需开窗通风,房间内的物体表面和地面采用有效氯500 mg/L 的含氯消毒液擦拭及喷洒。病案室工作人员在整理污染区域纸质病案(经消毒后的)时,应佩戴一次性防护帽、医用外科口罩和乳胶手套等防护用品。污染区域纸质病案(经消毒后的)需放置在特殊区域,整理装订完成后病案要单独存放,病案接触过的地方再次喷洒消毒液。

特殊时期非隔离病区如发现有感染者疑似病例情况,非隔离病区纸质病案的回收运送也应参照以上防护方法。

2. 病案归档

新发突发传染病患者病案资料完成消毒后,需严格核对新发突发传染病患者的病案数量及病案内容并进行登记,将其放置单独区域统一归档,专人保管。建立单独纸质病案资料登记本,并进行详细登记,登记内容包括:患者姓名、病案号、资料页数等，保证病案资料的完整，防止病案资料的丢失，同时便于日后查阅。

3. 病案查询、借阅

新发突发传染病患者病案具有重要的医、教、研、防价值，查阅需经借阅人所在科室主任、病案统计管理中心主任及医务部门领导共同签字审批后方可查阅。全部病案在完成归档后尽快进行电子扫描存档，查阅病案时如无特殊情况，尽量查阅或打印电子版，避免纸质病案外借。特存病案无特殊批准，原则上不得借出病案库房。

4. 病案复印

患者或其家属在患者出院后如要求复印新发突发传染病患者病案资料，可根据《医疗机构病历管理规定（2013年版）》中对申请人身份及证明材料进行核实并提供复印。复印病案资料时，待纸质病案资料归档、质控并已经进行电子扫描后方可复印。

三、病案信息统计上报

1. 基本医疗数据收集

病房、门急诊日报表是统计病房出入院、死亡、门急诊、抢救、留观人次等基本医疗数据的重要信息来源，现代医疗数据的采集要充分利用院内网络平台优势，将统计科数据采集系统对接医师工作站、护士工作站、影像、检验中心等部门，由传统的各部门被动报送转化为统计科主动采集数据，达到数据的安全高效采集。当新发突发传染病疫情期间时可以实现每日无接触采集相关医疗数据。同时要建立核对机制，通过设定数据采集系统各种逻辑校对或人工复查的方式保证采集数据的准确性。遇到填报有误情况应及时与相关科室联系，核对信息后网上驳回有误数据，重新录入正确数据。保证原始医疗信息收集准确无误。

2. 病案首页信息录入

统计信息来源离不开病案首页信息的获取。随着院内医疗信息的互联互通，首页信息的录入已从病案科前移至挂号室患者基本信息录入、病房患者医疗信息录入及住院处患者费用信息录入。统计科病案录入人员工作重点应从首页信息录入向首页信息核对倾斜。录入人员要秉持严谨的态度对导入病案录入系统中的病案信息进行严格核查,如有信息缺失或逻辑不符情况及时查找原因,联系相关部门,补全信息并纠正逻辑错误。做到首页数据的完整、准确录入。为病案信息检索及疫情预防提供可靠资料。

3. 病案的编码

疾病、手术操作编码作为分析各医疗机构病种分布及 DRGs 付费改革的重要抓手,其编码的准确性显得尤为重要。新发突发传染病由于具有不可预估性的特点所以在新发传染病初期疾病会出现"无码可编"情况,因此要制定《新发传染病疾病编码预案》。包括疫情初期及时关注世界卫生组织发布疫情和相关编码消息、咨询国家卫生健康委员会及编码专家组确定新发传染病疾病替代编码,同时做好相关记录。当收到国家卫生健康委员会新发传染病疾病编码正式文件后,第一时间做好编码库维护并替换替代编码。同时重视其他诊断及手术操作编码的准确性,不可出现错编、漏编、多编情况。

4. 医疗数据统计上报

统计信息是医疗信息系统的核心也是医院科学管理的重要资源。新发突发传染病患者信息涉及疫情的防控措施的实施及诊疗方案的定夺,容不得拖延迟误和疏忽草率,更不允许虚报、漏报、迟报、瞒报,否则会给疫情防控决策带来重大影响,不利于疫情的控制。统计科室对医疗数据统计要做到统一统计口径,各种报表必须备注统计方法、制表人及统计日期以便后期查验。同时要建立上级复核机制保证统计数据准确,上报工作要设置专人负责。处理各种疫情期间常规和临时医疗数据上报工作,并积极与医务部门、临床科室、药学部及急诊科等相关数据采集科室多沟通,听取建议,优化数据采集流程。针对上级对上报数据的各种需求及时调整信息内容,正确合理地提供各种报表及数据。同时做好疫情相关数据的保密工作,不允许向无关部门及个人泄露疫情信息。统计人员必须在工作中认真、准确地为医院管理部门及国家卫生机关提供大量可用、真实地信息，才能最终为疫情的预防和控制提供正确的决策依据。

四、病案质控

1. 运用"五组四级质控二关"的管理原则

（1）"五组"是指科室病案质控小组、病案室质控组、病案室编码组、病案管理专业组和医务部门。各科室设立病案质控自查小组，由 1 名高级职称医师任组长，1～2 名主治医师及以上职称医师任质控医师，负责科室病案质控工作。病案室质控组由 3 名中级职称医师组成，负责出院病案的终末质控。病案室编码组由 3 位编码专员组成，负责出院病案的疾病诊断编码上报。设立病案管理专业组，指导病案质量管理工作。医务部门全面负责病案质量的管理工作。

（2）"四级质控"指建立四级病案质控体系。一级质控由病案书写医师自查，要求及时认真完成，强调时效性、真实性和客观性。二级质控由主治医师、（副）主任医师和科主任进行，主治医师对住院医师的病案进行质量检查，指导和审核下级医师书写病案并签字确认；（副）主任医师和科主任对出院病案进行出科前质控，对质控情况进行分析、报告，发现问题及时批评整改。三级质控由病案室质控组和编码组进行，负责对各科室出院病案进行质控，每月形成质控报告，包含各科室病案合格率、返修率和存在问题等。四级质控由医务部门和病案管理专业组组织专家对新发突发传染病病案进行抽查及点评，依据三级质控结果，对病案质量较差的科室进行重点督导，对常见问题、共性问题进行汇总反馈，全院科室引以为戒。

（3）"二关"即把好运行病历关和出院病案关。第一关为运行病历关，运行病历质量决定了终末病历质量，运行病历质控做不好，就很难保障终末病历质量。通过对运行病历进行检查，使临床医师时时关注病案质量中存在的问题，做到病案质量管理常态化、规范化、制度化。具体实施方案：科室病案质控自查小组对每份运行病历的规范性和有效性进行监控，加强病案形成过程中的管理，从源头上把好病案质量，并填写《科室运行病历自查表》。医务部门和病案管理专业组组织专家对运行病历进行抽查。第二关为出院病案关，全面落实四级病案质控，对病案进行全程有效监控，明确每级责任，出院病案的质控实施方案如下：

一级质控：主管医师对出院病案进行自查，及时发现问题及时处理，对病案质量负直接责任。

二级质控：科室病案质控自查小组认真履职，对每份出院病案进行全方位质控，科主任严格把关，保证病案出科即合格。

三级质控：编码员依据《出院病案质控检查表》进行质控，将质控结果按时传达到科室并督促返修，在接到返修通知后 2 个工作日内完成返修。

四级质控：医务部门和病案管理专业组组织专家对出院病案进行检查，着重加强对病案内涵质量的检查。内涵质量包括诊断、鉴别诊断、诊断依据、病情变化记录、知情同意书等签字记录和医嘱、辅助检查报告等治疗。

2. 统一质控标准，加强沟通

在住院病案首页填写指导原则、电子病历书写规定、病历质量管理制度等病案管理制度的基础上，为保证新发突发传染病病案质量和数据及时准确的统计与上报，并充分考虑到新发突发传染病相关病案需经严格消毒后回收，会导致病案回收较其他普通病案略有延迟的实际工作情况，应制定新发突发传染病病案质控制度及新发突发传染病相关病案书写注意事项等一系列制度规范病历质控工作。在疫情期间，突出强调流行病学史、患者及家人联系方式和住址等关键信息的完整填写，同时注重病历内涵，在病程记录中强调传染病指标检测有结果、异常检查有追踪、诊断有依据、治疗有理由等。在病案质量控制中，反馈和交流也是确保质量控制的有效性的重要环节。建立新发突发传染病病案质控工作沟通机制，临床医师在书写过程中有问题随时反馈、随时解决。管理部门对质控中发现的问题及时汇总和分析，形成书面报告，反馈给临床科室，科室针对性学习，总结经验，杜绝再次发生。

（张志丽　祁健）

第九节　输血管理

　　疫情期间因血液供应紧张，应该加强规范科室科学、合理用血，血液资源必须加以保护、合理应用，避免浪费，杜绝不必要的输血。临床医师和输血医技人员应严格掌握输血适应证，正确应用成熟的临床输血技术和血液保护技术，包括成分输血和自体输血等。

一、输血应急管理

　　输血科库存血液优先保证孕产妇、紧急抢救用血。当采取各种措施，输血科血液储备仍无法满足患者紧急抢救输血需求时，立即报告申请用血的临床科室医师，尽快启动特殊情况紧急抢救输血程序。为做好临床紧急输血工作，确保紧急用血的顺利实施，应成立临床紧急用血协调小组。

　　医务部门负责紧急输血应急工作的统一领导、决策和现场指挥，负责各临床科室用血协调与用血相关信息上报，并监督执行预案，输血科负责预案的具体实施，其他临床科主任具体负责各部门的应急工作。

　　血液供应紧张时，如果血液中心没有足够库存血液，需要报告输血科主任，科主任立即与血液中心进行联系，由血液中心进行协调解决。遇有特殊血型的血液（如 Rh 阴性）时，若血液中心没有库存，当出现 Rh 阴性患者急需输血时，可向市血液中心申请输用同型或相容型冰冻红细胞。如果血液中心确实无法解决时，要求血液中心与其他血站进行联系，寻找合适的血液供应临床，以保证患者治疗需要。当与其他供血单位联系仍无法解决时，要与临床科室联系，进行患者直系亲属的血型检查工作，发现与需血患者相同血型的献血人员后，及时与血液中心联系进行采血，血液采集和检验要求血液中心按紧急情况处理，以最快的速度完成各项检查，保证尽快供应临床。

二、新发突发传染病患者交叉配血流程

在满足新发突发传染病患者用血需求同时，需要规范医务人员生物安全流程，防止发生交叉感染。

1. 输血科工作人员要求

由输血工作经验丰富的技术人员进行新发突发传染病患者血型、交叉配血的检测操作。

2. 输血申请

对有输血需求的新发突发传染病患者，根据患者病情需要，临床医师先要处方"血型测定（ABO+RhD）+红细胞抗体筛查（新发突发传染病）"医嘱，提出用血申请并在 HIS 系统填写"临床输血申请单"，同时与应急实验室输血科值班人员联系，告知新发突发传染病患者的用血需求。

3. 血液标本及申请单送检

护士将输血申请单送至输血科，血液标本由专职人员送至新发突发传染病应急实验室。

4. 血型、配血检测

负责检测血型及配血人员在接到血液标本后按照生物安全要求在生物安全柜进行实验相关操作，实验结束后在"输血科管理信息系统"中出具最终的实验结果报告，并通知输血科配血合格。

5. 发血

配血合格后，输血科通知临床医师/护士到输血科取血，隔离区外护士持相应"取血单"和取血箱到输血科取血，输血科人员与护士双方共同核对受血者和血液信息，无误后双方共同签字发出血液。

6. 核对

取血护士与新发突发传染病隔离病房护士双人再次核对受血者及血液信息，确认无误后双方共同签字。

7. 输血

输血前，再次由两名医护人员核对"发血报告单"及血袋标签各项内容，检查血袋有无破损渗漏，血液颜色是否正常，准确无误方可输血；取回的血液应按治疗需求及时输用，不得自行贮血，血液应在发出后30分钟内输注，1个单位的全血或成分血应在4小时内输完，输血前将血袋内的成分轻轻混匀，避免剧烈震荡；血液内不得加入其他药物，如需稀释只能用静脉注射生理盐水；输血前后用静脉注射生理盐水冲洗输血管道，连续输用不同供血者的血液时，前一袋血输尽后，用静脉注射生理盐水冲洗输血器，再接下一袋血继续输注。输血时，护士执行《静脉治疗护理技术操作规范》，血液输注过程中应严密观察。输血完毕后，护士将"护理记录单""发血报告单"贴在病历中，并将血袋在4℃冰箱至少保存24小时后按医疗废弃物处理。

三、血浆治疗流程

部分新发突发传染病患者中的危重症病例、重症病例和病情进展较快病例需要输注康复者恢复期血浆。

1. 医院

医院应指定主责部门负责招募献血浆者，鼓励动员符合捐献血浆要求的患者捐献血浆；告知主要内容至少包括献血浆目的、献血浆的量、注意事项、不良反应、不应当献血浆的情形等；签署书面知情同意书；对随访康复患者进行评估，确认其可以捐献血浆，指导献血浆者填写康复者健康征询和确认表；电话联系输血科负责人并提供患者姓名、年龄、出院时间、采血地点、时间等信息。

2. 输血科

输血科负责与血液中心沟通康复期患者捐献血浆的时间、地点等事宜。

3. 血液中心

血液中心安排专人专车，负责康复者恢复期血浆的采集、运输、检测和报告发放等工作。

4. 动员招募

以捐献血浆者个人自愿为前提，保护捐献血浆者个人隐私，以确保捐献血浆全过程和献血浆后生命体征平稳为原则。

5. 捐献血浆者知情同意

（1）负责招募的定点医疗机构在健康评估征询前履行告知义务，签署书面康复者捐献血浆知情同意书。

（2）告知主要内容应当参照《血站技术操作规程（2019版）》中有关献血前告知内容，还应包括捐献血浆目的、捐献血浆数量及联系方式等。

（3）捐献血浆者的健康评估与体格检查：定点医疗机构获得康复者知情同意后，负责对捐献血浆者进行健康评估与体格检查，确定康复者符合捐献条件。

（4）医疗机构负责联系血液中心，上传捐献血浆者信息，确定捐献血浆地点等。

6. 血浆治疗流程

（1）临床医师提出为重症病例、危重症病例和病情进展较快病例进行康复者恢复期血浆治疗的申请，对计划接受康复期血浆患者进行评估，确认可以采取使用康复者恢复期血浆治疗后，向患者及其家属详细告知康复者恢复期血浆的使用目的及风险，取得其同意并签署书面知情同意，并将知情同意留存在患者病历中；填写康复者血浆临床治疗使用审批单，交医务部门盖章后，交至输血科。

（2）输血科对患者的血型进行鉴定、对红十字血液中心采集的血浆进行相关信息的审核及确认，核对无误后进行血浆的发放，并按《临床输血制度》执行输注操作。

（袁宏香　于艳华）

第十节 院外会诊管理

新发突发传染病疫情期间，频繁的院际间会诊，必定会增加人员聚集的机会及交叉感染的风险。医疗机构应加强医务人员外出管理，除政府指令性任务等特殊情形外，视情况暂停医师多点执业、外出会诊、学术交流等各类跨机构的执业行为和学术活动。为满足院际间会诊需求，医院应设立远程会诊中心，通过视频会议的形式，开展会诊和交流活动。妥善处理疫情期间院际会诊是保证疫情相关病例及其他疾病患者医疗质量安全的重要环节。

一、组织保障

将院际会诊管理纳入医院疫情防控应急指挥中心的统一工作部署，应急指挥中心设立专人负责院际间会诊的组织工作，协调院际间和院内各部门之间的关系。组织院际间会诊应及时向应急指挥中心负责人汇报，以合理调配医疗资源，保证疫情期间会诊相关的医疗质量。

二、新发突发传染病相关院际会诊管理

1. 外派专家会诊管理

（1）组建多学科会诊专家团队：由传染病、小儿传染病、重症医学、中西医结合、影像学等学科的主任医师或副主任医师组成，承担院际间会诊任务。

（2）主要职责：对急危重症、疑难及特殊患者进行会诊、抢救和快速甄别，及时向应急指挥中心汇报病情和转归；根据疫情形势尽快制定相关诊疗抢救规范和标准。如涉及跨学科领域的病例，应立即向应急指挥部报备，由应急指挥部上报上级卫生行政部门，另行安排相关专业人员完成会诊。

（3）建立会诊登记制度：会诊医师应认真、及时、完整地在会诊记录单上填写会诊意见并签名。应急指挥部专人统一留存会诊申请单，专家组会诊结束后

24 小时内向应急指挥部提交会诊意见电子版备案。应急指挥部负责归纳汇总上报相关会诊信息。

2. 外请专家会诊管理

严格落实三级查房制度，在查房过程中及时发现疑难、危重及特殊患者，尤其在出现严重并发症，或合并严重全身性疾病时，应及时研判，对于存在本学科领域不能诊治，或病情复杂需要外请专家会诊的情况，应及时向应急指挥部提交会诊申请报告，以最大限度地保障患者安全。内容应包含病例特点、诊治经过、目前诊断、会诊目的、拟申请医疗机构名称、邀请医师专业及技术职务任职资格等要点。由应急指挥部负责与上级卫生行政部门沟通，获取外院专家的援助。外请专家来院会诊时，应严格执行医院感染防控要求，做好防护措施，避免会诊引发的院内感染。

三、其他疾病院际会诊管理

在新发突发传染病疫情期间，往往容易忽视其他疾病的会诊需求。尤其在各医疗机构均以不外派专家会诊为原则的情况下，如何满足其他疾病的会诊需求，成为一个盲区。

在疫情期间，应鼓励临床科室提交电子版申请单，以减少纸质版会诊申请单传递过程中引发的交叉感染风险。院内其他疾病的会诊需求，应在落实三级查房制度的前提下，经科主任同意后，向医务部门提交电子版会诊申请单。医务部门审核通过并盖章后，向申请单位传送会诊单。根据对方单位的条件，可选择来院会诊和电话会诊的不同形式进行指导。由于疫情影响，大多数会诊以电话沟通的形式完成指导。医师应在病历中如实记载会诊的申请、沟通过程，并详细记录会诊意见，并做好患方的知情告知工作。

四、处罚管理措施

对于违反医疗机构院际会诊管理规定，或因私自外出会诊引发医疗事故争议，甚至医疗事故对医院造成不良影响的个人，医院应按照《医疗机构管理条例》《中华人民共和国执业医师法》《医疗事故处理条例》等，对违规医师给予行政处分、纪律处分、经济处罚，或者责令暂停执业活动，情节严重的，吊销其医师执业证书。

（霍宏蕾）

第十一节 重点病种管理

一、器官移植与捐献管理

1. 器官移植管理

我国的器官移植专业正处于蓬勃快速发展阶段，在新发突发传染病疫情背景下，做好器官捐献和移植围手术期的防控措施尤为重要。

器官移植受者均处于疾病的严重状态，属于各种传染病的高危易感人群，特别是移植术后患者，术后免疫抑制状态使得感染风险急剧升高，且往往因症状不典型而难以发现，一旦出现院内感染传播，就可造成灾难性后果。器官移植是一项系统性复杂工作，捐献/移植围手术期等步骤都需要跨区域、跨医疗中心、跨专业的相关人员参与，人员的复杂背景对防控策略提出了严格的要求。

国内各器官移植专业委员会相继发布了传染病疫情下器官捐献与移植工作防控策略和指导原则，为疫情期间器官捐献和移植工作的安全、有序开展提供了指导性意见。医院应在国家卫生健康委员会及中华医学会器官移植专业委员会的指导意见基础上，结合本地区及所在单位的疫情防控特点，采取有效防控措施。

（1）严把"入口"关，甄别排除潜在感染源。对供受体患者及其家属进行详尽、准确的流行病学调查，受体签署《关于传染病疫情时期接受器官移植的告知书》。根据新发突发传染病感染的潜伏期，要求捐献/移植前24小时内再次进行病原学筛查。此外，疫情期间对器官捐献者及受者来源采取适当地区域性限制也可能具有一定意义，应暂停接收疫情高风险地区来源的捐献供体和移植等待受体。

（2）全方位、全人员、多区域、多步骤防控，避免交叉感染，切断潜在传播途径。按疫情防控要求对院内医疗区域定期消毒，患者单间隔离治疗，暂停家属探视和陪护，由指定的医务人员进行临床诊疗工作，医疗废弃物控制管理，做好个人防护及手卫生。

（3）多学科、多环节质量控制。组织院内 MDT 会诊，专家集体讨论排除相关传染病，并提出围手术期防控及诊疗方案。伦理委员会审查也是保证医疗质量和患者权益的重要环节，审查通过后方可进行器官捐献及移植前准备工作。

（4）围手术期精细化管理，包括术前精准病情评估、术中精准操作、术后个体化精准治疗，可为手术顺利实施和术后康复创造积极条件。术前评估考虑存在术中出血高风险的病例应重视用血问题。在疫情期间血制品普遍紧张的情况下，通过术前调配区域内多家医院的近效期血制品并启用术中自体血液回输技术，以保证手术的成功施行和医疗安全。对于移植术后感染高风险患者，本中心采用了术后免糖皮质激素或减量的个体化抗排异方案调整，上述措施在保障移植器官功能恢复的同时，大大降低了术后包括新发突发传染病在内的多种感染风险。如术后出现发热及呼吸道症状，应再次筛查相关传染病病原体并进行鉴别诊断，并根据病原学检测结果进行针对性治疗。

（5）疫情期间患者及家属的健康宣教与心理辅导。传染病疫情初期，传染源和防控形势存在不确定性，患者及家属普遍会出现焦虑、恐慌情绪。围手术期及时、细致的健康宣教及心理辅导，可提高对疾病和疫情防控的认知，强化个人防护意识，为疫情防控、器官移植顺利进行和术后康复提供重要保障。

2. 器官捐献管理

潜在捐献者多为各种原因导致的重度颅脑损伤患者，往往发病突然、病情复杂、病程短暂、患者来源广泛，且基层医院 ICU 多不具备隔离收治和相关传染病病原学检测条件，以上因素导致潜在捐献者不能及早筛查排除感染，因此从获得潜在捐献者信息开始就需要进行相关传染病的筛查防控，并根据筛查结果采取相应的防护措施。器官捐献过程涉及供体评估、家属沟通、供体转运、器官维护、脑死亡判定、器官获取等多个环节，并需要不同医院、多学科人员广泛参与，因此在没有筛查结果前不能启动患者转运等后续程序。

（1）筛查环节

1）潜在捐献者发现环节。明确潜在捐献者流行病学史，明确患者体温、临床检查结果、必要的传染病筛查项目结果（48小时内）及两次病原学检测结果。对有发热患者需明确原因，疑似或确诊病例为捐献的禁忌证。根据筛查情况填写"潜在捐献者新发突发传染病感染评估表"。此环节为启动器官捐献程序的前提条件。

2）器官功能维护环节。器官功能维护期间需请医院新发突发传染病诊疗专家组会诊，根据患者必要的筛查项目和两次阴性结果，并结合患者入院后临床表现和化验结果进一步判断是否排除相关传染病。

3）器官捐献伦理委员会审批环节。传染病筛查应纳入器官捐献伦理委员会的审核内容，伦理委员有权对筛查内容提出质疑，如不能明确排除质疑，则捐献终止。此环节作为器官捐献前针对新发突发传染病筛查的最终确认环节。

（2）器官捐献流程

1）潜在捐献者评估和家属沟通。当得到潜在捐献者信息时，器官获取组织（OPO）需向所在医院及时了解患者的流行病学史，如存在明确的流行病学史，或所在医院或科室存在新发突发传染病疫情则为捐献禁忌。在未排除前，OPO评估人员尽可能采取远程评估，如病情复杂则需要按照防护要求进行现场评估，评估时需明确患者体温、血常规、降钙素原、必要的筛查项目（48小时内）等检查结果，明确发热原因，并将相应的标本（两次，间隔24小时）带至本院行相关传染病病原学检测。

器官捐献协调员应尽可能通过电话、网络等方式与家属联系，如需见面沟通需佩戴N95医用防护口罩，避免在狭小、通风不良的环境中沟通，避免参与人员过多。沟通过程需进一步明确流行病学史，沟通结束后需更换口罩并进行手卫生处理。

2）潜在捐献者转运及转运车辆要求。排除新发突发传染病后方可启动转运程序，同时上报医院医务部门备案。转运人员由转运医师、护士和司机组成，人员相对固定。按照要求做好防护，转运时随车家属不得超过2人，并携带患者化验检查结果。转运车辆应为负压救护车，救护车驾驶室与车厢严格密封隔离，转运中需保持救护车室内通风（负压），呼吸机使用一次性管路，救护车辆配置洗消设施，做好车辆设施终末消毒处理（过氧化氢喷雾或含氯消毒剂、75%乙醇、一次性消毒湿纸巾擦拭消毒）。转运人员需进行防护相关知识和技能培训。

3）器官功能维护。患者经筛查门诊入院，入住ICU单间床单位，有条件者可入住负压病房，经治医护人员、辅助检查人员相对固定，所有接触人员需行按要求做好防护，其他人员不得随意进入病室，拒绝家属探视（可行视频探视），维护期间需请医院诊疗专家组会诊进行排查。

4）器官获取和器官转运。获取手术涉及人员较多，包括麻醉师、护士、OPO、获取人员、移植科人员、见证人员等，需做好身份标识，明确活动区域。按要求做好防护，获取人员和高风险操作人员可用N95医用防护口罩和护目镜。手术间采用负压手术间。获取手术结束后将所用器械集中存放、清洗、消毒，医疗垃圾按照病原体污染进行处理，手术间需进行终末消毒。器官转运人员不得进入手术间，需将筛查相关资料一并交接。

5）器官捐献相关工作人员防护培训。由于器官捐献涉及部门和人员较多，需进行针对性防护培训，按照医院不同区域防护等级采用不同的防护措施，防止出现交叉感染。

二、透析操作管理

血液净化中心在开展日常诊疗过程中，患者及家属人群集中，且透析患者免疫水平相对较低，易发生医院感染。同时，常规接受血液透析治疗的患者及其家属，存在新发突发传染病感染可能，进而导致病原体在血液净化中心传播，发生医院感染暴发。在收治疑似/确诊病例过程中，可能会出现有密切接触者/疑似/确诊患者需要接受血液净化治疗的情况。

血液净化中心应及时监测透析患者及家属可疑感染症状和体征并登记，以降低医院感染风险，同时应为需要接受血液净化治疗的疫区密切接触者/疑似/确诊患者提供治疗。

1. 血液净化中心职工症状体征监测

血液净化中心全体职工（不论当日是否在岗）每日监测感染相关症状体征，主要包括发热、咽痛、咳嗽、腹泻、呼吸困难等相关症状体征。每日填报"职工旅居史及发热情况报告表"，如科室职工出现感染表现或多名职工出现发热或其他表现时，应立即电话联系感染管理部门，如需进入医学观察流程或接受进一步诊疗，按相关规范及流程执行。

2. 患者流行病学史及症状体征监测

透析患者就诊严格按照预检筛查制度，实行三级筛查，接诊医师再次测体温、核查流行病学史及承诺书，并将体温承诺书归档透析病历。每级筛查发现患者体温超过37.3 ℃需到发热门诊接受筛查，结果阴性后方可继续透析。医务人员应询问并密切关注患者症状体征，注意有无咳嗽、咽痛、腹泻、呼吸困难等表现，发现有类似感染症状患者应及时报告科室负责人及医务部门，并对患者进行筛查。透析过程结束前应再次监测体温。因透析患者为高危人群，每月全体透析患者应集中进行病原学筛查。

新入门诊血透患者应在门诊予以筛查，结果阴性后，可以进入血液透析中心治疗。住院透析患者收治标准同住院收治相关要求，接诊医师负责核查化验检查结果安排透析机位。

3. 患者及家属的宣教

宣教内容应包括呼吸道传染病防控基本知识、咳嗽礼仪、手卫生等，并提醒患者及家属注意监测自身感染表现，有问题及时报告。

4. 血液净化中心职工医院感染防控工作要求

血液净化中心职工严格落实标准预防措施，在岗期间全程佩戴口罩，按要求执行防护措施，加强手卫生，严格落实无菌操作技术规范，加强医疗废物管理。

5. 患者及家属相关要求

患者签署承诺书，对本人旅居史、确诊患者或不明原因发热患者密切接触史、感染症状体征签字承诺，承诺自身无相关症状及流行病学史方可继续就诊，如因谎报、瞒报病情导致医院感染的，追究其相应法律责任。患者家属尽量不在候诊区等待，如患者家属需全程在候诊区等待，亦需签署承诺书。

透析患者应全程佩戴口罩，家属候诊期间佩戴口罩，间隔至少保持 1 米以上距离。

6. 环境清洁消毒

透析治疗室在保证室温的前提下，尽量加强通风，可使用空气消毒机持续进行空气消毒，每班次透析后开窗通风不少于 30 分钟。

每班次下机后，用 500 mg/L 含氯消毒剂擦拭患者诊疗单元周围物体表面，透析机使用消毒湿巾擦拭消毒。如有明显血液、体液喷溅，按相应清洁消毒处置方法处理。候诊区域每日也需进行通风及环境物表消毒。

7. 密切接触者／疑似／确诊患者血液净化医院感染防控

传染病疫情期间，住院疑似／确诊病例需要接受血液净化治疗，或长期透析的患者被诊断为疑似／确诊病例者，原则上不在血液净化中心接受血液透析治疗，应于隔离病房或重症监护室负压病房内接受 CRRT 或其他血液净化治疗。

透析患者中存在疫情密切接触者，应进行新发突发传染病筛查，排除相关传染病后可以进入血液透析中心治疗。此类患者给予错峰、隔离单间透析治疗。待隔离期满后，复查相关筛查项目，结果阴性可恢复原正常透析班次。

三、孕产妇管理

妊娠期妇女是各类新发突发传染病的易感人群，加之受妊娠中晚期潮气量增加、妊娠子宫增大、膈肌上抬、肺部扩张受限等因素的影响，孕产妇急性病毒感染，易产生不良妊娠结局，危害母婴健康。

在针对孕产妇群体的疫情防控中，既要保证新发突发传染病感染孕产妇的及时救治，又要保障非感染孕产妇的安全。根据聚集性疫情防控要求，重点人群、确诊病例密接人群在隔离观察点或居家进行隔离观察。孕晚期孕妇产检的管理，有以下重点环节需密切关注。

1. 隔离观察期（居家或集中隔离）孕产妇管理

（1）隔离观察期孕产妇常规产检

产科成立孕产妇风险评估专班，梳理建档高中风险孕妇、居家隔离孕产妇名单，上报产科质量管理办公室，动态评估，并与社区取得密切配合。①低风险孕产妇：按产检要求预约门诊号、完成常规三级筛查后在产科门诊就诊；②高中风险孕产妇：如孕周 < 36 周，无异常表现，产科门诊建议孕妇居家隔离，叮嘱孕妇做好自我监测。

医院应公布孕产妇抢救咨询专线电话，并通过互联网、移动通信等多种方式提供咨询服务。隔离观察期满，嘱孕妇及时返诊产检。孕周 ≥ 36 周孕妇，由产科医师通知按要求来院产检，并取得所在社区的密切配合。孕周 ≥ 38 周孕妇，应根据产检情况提前完善病原学等筛查。

（2）隔离观察期孕产妇出现产科急症

由隔离观察点或隔离地点所属社区联系属地产科质量管理办公室，医院产科质量管理办公室接到通知后，立即开通绿色通道，安排孕妇到专用隔离诊室就诊，组织多学科会诊，由产科及感染科专家共同决定终止妊娠时机和方式，在隔离产房或固定手术间终止妊娠。

2. 门诊孕产妇就诊流程

按照医院制定的就诊患者预检筛查制度要求，孕产妇在医院指定入口进行一级筛查，测量体温。

（1）体温正常，到门诊二级筛查点核查流行病学史。

1）无流行病学史，可安排到产科门诊就诊。

2）有相关流行病学史，由专人引领孕产妇到筛查门诊就诊。筛查门诊设立孕产妇专用隔离诊室，筛查门诊医师应第一时间通知产科会诊，对孕妇进行产检及相关传染病筛查，由产科及感染科医师共同对病情做出评估。

（2）发热：由发热预检分诊处工作人员引导到筛查门诊就诊。

3. 急诊孕产妇就诊流程

急诊孕产妇在医院指定入口进行一级筛查，测量体温。

（1）发热：由发热预检分诊处工作人员引导到筛查门诊就诊，筛查门诊医师第一时间通知产科会诊。

（2）体温正常者引导至急诊科就诊，急诊科医师第一时间通知产科会诊。急诊科设置孕产妇专用抢救室，由产科及急诊科医师共同评估孕产妇情况，决定终止妊娠方式及时机。

（3）如出现产兆或生命体征不稳定，应在急诊科孕产妇抢救室就地抢救。

（范丽娟）

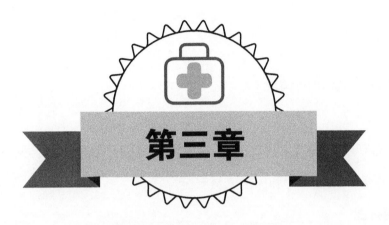

第三章

护理质量管理

第一节　护理组织管理

一、人力资源紧急调配

1. 目的

积极应对新发突发传染病，快速、有序调配医院护理人力资源，全面落实各项紧急救治任务，保证患者和医护人员安全。

2. 适用范围

参与新发突发传染病救治工作的各级各类医疗机构护理部门。

3. 管理规范

（1）成立专项小组

护理部门主要负责人担任专项小组负责人，全面负责新发突发传染病护理工作的部署与落实。下设人力资源组、教学组、质控组、宣传组、保障组，分管护理应急管理的不同层面，见图3-1。新发突发传染病区域设总护士长，负责协调各隔离病区间护理人员调配、物资调配、外界联络等事项。各隔离病区和发热/肠道筛查门诊（以下简称筛查门诊）设护士长，负责本区域护理工作。隔离病区分确诊病区、疑似病区、重症病区。

（2）护理人力资源调配

基本原则，尊重护士意愿，强调自愿原则。根据疫情发展，收治患者数量、隔离病区护理工作量、护士身心健康状况进行动态调整。既要保证完成救治任务，又要保证护理人员安全和身心健康，实现护理人力资源使用科学化、规范化、效率最大化。

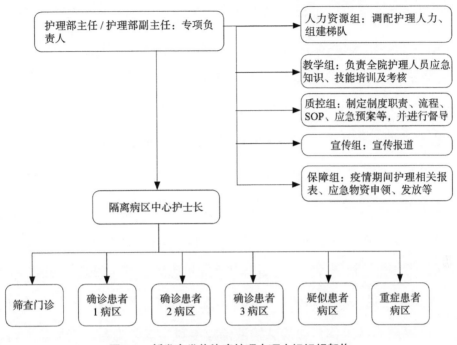

图 3-1 新发突发传染病护理专项小组组织架构

1）组建梯队：护理部门公布隔离病区护士需求，护士自愿报名。护理部门对上报名单进行梳理，确定各护理层级报名人数，根据护士年龄、健康状况、专业技术水平、既往感染性疾病或传染性疾病护理工作经验、家庭情况等条件，进行综合评估。将各护理层级护士按比例列入梯队，抽调综合素质过硬的护士优先到隔离病区工作，做到每批梯队均涵盖上述各级各类护理人员及专科护士。年龄＞50岁、体质较弱、孕期、哺乳期、有慢性疾病、家中子女＜1岁等情况的护士，原则上不安排进入隔离病区工作。夫妻双方同属医务人员，原则上只安排一方进入隔离病区。

2）护理工作量评估：①筛查门诊工作量：根据实际门诊量确定护理人员数量，动态调整，弹性排班。按照每人每周30小时的工作时数确定护士上岗人数。当工作量降至正常时，恢复8小时工作制，并酌情减少护士人数。②普通门急诊工作量：根据普通门急诊就诊患者数量，调配护士数量。③隔离病区工作量：按照新发突发传染病诊断标准，设3个区域收治患者：确诊患者收治病区、疑似患者收治病区、重症患者收治病区，根据各隔离病区收治患者类型、工作量、实际开放床位数，配置护理人员。疑似患者收治病区：按照 1：0.6 床护比配备护士，设护士长 1 人，网络护士 1 人，护理辅助 1 人，其余人倒班，采用 6 小时工作制。确诊患者收治病区：按照 1：0.7 床护比配备护士，设护士长 1 人，网络护士 1 人，护理辅助 1 ～ 2 人，机动 1 人，其余人倒班，采用 6 小时工作制。重症患者收治病区：按照 1：6 床护比配备护士，设护士长 1 人，网络护士 1 人，治疗护士 1 人，总务护士 1 人，护理辅助 2 人，其余人倒班。根据收治重症患者数量确定每班人数，每班不少于 3 人，采用 4 小时工作制，24 小时上 2 个班次，中间间隔 8 小时。④普通病区工作量：根据各病区患者总数、危重患者总数，调整各病区护士数量。

3）专科护士进入隔离病区：根据收治患者特点，护理工作需要，有计划安排专科护士到隔离病区工作，如静脉输液治疗专科、老年专科、糖尿病专科、伤口造口专科等。抽调ICU护士、曾轮转过住院总护师的护理骨干在重症患者病区工作。在完成日常护理工作的基础上，满足患者需要，确保专科护理质量。

（3）护理人员工作周期设置

筛查门诊和隔离病区护理人员工作周期为 21 天。护理部门对护理人员进行分批次调换，提前公布调换名单，方便各病区护士长安排工作。每次调换时，隔离病区各班次均设组长带领新入区护士工作，监督新入区护士个人防护措施落实，帮助其熟悉病区环境和工作流程，尽早进入工作状态。

二、物资应急管理

1. 目的

科学管理物资，按需领取、规范使用、设立台账，保障隔离病区防护物资供应，杜绝浪费。

2. 适用范围

参与新发突发传染病防控救治工作的各级各类医疗机构。

3. 管理规范

（1）防控物资实行层级管理

严格执行医院感染防控部门制定的新发突发传染病各区域防护物资使用级别和标准。护理部门成立物资保障组，对防护物资实行层级管理（图3-2）。

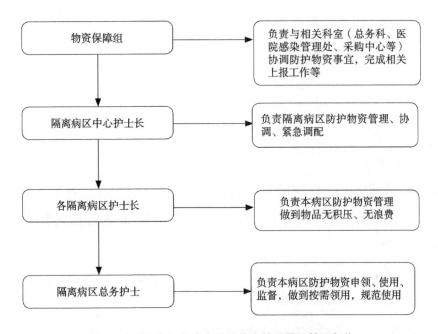

图3-2 新发突发传染病防护物资护理层级管理架构

（2）防护物资使用需求评估

各隔离病区总务护士根据每日患者数量及治疗护理量、高风险操作数量等，预估第二天防护物资需求，逐级上报，统筹安排。

（3）防护物资专人管理

设总务护士岗，对防护物资实行专人管理，分类摆放，固定地点，标识明显。每日按照班次、工作人员数量、高风险操作数量、机动数等提前准备防护物资，使用人执行签字登记制度。

（4）防护物资使用监管

护理保障组根据疫情进展及院内筛查门诊、各隔离病区情况，动态调整防护物资种类、数量等。厉行节约，保证供应，保护医护人员安全。

三、护理应急培训

1. 目的

提高护理人员对新发突发传染病的应对能力和工作效率，提升新发突发传染病护理应急管理水平。

2. 适用范围

参与新发突发传染病防控救治工作的各级各类医疗机构。

3. 管理规范

（1）培训对象

全院护理人员。

（2）培训要求

护理人员应掌握：疾病类别，主要临床表现、护理要点、工作职责、操作流程；标本转运、院感防护要求、消毒隔离措施、行走动线、垃圾处理流程等。

（3）培训内容

1）常态化培训：将心肺复苏术、密闭式吸痰、心电监护仪及输液泵、注射泵使用技术等护理常用及急救技术纳入日常培训。

2）应急培训：①诊疗方案：组织学习新发突发传染病诊疗方案，掌握流行病学特点，熟悉临床表现、诊断标准、临床分型及解除隔离、出院标准。对于需要护士掌握的内容，科室再组织护士学习，巩固知识点，加深记忆。②护理要点：出入院护理、患者转运、一般护理、症状护理、心理护理、危重症患者护理、专科技术护理、人工气道管理、院内感染预防等。③防控流程：医院感染防控部门结合医院实际情况，制定防控流程、方法、动线、区域划分等，其中有许多内容涉及护理人员。要求科室组织学习并记录，护理部抽查培训效果。④防护技术：穿脱防护服等个人防护技术做到人人练习、人人考核、人人过关。进入隔离病区前进行二次考核。

（4）培训形式

根据培训内容，组织分批次集中授课、科室学习、观看视频录像、网上自学、实际操作演练等多种形式。护理部对培训效果进行抽查、考核。

（张莉莉　郭会敏）

第二节 重点科室护理管理

一、筛查门诊护理管理

1. 目的

规范筛查门诊预检分诊和接诊工作，有效预防与控制新发突发传染病传播，降低发生院内感染的风险，保证工作人员及患者安全。

2. 适用范围

各级各类医疗机构发热、肠道或感染门诊。

3. 管理规范

（1）环境及布局

筛查门诊设立在相对独立区域；室外设立醒目标识，入口处有专人管理，室内张贴就诊流程，地面有指引标识。

1）按照呼吸道传染病感染管理规范要求划分为"三区两通道"，每个区域均有明确的界定和醒目的标识。患者路线单向通行，医务人员通道与患者通道无交叉。

2）诊疗区域功能设置：除患者候诊区、诊疗室、标本采集室、观察室、抢救室外，需要设立单独的药房、挂号收费处、影像学检查室、检验室（含负压实验室）、负压隔离病房（含独立卫生间）等，有条件的医疗机构应增设自助挂号、自助收费、自助药柜等非接触式服务设备。

3）分诊台设置于发热门诊近门口处，通风良好。分诊台常备非接触式体温监测设施、一次性使用医用外科口罩、指脉血氧饱和度仪、手消毒剂、消毒湿巾、就诊患者信息记录本或表单。

（2）消毒隔离

1）诊疗区域：①室内空气：在无人条件下开启紫外线灯1小时，或6%过氧化氢采用喷雾法进行消毒。②地面、墙壁：使用1000 mg/L含氯消毒液或500 mg/L二氧化氯消毒剂进行喷洒或擦拭消毒。地面消毒先由外向内喷洒一次，喷药量为100～300 mL/m²，待室内消毒完毕后，再由内向外重复喷洒一次。消毒作用时间应不少于30分钟。③物体表面：诊疗设施设备表面有肉眼可见污染物时，应先清除污染物再消毒。使用1000 mg/L含氯消毒液或500 mg/L二氧化氯消毒剂进行喷洒、擦拭或浸泡消毒，作用30分钟后清水擦拭干净。

2）标本采集区域：①标本采集区域入口处设含乙醇和过氧化氢成分的速干手消毒剂，地面放置浸有2000 mg/L有效氯浓度的脚垫。②每例次标本采集后物体表面使用1000 mg/L含氯消毒液或500 mg/L二氧化氯消毒剂消毒。③医护人员采样工作结束后应洗手并消毒；采样室无人条件下可用紫外线进行空气消毒，消毒时间在1小时以上。当日检测结果报告有阳性患者，应对采样室进行终末消毒。

4. 人员管理

（1）医务人员管理

1）严格落实职业防护措施，预防职业暴露。

2）防护要求：标本采集人员执行医院感染防控指南：一次性工作帽、护目镜/医用防护面罩、医用防护口罩（N95）、防护服、双层乳胶手套、防水靴套/鞋套等，根据暴露风险可酌情升级防护。

（2）患者管理

1）就诊患者及陪同人员必须佩戴口罩；宣传手卫生知识及咳嗽礼仪等。

2）就诊区域设引导员，维持秩序，排队保持1米线间隔，做好解释工作，避免人员聚集。

5. 标本管理

（1）标本种类

1）血液标本（抗凝血与非抗凝血）。

2）呼吸道标本（咽拭子、鼻拭子、鼻咽抽取物、咽漱液、痰液等）。

3）消化道标本（粪便和肛拭子）。

4）尿液标本。

5）其他人体标本（脑脊液、疱疹液、淋巴结穿刺液等）。

（2）影响因素

1）标本保存温度。

2）运送标本器具（转运箱、塑封袋、试管等）。

3）标本未及时送检。

4）标本未贴标签或贴错标签。

5）标本泄漏。

6）标本被污染。

7）标本采集不符合检验要求试验。

（3）安全管理

1）标本采集人员接受过培训，且具有相关专业知识和操作技能。

2）配备与采集标本所需生物安全防护水平相适应的设备，包括个人防护用品（隔离衣、帽、口罩、鞋套、手套、防护眼罩/医用防护面罩等）、防护材料和防护设施等。

3）具有防止病原微生物扩散和感染的措施。

4）具有保证病原微生物样本质量的技术方法和手段。

（4）采集要求

1）时间：在发热期采集，可提高病原分离成功率及检出率。如不明原因发热可在发热周期内多次采血作培养。如果24小时培养结果为阴性，应继续采血2～3份或更多血标本进行培养。

2）部位：从富集病原的组织或体液中采集。如呼吸道或消化道分泌物或血液或尿液等各种标本。

3）标识：采集的标本须有标签，注明标本种类、标本性质、数量、运送人和接收人及其联系方式、包装日期、运输日期、统一的识别编号及患者姓名、检验目的、临床诊断等信息，以供检验者参考。

4）容器：采集标本应使用正规容器，包装严密防渗漏，不得混放。

5）送检：标本应做到即采即送。如果不能及时送检，按要求存放。

（5）采集方法

1）血液：①全血：作血液病原培养时，严格执行无菌穿刺法，采静脉血 3～5 mL 移入有螺口的无菌抗凝容器或培养瓶中送检。②血清：用于检测 IgM 的血清一般采于发病 1 个月内；用于检测 IgG 的血液应采集两次，第一次于发病初期（1～3 天），越早越好，第二次血样一般在恢复期（第一次采血后 3～4 周）。双份血清同时检测。

2）口咽拭子（无法采集鼻咽拭子时可选用）：被采集人员先用生理盐水漱口，采样人员将拭子放入无菌生理盐水中湿润（禁止将拭子放入病毒保存液中，避免抗生素引起过敏），被采集人员头部微仰，嘴张大，并发"啊"音，露出两侧咽扁桃体，将拭子越过舌根，在被采集者两侧咽扁桃体稍微用力来回擦拭至少 3 次，然后再在咽后壁上下擦拭至少 3 次，将拭子头浸入含 2～3 mL 病毒保存液的管中，尾部弃去，旋紧管盖。

3）鼻咽拭子：采样人员一手轻扶被采集人员的头部，一手执拭子贴鼻孔进入，沿下鼻道的底部向后缓缓深入，由于鼻道呈弧形，不可用力过猛，以免发生外伤出血。待拭子顶端到达鼻咽腔后壁时，轻轻旋转一周（如遇反射性咳嗽，应停留片刻），然后缓缓取出拭子，将拭子头浸入含 2～3 mL 病毒保存液的管中。

4）痰液：①自然咳痰法：嘱被采样者用清水漱口数次，用力自气管深部咳出痰液吐至无菌容器中。②气管镜采集法：用气管镜在肺内病灶附近用导管吸引或用支气管刷直接取得。③小儿取痰法：用弯压舌板向后压舌，用拭子深入咽部，小儿经压舌后刺激咳嗽时，可喷出肺部和气管分泌物，粘在拭子上，取出检查。

5）直肠/肛拭子：协助被采集者取侧卧位，暴露采集部位，用拭子在 3～5 mL

病原保存液中浸湿，插入肛门 3～5 cm 处，旋转 360° 采集，拭子上可见粪便，将拭子头垂直浸入标本管，尾部弃去，旋紧管盖，将标本管放入双层标本袋。

6）粪便：应在急性腹泻期及用药前采集自然排出的粪便。采集时用拭子多点蘸取被采样者新鲜粪便的脓血、黏液、水样便或稀便部分，液状粪便采取絮状物 1～3 mL；成型粪便至少取蚕豆大小粪块（约 5 g），盛于灭菌容器内、保存液或增菌液后送检。避免尿液或水混入粪便或容器内。集体腹泻或食源性暴发患者粪便采集的数额，因根据被采样者人数，决定采取标本数量。

7）疱疹液：可同时采集多个疱疹作为一份标本。先用 75% 乙醇消毒疱疹周围皮肤，用消毒针将疱疹挑破后，用棉签蘸取疱疹液，迅速将棉签放入盛有 3～5 mL 病原保存液中、在靠近顶端处折断，旋紧管盖，将标本管放入双层标本袋。

（6）标本保存

1）根据标本种类及检测内容确定标本保存方式。

2）标本采集后，应尽快送检。运送期间应避免反复冻融。

（7）标本转运

1）运输高致病性病原微生物菌（毒）种或样本，应当有专人护送。

2）对护送人员进行生物安全知识培训，并在护送过程中采取防护措施。

3）执行医院感染防控规定，按固定路线收集转运标本，转运过程中转运箱应保持密闭。

4）运送完标本后对转运容器及时消毒，如在转运过程中乘坐电梯，也应对电梯进行消毒，避免污染环境。

6. 护理质量管理

（1）建立预检筛查制度

特殊呼吸道传染病疫情期间在发热筛查或感染筛查门诊入口处张贴呼吸道传染病预警标识，医师或护士接诊发热患者应采取防控措施。

（2）明确筛查门诊区域划分

严格清洁区、潜在污染区、污染区的划分并设立醒目的标识。在不同区域间设立缓冲区，在缓冲区内备防护用品。

（3）严格区域内工作人员岗前培训

进行新发突发传染病疾病知识、感染控制要求、防护措施等相关内容培训，重点是个人防护措施、标本采集转运、消毒隔离及工作流程等。

（4）严格落实消毒隔离制度

严格按照《医疗机构消毒技术规范》《医院空气净化管理规范》《医疗废物管理条例》的要求做好诊疗环境（空气、物体表面、地面等）、医疗器械、患者用物等的清洁、消毒。

（5）筛查对象信息管理

对所有就诊患者相关信息进行登记、统计汇总，信息不完善的内容要及时补充，同时要充分保护患者隐私，确保患者信息不泄露。

（6）规范相关技术操作

采用科室面对面讲授、视频授课、在线学习等多途径、多形式对操作人员进行知识培训，不定期进行考核。

（7）防护用品日点检制度

每日点验和检查防护用品的消耗和库存量，合理、规范、适当地使用各类防护用品。保障工作人员防护安全使用，杜绝医疗物资浪费。

二、隔离病区管理制度

1. 目的

保障收治新发突发传染病患者/疑似患者隔离病区的工作，降低发生院内感染的风险，保证工作人员及患者安全。

2. 适用范围

收治新发突发传染病医疗机构的隔离病区。

3. 管理规范

（1）环境及布局

1）隔离病区应按照"三区两通道"严格划分清洁区、潜在污染区、污染区，分别设置医务人员通道和患者通道。要求分区界线明确，不交叉。

2）各区域周边需设有隔离标志，隔离病区所用的器具应有隔离标志，以防混用造成感染扩散。

3）隔离病区应设有防护用品柜、专用洗手装置、消毒设备及消毒剂、带盖污物桶、封闭式污物车等。

4）疑似和确诊患者安置：疑似患者需单间隔离，经病原学确诊患者可同室安置，床间距大于1.1米，每间病房配有独立卫生间。

5）医务人员在实施标准预防的基础上采取接触隔离、飞沫隔离和空气隔离等措施。

6）进出隔离病区的各类人员、物品，应按规定走专用通道：患者出入院、外出检查、医疗垃圾清运路线，污染被服清运路线等（详见医院感染防控指南）。

（2）消毒管理

1）病室环境及用物（图3-3）。

2）患者床单位用品宜使用一次性物品，非一次性物品应放置于双层黄色垃圾袋中密封，标注日期、病区，消毒后再行清洗。

3）患者入院时的物品，置于双层塑料袋中，标明患者姓名，由医院保管，统一消毒，待患者出院后交还。

4）医疗垃圾：患者生活垃圾应盛放于双层黄色垃圾袋，按医疗垃圾管理（密闭后由专人专车，专用路线定时转运处理）。

5）患者纸质版资料，包括病历资料、传染病报卡、处方、化验单等，经消毒后方可外送。

6）排泄物和呕吐物消毒：患者的排泄物、呕吐物等最好用固定容器盛放，用含10 000 mg/L含氯消毒剂，搅拌后作用大于2小时后排放。

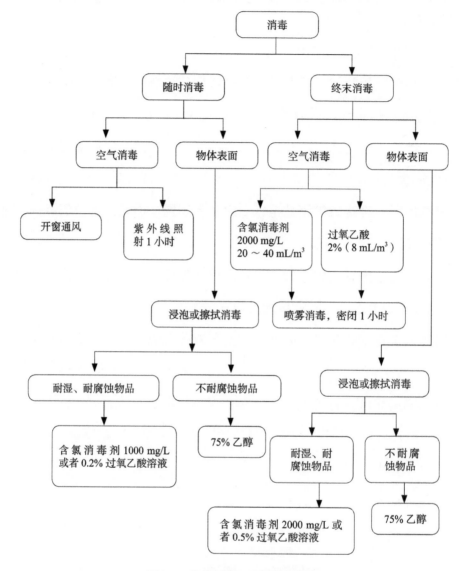

图 3-3　病室环境及用物消毒管理

（3）医务人员管理

1）进入隔离病区的医务人员经培训合格后上岗，根据感染风险程度采取相应的防护措施。

2）进入隔离病区所有工作人员每班测量体温，并做好登记。治疗或护理过确诊患者、疑似患者或密切接触者的工作人员下班后经沐浴方可离开隔离病区。

3）减少与患者接触的时间与频次，在污染区内工作的人员相对固定，进入患者房间操作集中进行。

4）利用可视化手段和监护设备观察患者，使用对讲设备等联系患者，对于生活自理患者可将必需品放于传递窗口，由患者自行取用。

5）健康宣教及出院指导可采用纸质或微信群等信息化手段完成。

（4）患者管理

1）入院后更换病号服，规范佩戴医用外科口罩，每日更换（呼吸道及飞沫传播）。注意咳嗽礼仪和手卫生。

2）住院期间，患者禁止外出。如遇特殊情况需离开隔离病区，为患者做好防护，做好有关科室的消毒。

3）确诊家庭聚集患者，可收住同一病室。

4）加强探视和陪护管理，原则上不设陪护，不予探视。如有特殊情况，探视者必须做好个人防护和消毒。

5）患者日常用品可通过非接触式付费方式由服务人员代为购买，交由医务人员传递。饮食热水等可放于传递窗口，由患者自行取用。

6）不排除患者排泄物有传染性，患者需使用专用卫生间，马桶日常需加盖。

（5）护理质量管理

1）落实交接班制度：由于新发突发传染病的紧急性和不确定性，交接工作尤其重要，需集体交接和床头交接班。对病区整体情况、物资情况、患者情况逐一交接，设置特殊事项交接本。

2）护士长查房制度：护士长是病区护理质量管理的核心。护士长每日巡视病房，也可采取视频、语音多种形式进行护理查房，危重症及特殊患者要入病房检查护理质量，发现问题，及时整改，杜绝安全隐患。

3）规范护理记录单：隔离病房护理人员定期轮换，制定护理记录单书写要求，护理记录单要抓住疾病特点、观察要点、护理重点、仪器设备重要参数等，记录重点内容。

4）根据疾病不同阶段重点护理：①新入院患者：帮助患者熟悉环境，了解隔离防护措施、疾病过程，主动耐心与患者交流。②疾病进展期患者：观察症状体征，讲解饮食和用药注意事项，早期发现病情变化。③恢复期患者：讲解健康监测注意事项，居家隔离消毒措施，协助联系出院事宜。采取多种方式与患者沟通，鼓励家属与患者联系，必要时协助寻求心理支持。

三、重症病区管理制度

1. 目的

保障收治新发突发传染病重症患者病区的患者救治工作，降低发生院内感染的风险，保证工作人员及患者安全。

2. 适用范围

收治新发突发传染病医疗机构的危急重症病区。

3. 管理规范

（1）环境及布局

1）病房实行封闭式管理。布局合理，分区明确，标识清楚，人流、物流、洁污分流流程合理无交叉。设置医护通道、患者通道、污物通道，严格区分污染区、潜在污染区、清洁区。每个隔离病房设有独立卫生间，洗手池。病房内有可视及传呼系统。

2）各区域设有明显标志，隔离室内器具专人专用。

3）治疗室内应设非手触式开关的流动水洗手设施；隔离区每床占地面积不少于 15 m^2，床间距大于 1.1 米，每床配备快速手消毒液。

4）进出隔离病区的各类人员、物品，严格遵守感染控制动线流程（详见医院感染防控指南）。

5）如为呼吸道传染病，尽量负压单间收治。

（2）消毒隔离

1）病室环境及用物：同"隔离病区管理制度"相关内容。

2）患者床单位用品应使用一次性物品，非一次性物品应放置于双层黄色垃圾袋中密封，注明日期、病区，消毒后再行清洗。

3）患者入院时的物品，医务人员双人清点后，标明患者姓名、物品名称，置于双层塑料袋中，由所在科室保管，统一消毒，待患者出院时确认后交还。

4）医疗垃圾：患者生活垃圾按医疗垃圾管理。

5）患者纸质版资料，包括病历资料、医保卡、处方、化验单等，经消毒后方可外送。

（3）医务人员管理

1）防护要求：对患者进行一般诊疗操作时采取二级防护，为患者实施可能产生气溶胶的操作时，应采取三级防护。戴口罩时应注意检查其佩戴时的严密性，摘脱防护用品时应注意每摘脱一件防护用品均应进行手卫生。

2）对于进入隔离病区所有工作人员每班测量体温，并做好登记。

3）减少与患者接触的时间与频次：在污染区内工作的人员相对固定，建议对患者进行集束化操作，操作集中进行。

4）利用可视化手段和监护设备观察患者，使用对讲设备联系患者。

5）隔离病区医务人员有独立生活区，下班沐浴后方可进入生活区。隔离区工作的医务人员在工作期间和医学观察期间禁止回家，每日监测体温并上报。

（4）患者管理

1）入院后更换患者服装，规范佩戴医用外科口罩，定期更换（呼吸道及飞沫传播）。

2）重症病区不设陪护，不予探视。如有特殊情况，探视者必须做好个人防护和消毒。患者安置：尽量单间安置，气管切开患者应与其他患者分开安置；患者病情允许情况下应佩戴医用外科口罩。

3）气管插管或气管切开的患者需在实施三级防护措施下采用密闭式吸痰，做好人工气道管理。

4）患者健康宣教及出院指导等可采用微信等信息化手段完成。

5）尸体处理：用0.5%过氧乙酸溶液浸湿的床单严密包裹，口、鼻、耳、肛门、阴道用浸过 0.5% 过氧乙酸的棉球或纱布堵塞；包裹后放置在双层黄色防渗漏的尸体袋中，由专用车辆直接送至指定地点。

（5）护理质量管理

1）建立健全重症病区各项规章制度、规范、流程等，加强对各种监护仪器设备、卫生材料及患者用物的消毒与管理。

2）严格执行危重患者交接制度，做好管路、皮肤、口腔等重点部位的交接工作。

3）保证各种管道通畅并妥善固定，避免不良事件的发生。

4）早期识别严重心肺衰竭患者，把握合适的应用时机，如条件允许，应当尽快考虑体外膜肺氧合（extracorporeal membrane oxygenation，ECMO）作为高级生命支持，有利于提高救治成功率。

5）对于俯卧位通气的患者应做好体位护理、管路护理和皮肤护理，尤其应注意在俯卧位通气状态下，做好管路滑脱和压力性损伤的预防措施。

6）有预防呼吸机相关性肺炎的措施：①呼吸机管路清洗和消毒符合要求，要求一人一用一消毒。②呼吸机管路 3 天更换或有污染及时更换。③及时倾倒冷凝水，有冷凝水收集容器。④对建立人工气道 / 机械通气患者，每天评估是否可以撤除呼吸机 / 人工气道。

7）有预防导管相关性血流感染的措施：①穿刺点无红肿热痛、脓性分泌物等感染症状。②穿刺点敷料每日更换。每周更换导管一次。③有创导管拔除时细菌培养。④对于留置深静脉导管的患者，从第 4 天开始，每天评估拔除导管指征。

8）有预防留置导尿管相关性感染的措施：①每天尿道口护理 2 次。②导尿管拔除时进行细菌培养。③对于留置导尿管的患者，自第 4 天起，每天评估是否可以拔除导尿管。对患者的各种留置管路要进行严格的观察、局部护理与消毒。

（张莉莉　王馨　谷艳梅）

第三节 关键环节护理管理

一、消毒供应中心护理管理

1. 目的

保障复用医疗器械、器具和物品处置流程标准化，工作人员和工作环境安全，减少污染扩散。

2. 适用范围

参与新发突发传染病救治工作的各医疗机构的消毒供应中心。

3. 管理规范

（1）收治新发突发传染病患者时，优先使用一次性医疗器械、器具或用品。

（2）回收物品管理

1）预处理：使用科室应对疑似或确诊患者使用后的复用器械、器具和物品进行预处理，建议使用 1000 mg/L 含氯消毒液浸泡 30 分钟后，放入防渗漏医疗专用箱 / 双层黄色垃圾袋，标明"特殊感染器械"字样。电话通知消毒供应中心，消毒供应中心专人按指定路线，使用专用密闭式下收车、专用回收盒单独回收，放置消毒供应中心特殊感染处置专区处理，以防止污染扩散。

2）污物交接：污物交接人员做好自身防护，佩戴医用防护口罩、护目镜，穿一次性防护服、胶鞋、靴套，戴双层医用橡胶手套。

3）转运工具和物流车辆的处理：运输工具固定使用，专区存放，一用一消毒。污物回收车及回收箱选用 1000 mg/L 含氯消毒液或 75% 乙醇擦拭消毒，作用 30 分钟后再用流动水冲洗或清水擦拭干净，固定位置，单独存放。

4）器具和物品的处理：使用专用清洗工具和清洗消毒池，消毒剂一用一换，清洗工具一用一消毒，固定使用，专区存放。

5）医疗废弃物处理程序：特殊感染器械的包装物和去污区特殊污染器械处理工作人员的一次性个人防护用品应当视为感染性医疗废物，严格遵循《医疗废物处理条例》和《医疗卫生机构医疗废物管理办法》的有关规定进行处置和管理。

（3）人员防护

1）去污区员工：固定专人，穿戴防护服、工作帽、医用防护口罩、护目镜、医用防护面罩、双层橡胶手套、胶靴、靴套。为避免气溶胶污染，进行器械刷洗时必须在液面下进行。工作人员接触或处置完物品后立即脱掉或更换个人防护用品，流动水洗手，再用含醇速干手消毒剂进行快速手消。处置过程中如防护用品有破损时应立即更换。当防护用品被血液、体液、分泌物等污染时，应及时更换。一次性个人防护用品不得重复使用。

2）下送人员：应穿戴一次性防护口罩、工作帽、一次性橡胶手套等防护用品，密闭式下送车需配备快速手消毒剂。

3）手卫生管理：进出工作区域，应严格遵守六步洗手法和手卫生指南。

4）非工作区域办公和公共区域人员：应佩戴一次性医用口罩，根据工作性质要求选择防护用品。

（4）物品及环境的清洁和消毒

1）处置专区地面、工作台面和物体表面消毒：有肉眼可见污染物时应先使用一次性吸水材料完全清除污染物后消毒。无明显污染物时可用 1000 mg/L 含氯消毒剂进行擦拭消毒，作用 30 分钟后，用清水擦洗干净，不耐腐蚀的物体表面用 75% 乙醇或含醇消毒擦巾擦拭消毒，每日工作结束后进行终末消毒。

2）防护用品消毒：因疫情特殊时期，存在防护面罩或眼罩的重复使用，对面/眼罩、防护衣、防水鞋等建议采取集中消毒方法。先用 1000 mg/L 含氯消毒液浸泡 30 分钟或 75% 乙醇消毒擦巾擦拭消毒，流动水清洗干净，干燥备用，有条件的医疗机构也可进行低温灭菌，耐热物品可选择机械热力消毒。

3）处置专区的清洗工具及清洗池一用一消毒，使用 1000 mg/L 含氯消毒剂浸泡 30 分钟，后用流动水冲洗干净，干燥存放；耐热的清洗工具可选用机械热力消毒处理。

4）空气消毒：工作区域空气滤网每天巡检清洗滤网，注意通风换气效果，必要时使用 1000 mg/L 含氯消毒剂浸泡。非工作区域的空气消毒尽量采用自然通风的方式，每日 3 次，每次 30 分钟以上。若没有条件进行通风的，可使用对人体无害的空气消毒剂喷洒，至少每日 3 次。

二、手术室护理管理

1. 目的

规范新发突发传染病疑似 / 确诊病例手术诊疗流程，执行手术室防控，降低手术过程中的医护感染风险。

2. 适用范围

参与新发突发传染病救治工作的各医疗机构的手术室。

3. 管理规范

（1）手术室分区管理

1）限期手术应与急诊手术分区，手术人员防护级别同日常手术防护。

2）急诊手术宜在相对独立的手术区域，手术人员防护标准：一次性帽子，一次性防渗漏手术衣、双层手套、戴护目镜 / 医用防护面罩、鞋套，根据手术风险加戴医用防护口罩（N95）。患者入室前关闭层流，患者入室后所有人员不得离开手术间，手术间内物品不够或需其他特殊物品时，由其他护士负责传递。术后所有物品按要求进行处理。

3）疑似 / 确诊患者手术宜在负压手术间进行，具备独立的洁净通道、患者通道及污物通道，在洁净走廊入口处设有醒目的感染手术间指示标识，严格设置洁净区、清洁区和污染区。术前 30 分钟开启负压，负压值小于 –5 Pa。

（2）医护人员管理

1）疑似/确诊患者手术间设巡回护士3名，分别在手术间内、潜在污染区和洁净通道内。洁净通道护士负责供应手术间内特殊用物。患者入室后，手术间内任何人员不得外出，手术结束后，用1000 mg/L含氯消毒液喷淋、脱去防护服后方可离开手术间。手术间门口悬挂醒目"感染手术"标识。

2）手术人员和转运人员防护严格执行三级防护标准。

3）手术操作人员协助患者麻醉、摆体位后，脱去外层手套，手消毒后穿无菌手术衣、戴无菌手套，开始手术。

4）潜在污染区人员执行三级防护标准，洁净通道内人员执行标准防护。

（3）物品管理

1）术前确认所需器械、耗材、仪器设备等，在不影响手术和患者安全的前提下尽量精简。所有进入手术间的物品未经消毒处理，不可拿出手术间。

2）管理全身麻醉患者时，应在气管插管与呼吸回路之间放置一次性过滤器，以减少对呼吸回路的污染；应使用喉镜和一次性喉镜片。

3）手术物品管理，严格手术操作规程，防止发生锐器伤；术中至少配备两套负压吸引器，尽量减少患者呼吸道分泌物及气溶胶扩散；加强手术切口周围的保护，防止体液、血液等流出对周围环境造成污染。

（4）术后消毒隔离

1）复用手术物品：①脱下的医用防护面罩、眼罩等直接放入1000 mg/L含氯消毒液浸泡消毒30分钟。②器械进行预处理后由消毒供应中心回收处理。③一次性物品：放入双层黄色医疗废物专用包装袋，采用鹅颈结式封口分层封扎，包装袋外标注"特殊感染"，放入专用污物间，应用1000 mg/L含氯消毒液喷淋后，通知专业人员及时处理。

2）手术室空气和物表消毒：手术间关闭层流，使用过氧化物类消毒剂密闭消毒1小时，开启层流与通风；及时更换负压手术间高效过滤器。使用1000 mg/L

含氯制剂擦拭手术灯、手术床、仪器设备、操作台面等物体表面及地面，30分钟后用清水擦拭；有患者血迹、体液等污染的物体表面，使用5000 mg/L含氯制剂处理。转运车将床垫拆卸竖起，使用1000 mg/L含氯消毒剂终末消毒。消毒处理完毕须与感染管理科联系进行空气采样。

三、透析室护理管理

1. 目的

高效安全实施血液透析患者管理，减少透析患者交叉感染风险，防止院内感染的发生，保障患者及医务人员的安全。

2. 适用范围

新发突发传染病防控期间各医疗机构血液透析室。

3. 管理规范

（1）评估要点

1）患者评估：评估每日透析患者病情和数量、陪护人员数量。

2）空间评估：梳理各出入口、电梯位置、患者流动走向等，评估风险关键点。

3）物资评估：评估所需物资种类、数量，统计现有储存量，估计每日消耗量。

（2）患者管理实施三级防控筛查

一级：患者初筛防控要点，住院透析患者由所在病房进行预检。

二级：接诊处筛查防控要点：①透析患者入室前进行预检分诊初筛监测体温，接诊医师结合其流行病学史、相关症状等进行综合判断。②建议使用非接触式电子体温计，若测得体温＞37.3 ℃，需使用水银体温计复测。

三级：治疗期间防控要点：①患者透析全程正确佩戴口罩。②严格门禁管理，禁止陪护人员进入血液透析治疗室。③透析期间不进食。④治疗过程中复测体温评估患者有无发热等异常情况。

（3）门诊患者管理

1）患者每日（包括非透析日）进行体温和病情监测等信息登记。

2）尽量避免在不同血透机构流动，原则上不应离开本机构。

3）患者往返血透中心如需陪护人员，应相对固定。

（4）特殊患者管理

1）已排除新发传染病，但有相似症状的患者，将患者安排在隔离透析室，与其他患者错开上下机时间透析治疗。条件不具备者，应安排在当天最后一班次透析治疗，减少与其他患者接触。

2）疑似/确诊新发传染病感染患者，建议转至（定点医院）进行连续性肾脏替代治疗（CRRT），专机专用。

3）对于需居家隔离或与居家隔离者有密切接触史的血透患者，在隔离透析室进行透析治疗，医护人员执行二级防护，透析结束后进行终末消毒。

（5）环境管理

1）环境分区：①明确划分三区：污染区、潜在污染区、清洁区。②设立三通道：患者通道、员工通道、污染通道。③确保各区、各通道之间界限清楚，标识明显。

2）设备及物体表面消毒管理：①护士站、接诊台等物体表面，使用500 mg/L含氯消毒液擦拭。②透析治疗单元、治疗仪器等物体表面使用1000 mg/L含氯消毒液擦拭，作用30分钟。不耐腐蚀的物品使用75%乙醇擦拭。如机器上有可疑喷溅，去除污物后使用1000 mg/L含氯消毒液擦拭。③地面使用1000 mg/L含氯消毒液擦拭。

3）空气消毒：可用汽化过氧化氢消毒机，使用35%过氧化氢溶液进行消毒或2%过氧乙酸8 mL/m³喷雾消毒，密闭1小时。

4）医疗废物：一次性用品按医疗废物处理，双层黄色垃圾袋包装，注明日期、科室。垃圾袋外层用1000 mg/L含氯消毒液进行喷洒，放入污染端密闭转运车中（严禁将医疗废物直接放置在地上）由专职人员转运和消毒。

5）患者使用的棉织物由护理员按医疗废物收集流程包装封口、贴标签，袋外层用 1000 mg/L 含氯消毒液喷洒，放入污染端密闭转运车中，进行压力蒸汽灭菌处理后再清洗。

6）透析病历等纸质品的消毒，集中收集病历，双层黄色塑料袋包装，1000 mg/L 含氯消毒液进行表面擦拭或喷洒，作用 15 分钟，送消毒供应中心环氧乙烷灭菌。

四、产房的护理管理

1. 目的

在新发突发传染病疫情期间，切实做好隔离防护，确保孕产妇、新生儿及工作人员安全，避免院内交叉感染。

2. 适用范围

突发传染病防控期间医疗机构的产房。

3. 管理规范

（1）工作人员管理

1）全体工作人员必须进行防护知识、技能、消毒隔离规范的培训，并考核合格。

2）医护人员在诊疗、护理、接产时均参考"医务人员分级防护要求"，并采取相应级别的防护。

3）人员合理调配，以应对突发事情。

4）外包人员，如保洁人员等在疫情期间相对固定，不能随意调换。

（2）孕产妇管理

1）孕产妇分类：根据流行病学史、临床症状、筛查结果，将孕产妇分为：筛查结果阴性的孕产妇、急诊无检测结果但无流行病学史及相关症状的孕产妇、疑似孕产妇、确诊孕产妇。

2）孕产妇不能外出。

（3）环境与分区管理

根据孕产妇分类的不同，将其安置在不同的区域、房间待产，并合理规划行走路线。严格遵守医院感染防控动线流程（详见医院感染防控指南）。

1）对于筛查结果阴性的孕产妇安置在普通产房待产、将急诊无检测结果但无流行病学史及相关症状的孕产妇收治在产房单独房间。

2）对于疑似和确诊产妇，收治在隔离区域待产。

3）收治无筛查结果产妇、疑似、确诊产妇的产室内，减少不必要的物品摆放。

（4）工作流程

1）产妇进入产房后，助产士需详细询问流行病学史、再次核对有无筛查结果。

2）对于疑似或确诊孕产妇的主要工作流程：①高年资助产士优先参与接产工作，以减少过多医护人员的暴露，并采取三级防护措施。②密切监护产程进展及生命体征变化。③检查成人及新生儿抢救物品、药品，使之处于备用状态。④至少分娩前提前30分娩通知产科、儿科医师到场。⑤新生儿出生后需立即断脐，转运至新生儿隔离观察区进行监护。⑥指导母亲在母婴分离期间手工挤奶，以建立和维持正常的乳汁分泌。⑦心理护理与人文关怀：围生期妇女由于生理、心理变化，极易导致心理障碍或危机，加之对疫情的恐惧、分娩的焦虑、母婴分离均易引起不良心理反应，因此，医护人员应给予更多的关心与爱护，避免对孕产妇歧视。

（5）消毒隔离

1）在疫情期间，关闭产房的层流系统，疫情结束待医院感染防控部门检测合格后方能开启。产妇进入产室后，利用空气消毒柜机持续进行空气消毒。

2）终末消毒：①地面与物品表面：用1000 mg/L含氯制剂进行擦拭。②空气：使用紫外线照射至少60分钟。③对于疑似和确诊产妇使用过的房间，还需用2%过氧乙酸喷洒消毒，密闭门窗作用至少60分钟。

（6）分娩后污染物品的处理

1）胎盘及布类辅料的处理：将胎盘及布类辅料，分别套双层黄色垃圾袋，每层单独密闭封口，在最外层垃圾袋上标注产妇姓名、分娩日期，注明"特殊感染"字样，用 1000 mg/L 含氯消毒剂喷拭最外层垃圾袋后，将其放置在污染端的胎盘污物桶中。

2）器械的消毒：医疗器械需先放在 2000 mg/L 含氯消毒剂中浸泡 30 分钟后再清洗，清洗后放置污染端的器械柜中，待供应人员取走。

（张莉莉　牛新颖　杨建昆　吕婧）

参考文献

[1] 郭会敏，张莉莉，杨建昆，等. 新型冠状病毒肺炎疫情下传染病专科医院护理人力资源管理探讨. 中华医院管理杂志，2020，36（4）：312-315.

[2] 中华人民共和国国家卫生健康委员会. 中华人民共和国国家卫生健康委员会公告（2020 年第 1 号）. 2020 [2020-01-21]. http：//www. nhc. gov. cn/jkj/s7916/202001/44a3b8245e8049d2837a4f27529cd386.shtml.

[3] 詹昱新，李素云，刘义兰. 综合医院应对新冠肺炎疫情的护理应急管理. 护理研究，2020，34（5）：744-748.

[4] 中华护理学会. 新型冠状病毒感染的肺炎护理要点. 齐鲁护理杂志，2020，26（3）：4-5.

[5] 王刚，王蕊，张艳，等. 新型冠状病毒肺炎患者救治应急病房的组织管理. 护理报，2020，27（5）：72-75.

[6] 方园，柴雅娜，周红，等. 新型冠状病毒肺炎防控体会. 护理与康复，2020，19（4）：82-84.

[7] 李舍予，黄文志，廖雪莲，等. 新型冠状病毒感染医院内防控的华西紧急推荐. 复旦大学报（医学版），2020，20（2）：125-133.

[8] 中华护理学会消毒供应中心护理专业委员会. 新型冠状病毒肺炎疑似或确诊患者复用医疗器械器具和物品处理流程指引建议. 2020[2020-2-5]. https://bbs.sific.com.cn/thread-237829-1-1.html.

[9] 中华人民共和国卫生部. 中华人民共和国卫生行业标准 WS/T 311-2009——医院隔离技术规范.

2009[2020-05-10]. http://ishare.iask.sina.com.cn/f/iEagvD6NFR.html.

[10] 国家卫生健康委员会 . 国家卫生健康委办公厅关于进一步加强疫情防控期间医务人员防护工作的通知国卫办医函〔2020〕146 号 . 2020 [2020-09-10]. http://www.gov.cn/zhengce/zhengceku/2020-02/20/content_5481310.htm.

[11] 胡景贤，池萍，李学宁，等 . 一例罕见非开放性腹壁气性坏疽手术的护理配合 . 北京医学感染与传染研究，2019，41（10）：965-966.

[12] 郭莉 . 手术室护理实践指南 2019 年版 . 北京：人民卫生出版社，2019；1-112.

[13] 中华人民共和国卫生部 . 中华人民共和国卫生行业标准 WS /T512-2016——医疗机构环境表面清洁与消毒管理规范 . 2016 [2020-09-18]. https://max.book118.com/html/2019/1129/6151142234002125.shtm.

[14] 新型冠状病毒肺炎医院感染防控工作手册 . 北京：中国协和医科大学出版社，2020.

[15] 向礼欣，万建平，徐华初 . 孕产妇围生期心理状况调查分析 . 九江学院学报，2012，9（3）：93-94.

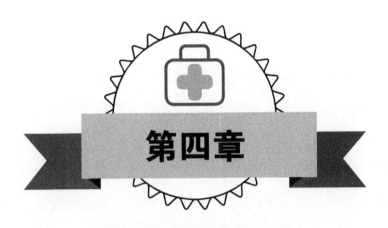

第四章

疫情报送管理

第一节　疫情报送的目的与重要性

新发突发传染病严重威胁人类健康，随着自然环境、社会环境、人类生产生活方式的变化，国内外人员流动的增加以及疾病流行谱的变化，各种新发和突发传染病仍不断出现，且在全球传播和流行，严重危害社会稳定，威胁公众健康。

新发突发传染病具有：①不确定性。不论是传染源、传播途径、易感人群，还是临床表现、诊断治疗、预防措施，都有一个逐步认识的过程，因此公众可能会产生恐惧的心理。②流行形式多样。暴发、流行或大流行；局部流行；散发；隐现等，疫情应对颇具挑战。

从 2003 年传染性非典型肺炎的暴发到 2013 年人感染 H7N9 禽流感肆虐，再到 2020 年新型冠状病毒肺炎的暴发，每一次面对传染病疫情的威胁，我们都有效应对，其核心之一就是准确的监测疫情、及时的疫情报送、有效的信息共享。在整个应急机制中，疫情信息系统的作用是极为重要的。第一，必须敏锐地捕捉疫情信息；第二，准确传递和及时表达疫情变化趋势；第三，能够客观反映各方信息，综合分析，给决策者提供一个清晰、定量、动态的疫情数据图像。因此，信息是及时、正确处理突发疫情的关键环节之一，而灵敏和畅通的信息，是正确决策、科学决策的基础。

为了切实保障医院传染病疫情信息报送系统的正常运行，确保上报数据的真实性、及时性和完整性，杜绝迟报、漏报、谎报、瞒报的发生，必须加强疫病情报送管理，实时监控疫病情变化，落实三岗三级责任制。

"三岗"是指各级各类医疗机构的医务人员、疫情信息统计报告人员和科室负责人及主管院长岗位。

"三级"是指各级各类医疗机构、区县疾病预防控制中心及市疾病预防控制中心。

一、疫情报送的目的

传染病疫情报告是为各级政府提供传染病发生、发展信息的重要渠道。只有建立起一套完整的传染病报告制度，并且保证其正常运转，才能保证信息的通畅。这是政府决策者准确掌握事件动态、及时正确进行决策与有关部门及时采取预防控制措施的重要前提。因此，各级各类医疗机构都必须依据《中华人民共和国传染病防治法》《突发公共卫生事件应急条例》《突发公共卫生事件与传染病疫情监测信息报告管理办法》《传染病信息报告工作管理规范》《传染病监测信息网络直报工作技术指南》等传染病疫情报告制度。

传染病疫情报告制度是各级各类医疗机构按照专业分工，承担责任范围内的新发突发传染病疫情监测、信息报告与管理工作。为疾病预防控制提供及时、准确的监测信息，同时为各级政府提供传染病发生、发展信息的重要渠道。

二、疫情报送的重要性

传染病的传播和流行必须具备三个环节，即传染源（能排出病原体的人或动物）、传播途径（病原体传染他人的途径）及易感者（对该种传染病无免疫力者）。传染病的防控应采取以切断主要传播环节为主导的综合措施，若能完全切断其中的一个环节，即可防止该种传染病的发生和流行。然而新发突发传染病往往是传染源不明、传播途径不清、普遍人群易感，因此新发突发传染病的防控更加棘手。

各级各类医疗机构的疫情报送旨在及时发现新发突发传染病病例，立即隔离治疗；发现影响此类新发突发传染病的传播因素，可以迅速采取有效措施控制疫情蔓延；掌握新发突发传染病疫情的动态分布及其影响因素，为制定预防对策和措施提供科学依据，评价预防措施的效果。

（刘颖）

第二节　疫情报送的范围与原则

一、疫情报送的范围

根据 2013 年 6 月 29 日修订的《中华人民共和国传染病防治法》规定，所有法定传染病均在疫情报送范围内，法定传染病为 39 种，分为甲类、乙类和丙类，共三类。

甲类传染病：鼠疫、霍乱。

乙类传染病：传染性非典型肺炎、艾滋病、病毒性肝炎、脊髓灰质炎、人感染高致病性禽流感、麻疹、流行性出血热、狂犬病、流行性乙型脑炎、登革热、炭疽、细菌性和阿米巴性痢疾、肺结核、伤寒和副伤寒、流行性脑脊髓膜炎、百日咳、白喉、新生儿破伤风、猩红热、布鲁氏菌病、淋病、梅毒、钩端螺旋体病、血吸虫病、疟疾。

丙类传染病：流行性感冒、流行性腮腺炎、风疹、急性出血性结膜炎、麻风病、流行性和地方性斑疹伤寒、黑热病、包虫病、丝虫病，除霍乱、细菌性和阿米巴性痢疾、伤寒和副伤寒以外的感染性腹泻病。

根据传染病暴发、流行情况和危害程度，可以决定增加、减少或者调整乙类、丙类传染病的病种。对乙类传染病中传染性非典型肺炎、炭疽中的肺炭疽和人感染高致病性禽流感，采取《中华人民共和国传染病防治法》规定的甲类传染病的预防、控制措施。其他乙类传染病和突发原因不明的传染病需要采取《中华人民共和国传染病防治法》规定的甲类传染病的预防、控制措施，必须由国务院卫生行政部门及时报经国务院批准后予以公布、实施。

2020 年 1 月纳入《中华人民共和国传染病防治法》乙类传染病的新型冠状病毒肺炎和传染性非典型肺炎、炭疽中的肺炭疽、人感染高致病性禽流感，在我国均采取甲类传染病的预防、控制措施。

二、疫情报送的原则

各级各类医疗机构的工作人员一旦发现《中华人民共和国传染病防治法》规定的传染病疫情或者发现其他传染病暴发、流行及突发原因不明的传染病时，应当遵循疫情报告属地管理原则，按照国务院规定的或者国务院卫生行政部门规定的内容、程序、方式和时限报告。

军队医疗机构向社会公众提供医疗服务，发现上述规定的传染病疫情时，应当按照国务院卫生行政部门的规定报告。

目前，根据《中华人民共和国传染病防治法》《突发公共卫生事件应急条例》《突发公共卫生事件与传染病疫情监测信息报告管理办法》《传染病信息报告工作管理规范》《传染病监测信息网络直报工作技术指南》等规定，各级各类医疗机构发现甲类传染病和乙类传染病中的肺炭疽、传染性非典型肺炎等按照甲类管理的传染病患者或疑似病例时，或发现其他传染病和不明原因疾病暴发时，应于2小时内将传染病报告卡通过网络报告。对其他乙类、丙类传染病患者、疑似病例和规定报告的传染病病原携带者在诊断后，应于24小时内进行网络报告。各级各类医疗机构必须按照规定报告传染病疫情，不得隐瞒、谎报、缓报传染病疫情。

各级卫生行政部门依法加强对新发突发传染病疫情报告的管理与指导，加强对当地各级各类医疗卫生机构疫情报告的监督检查。各级各类医疗机构未按照规定报告传染病疫情，或者隐瞒、谎报、缓报传染病疫情，由县级以上人民政府卫生行政部门责令改正，通报批评，给予警告；造成传染病传播、流行或者其他严重后果的，对负有责任的主管人员和其他直接责任人员，依法给予降级、撤职、开除的处分，并可以依法吊销有关责任人员的执业证书；构成犯罪的，依法追究刑事责任。

（刘颖）

第三节　疫情报送的工作要求与流程

一、疫情报送的工作要求

1. 传染病疫情报告管理执行首诊负责制

依法依规及时报告法定传染病及新发突发传染病，负责传染病疫情报告管理要求的落实。

（1）单位法定代表人为单位疫情报告管理第一责任人，负责单位疫情报告工作的管理。

（2）疾病预防控制处是疫情报告管理责任部门，工作内容包括：制定传染病疫情报告工作程序，明确各相关科室在传染病疫情报告管理工作中的职责；建立、健全传染病诊断、登记、报告、培训、质量管理和自查等制度；对相关医务人员进行传染病诊断标准和信息报告管理技术等内容的培训；负责传染病信息报告的日常管理、审核检查、网络报告（数据交换）和质量控制，定期对报告的传染病情况及报告质量进行分析汇总和通报；协助疾病预防控制机构开展传染病疫情调查和信息报告质量考核与评估；指定专人负责疫情报告工作。

（3）医护人员为责任疫情报告人，负责按规定报告发现的传染病病例信息。

2. 传染病疫情报告范围

（1）法定传染病

（2）国家卫生健康委员会决定列入乙类、丙类传染病管理的其他传染病和按照甲类管理开展应急监测报告的其他传染病。

（3）其他传染病：省级人民政府决定按照乙类、丙类管理的其他地方性传染病和其他暴发、流行或原因不明的传染病，即新发突发传染病。

（4）不明原因肺炎病例和不明原因死亡病例等重点监测疾病。

3. 传染病的诊断与分类

责任报告人应按照传染病诊断标准及时对传染病患者或疑似患者进行诊断。根据不同传染病诊断分类，分为疑似病例、临床诊断病例、确诊病例和病原携带者四类。其中，需报告病原携带者的病种包括霍乱、脊髓灰质炎及国家卫生健康委员会规定的其他传染病。

新发突发传染病应该根据传染病病例或疑似病例报告相关信息，应先电话向医疗机构属地的疾病预防控制中心报告相关内容，然后由疾病预防控制中心指导进行疫情系统网络报告。

4. 传染病疫情登记与报告

责任疫情报告人即医务人员，在诊疗过程中应规范填写门诊日志、入／出院登记、检测检验和放射登记。首诊医师在诊疗过程中发现传染病确诊病例、疑似病例和规定报告的病原携带者后应按照要求填写《中华人民共和国传染病报告卡》。

若发现新发突发传染病确诊病例、疑似病例时，要第一时间电话通知医务处、疾病预防控制处负责人，再逐级上报主管院长、院长。医疗机构要及时报告属地疾病预防控制中心，再由属地疾病预防控制中心逐级报告上级疾病预防控制中心和同级卫生行政部门。卫生行政部门要及时报告同级人民政府和上级卫生行政部门。

5. 传染病报告卡填报要求

《中华人民共和国传染病报告卡》要统一格式，内容完整、准确，填报人签名。责任疫情报告人即医务人员，应在院内信息系统中进行疫情信息填报，提交至疾病预防控制处进行审核，审核通过后由疾病预防控制处通过疫情网络上报系统进行报告，同时用 A4 纸打印纸质报告卡并留存。填写《中华人民共和国传染病报告卡》，须填报患者有效证件、社会保障卡、新农合医疗卡等身份识别号码；患者为学生或幼托儿童须填报其所在学校／幼托机构全称及班级名称。

6. 传染病疫情报告程序与时限

（1）医护人员在诊疗过程中发现初次诊断或疑似诊断的疫情报告范围内的传染病病例时，要立即填写《中华人民共和国传染病报告卡》，并在规定时间内将填写完整的《中华人民共和国传染病报告卡》报送至疾病预防控制处。

（2）疾病预防控制处接到《中华人民共和国传染病报告卡》后，要及时进行核实，并按传染病登记本（表）所列项目，将相关信息按要求进行详细登记。

（3）疾病预防控制处发现甲类传染病和乙类传染病中的肺炭疽、传染性非典型肺炎等按照甲类管理的传染患者或疑似病例时，或发现其他传染病和不明原因疾病暴发时，应于2小时内将传染病报告卡通过疫情网络上报系统进行报告。对其他乙类、丙类传染病患者、疑似病例和规定报告的传染病病原携带者在诊断后，应于24小时内通过疫情网络上报系统进行报告。

有下列情况之一发生时，当地疾病预防控制中心要以最快的通信方式逐级报告上级疾病预防控制中心和同级卫生行政部门。卫生行政部门要及时报告同级人民政府和上级卫生行政部门。①在新发突发传染病尚未出现新发突发传染病的地区，发现了疑似或确诊病例时；②新发突发传染病暴发；③发生聚集性新发突发传染病。

7. 传染病疫情报告数据管理

（1）传染病疫情报告审核、订正、补报

疾病预防控制处应对收到的《中华人民共和国传染病报告卡》的信息进行错项、漏项、逻辑错误等检查，对有疑问的报告卡必须及时向填报人核实；发生报告病例诊断变更、已报告病例因该病死亡或填卡错误时，应及时进行订正报告，并重新填写《中华人民共和国传染病报告卡》，卡片类别选择订正项，并注明原报告病名；对报告的疑似病例，应及时进行排除或确诊；发现本年度内漏报的传染病病例，应及时补报。

（2）传染病疫情报告分析

疾病预防控制处定期对医院报告的传染病情况及报告质量进行分析汇总和通报。

8. 传染病疫情报告资料留存与信息安全管理

（1）资料留存

纸质《中华人民共和国传染病报告卡》及传染病报告记录保存 3 年。

（2）信息安全管理

传染病信息报告、管理、使用部门和个人建立传染病数据使用的登记和审核制度，不得利用传染病数据从事危害国家安全、社会公共利益和他人合法权益的活动，不得对外泄露传染病患者的个人隐私信息资料。

9. 传染病疫情报告考核与奖惩措施

疾病预防控制处将传染病疫情报告管理工作纳入医院绩效考核范围，定期进行自查。

（1）凡漏报、迟报，未造成传染病疫情播散、暴发、流行者，谁漏报、迟报，谁负责，科室主任负管理责任。情节严重者，造成疫情播散，根据《中华人民共和国传染病防治法》规定处理，科室主任负管理责任。

（2）对累计漏报、迟报超过 3 例者，除处罚外，还要通报全院，科室主任负管理责任。

（3）所扣的金额，按定期自查结果没有漏报、迟报，报卡及时、完整的科室和个人，每半年评出前三名，根据评分排序给予不同的奖励。

（4）凡违反《中华人民共和国传染病防治法》规定，未能及时上报传染病疫情，造成传染病暴发、流行且后果严重者，根据《中华人民共和国传染病防治法》相关规定处理。

二、疫情报送的流程

在我国，新发突发传染病一般纳入法定传染病乙类管理，采取甲类传染病的预防、控制措施。因此，在疫情报送方面也是按照甲类传染病管理，各级各类医疗机构的医务人员发现符合病例定义的新发突发传染病疑似病例后，应立即进行隔离治疗，院内专家会诊或主诊医师会诊，仍考虑疑似病例，应于2小时内将《中华人民共和国传染病报告卡》通过疫情网络上报系统进行报告。

现以新型冠状病毒肺炎为例，梳理新发突发传染病的疫情报送流程（图4-1）。

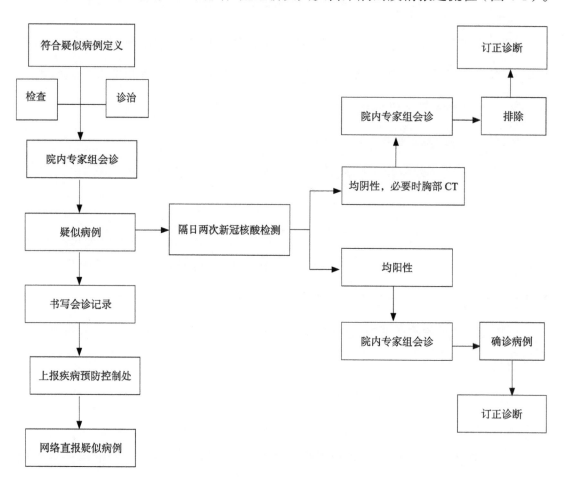

图4-1 新型冠状病毒肺炎疫情报送流程

（刘颖 王欣）

第四节 疫情报送的岗位设置与职责

一、门诊、急诊及病区医务人员的岗位设置与职责

（1）各级医师要严格按照国家卫生健康委员会制定的针对新发突发传染病的诊疗方案对患者进行认真诊断，并对诊断结果负责。医务人员要熟练掌握诊断标准，经院内专家会诊后及时、正确地做出诊断。

（2）对新入院的确诊、疑似病例应及时在院内信息系统中进行疫情信息填报，提交至疾病预防控制处进行审核，审核通过后由疾病预防控制处与属地疾病预防控制中心联系，通过疫情网络上报系统进行报告。

（3）医务人员要保证《中华人民共和国传染病报告卡》填写信息准确、及时，信息完整（如身份证号、姓名、年龄、性别、住址等），若信息填写不完整，应尽快致电患者，获取完整信息后报送给疾病预防控制处网络直报人员，保证最终数据的完整性。

（4）当住院确诊或疑似病例发生病情转归或诊断发生变更时，主管医师应及时通知疾病预防控制处网络直报人员，与属地疾病预防控制中心联系，订正《中华人民共和国传染病报告卡》。

二、疾病预防控制处网络直报人员的岗位设置与职责

疾病预防控制处承担疫情报告、信息收集与统计等工作，具体包括审核疫病情网络上报数据，保证在2小时内完成网络直报，及时汇总分析疫病情统计信息数据，实时监控疫病情变化，为应急领导小组决策提供依据；协助疾病预防控制机构人员开展流行病学调查样本采集和转运；统筹制定院内工作人员的新型冠状

病毒肺炎防治知识、技能的培训计划。

疾病预防控制处网络直报人员是各级各类医疗机构内部专门负责对传染病的信息汇总、数据统计、录入上报的统计工作人员，在新发突发传染病信息统计报告中作用重大，承担着重要的责任。

（1）对新入院的确诊、疑似新发突发传染病病例，通过院内信息系统获取临床医师填写的《中华人民共和国传染病报告卡》，对其中填写的信息进行审核，如遇有问题，及时与临床医师沟通解决，按照疫情报告的时限和流程，及时进行疫情网络上报系统至属地疾病预防控制中心。

（2）住院确诊、疑似病例发生诊断变更或病情转归时（不含转院），疾病预防控制处网络直报人员在接到报告后，通过院内信息系统获取临床医师填写的《中华人民共和国传染病报告卡》，将变更或转归的数据录入疫情网络上报系统，按照疫情报告的时限和流程，及时上报属地疾病预防控制中心。

（3）疾病预防控制处网络直报人员有责任保证疫情网络上报系统中数据的真实性、准确性、及时性和完整性。若遇到网络连通或运行障碍、发生数据传送困难时，应立即报告属地疾病预防控制中心，尽快解决。

（4）疾病预防控制处网络直报人员及时汇总、分析新发突发传染病疫情统计信息数据，实时监控疫病情变化，实时监控疫病情变化，为应急领导小组决策提供依据。协助疾病预防控制机构人员开展流行病学调查样本采集和转运。

（5）统筹制定院内工作人员的应对新发突发传染病防治知识、技能的培训计划。

（6）严格纪律要求，增强保密和安全防范意识。严禁截图，泄露国家疫情网信息，严禁通过互联网邮箱和微信存储、传输涉密文件、红头文件和敏感信息。

三、疾病预防控制处处长的岗位设置与职责

疾病预防控制处处长应在主管院长的领导下，承担疾病预防控制管理工作。

（1）贯彻落实《中华人民共和国传染病防治法》《突发公共卫生事件应急条例》《突发公共卫生事件传染病疫情监测信息报告管理办法》等法律法规。

（2）执行《北京市二级以上医院疾病预防控制工作考核标准（试行）》，参与建立、健全疾病预防控制相关的组织管理体系及各项规章制度、工作流程并监督实施。

（3）根据国家相关政策、法规，按照国家卫生健康委员会、国家疾病预防控制中心相关要求，结合医院实际，制订疾病预防控制管理工作计划并组织实施。督导、落实传染病上报、收治流程、监督措施、效果评价、信息反馈等疾病预防控制管理工作。督导、落实传染病防治相关法律法规、有关传染病防治知识培训。

（4）组织协调应对突发公共卫生事件。

四、主管院长的岗位设置与职责

全面负责落实医务处、疾病预防控制处和临床医师的岗位职责。确保临床医师和疾病预防控制处网络直报人员按照各自岗位职责工作；组织足够的疾病预防控制处网络直报人员，确保及时满足新发突发传染病疫情数据报送的需要；准备相应的疾病预防控制处网络直报人员报告工作环境和网络终端设备配置；整合医院的内部统计报告流程，全面满足新发突发传染病疫情数据报送的需要；负责组织专人对医务人员进行《新发突发传染病的诊断标准》《新发突发传染病的应急预案》《中华人民共和国传染病防治法》等相关文件的培训。

（刘颖）

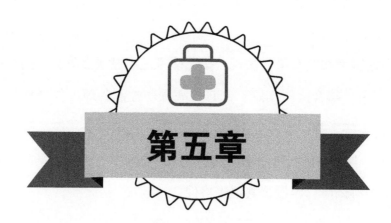

第五章

医院感染预防控制

第一节　业务运行机制

一、门诊预检筛查工作要求

1. 门诊入口预检筛查个人防护要求

一次性医用帽子→医用防护口罩→一次性隔离衣→一次性医用防护面罩（一次性手套）。

2. 动线要求

设立专门的出/入口，粘贴明显标识，安排专人管理。因地制宜合理调整人流走向，划分人流、物流线路，保证单向流动，防止交叉感染。

3. 门诊入口预检筛查工作要求

（1）设置"一米线"标识，就诊患者之间保持1米距离，患者排队进入门诊。

（2）主动配合医务人员进行体温检测和流行病学史调查，并填写个人信息和流行病学史等确认信息，无异常进入诊疗区域。

（3）入口处提供填写流行病学史调查的相关物品，桌上固定放置快速手消毒剂。注意放置的距离，保持1米线间隔。

（4）预检筛查工作人员掌握中高风险区域名单，疾控部门每日更新名单，根据中高风险区域名单对患者进行流行病学史调查。

4. 患者就诊管理要求

患者配合主诊医师对流行病学史和发热情况进行如实回答。诊疗过程中要求患者和家属全程佩戴口罩。保证一诊一医一患。

5. 发热患者处置流程

在诊室发现有发热患者，按照医务部门发热患者处置流程处理。患者就地隔离，进行相关检查和治疗，患者离开后对诊室进行终末消毒。建立发热患者就诊记录和消毒记录。

6. 医务人员防护

（1）诊室、导医台、注射室、抽血室、电梯等医务人员防护

一次性医用帽子→一次性医用外科口罩→一次性隔离衣→一次性医用防护面罩（手套）。

（2）药学中心、收费处窗口服务医务人员

一次性医用帽子→一次性医用外科口罩。

（3）五官科医务人员（进行有喷溅的诊疗操作时）

1）疑似或确诊患者接诊

一次性医用帽子→医用防护口罩→一次性防护服→一次性医用防护面罩→双层手套。

2）排除患者接诊

一次性医用帽子→医用防护口罩或医用外科口罩→一次性隔离衣→手套→一次性医用防护面罩。

7. 门诊大厅相关设备要求

（1）每台自助机配备快速手消毒剂。

（2）自助机间隔 1 米摆放。

（3）所有需要排队等候的场所（如自助机、人工收费窗口等）需要在地面粘贴"一米线"标识，候诊椅子粘贴间隔座位禁坐标识，需要有实际隔离屏障。

（4）卫生间配备洗手液和纸巾。

（5）自助售卖机售卖合格的口罩，要求供货充足。

8. 消毒

（1）对门诊大厅等公共区域每日使用 500 mg/L 含氯消毒剂喷雾消毒 2 次。

（2）诊室每日通风 3 次，每次 30 分钟，建立通风记录。

（3）每日对物体表面、地面进行擦拭消毒，诊疗用品等使用后擦拭消毒，建立消毒记录。

二、急诊预检筛查工作要求

1. 急诊入口预检筛查工作人员个人防护要求

一次性医用帽子→医用防护口罩→一次性隔离衣→一次性医用防护面罩（手套）。

2. 急诊入口管理要求

设立专人管理。测量体温，对所有进入区域内人员的信息进行登记，并记录体温情况。设置医务人员对患者进行流行病学史问询，发现发热或有流行病学史患者，由医务人员带患者至发热门诊就诊。

3. 急诊防控工作要求

（1）设置"一米线"标识，就诊患者之间保持 1 米距离，患者排队进入急诊。

（2）患者配合医务人员进行体温检测和流行病学史调查，并填写个人信息和流行病学史确认信息。

（3）每台自助机配备快速手消毒剂。

（4）自助机间隔 1 米摆放。

（5）所有需要排队等候的场所（如自助机、人工收费窗口等）需要在地面粘贴"一米线"标识，候诊椅子粘贴间隔座位禁坐标识，需要有实际隔离屏障。

（6）卫生间配备洗手液和纸巾。

4. 患者就诊管理要求

患者配合主诊医师流行病学史和发热情况的问询并如实回答。诊疗过程中要求患者和家属全程佩戴口罩。

5. 发热患者处置流程

在诊室发现有发热患者,按照医务部门发热患者处置流程处理。患者就地隔离,进行相关检查和治疗,患者离开后对诊室进行终末消毒。建立发热患者就诊记录和消毒记录。

6. 医务人员防护

(1)诊室、导医台、抢救室、抽血室等医务人员防护

一次性医用帽子→一次性医用防护口罩→一次性隔离衣→一次性医用防护面罩→手套。

(2)药学中心、收费处窗口服务医务人员

一次性医用帽子→一次性医用防护口罩或医用外科口罩。

(3)留观室、输液室工作人员防护

一次性医用帽子→一次性医用防护口罩或医用外科口罩→一次性医用防护面罩,必要时佩戴手套。

7. 隔离留观室和抢救室工作人员防护及要求

一次性医用帽子→一次性医用防护口罩→一次性隔离衣→一次性医用防护面罩→手套。

发现疑似新发突发传染病患者时,就地隔离,进行相关检查和治疗,患者转出后对留观室、抢救室和行走路线进行终末消毒。

8. 消毒

(1)对急诊大厅等公共区域每日使用 500 mg/L 含氯消毒剂喷雾消毒 2 次。

(2)诊室每日通风 3 次,每次 30 分钟,建立通风记录。

(3)每日对物体表面、地面进行擦拭消毒,诊疗用品等使用后擦拭消毒,建立消毒记录。

(4)发现疑似新发突发传染病患者时,终末消毒:使用 1000 ~ 2000 mg/L 的含氯消毒剂溶液擦拭或喷雾消毒,不耐腐蚀的物品,用 75% 乙醇擦拭消毒。

三、筛查门诊预检筛查工作要求

1. 医务人员管理

（1）一般诊疗医务人员

一次性医用帽子→医用防护口罩→一次性隔离衣或防护服→一次性医用防护面罩或护目镜→双层乳胶手套。

（2）标本采集医务防护要求

一次性医用帽子→医用防护口罩→一次性防护服→一次性医用防护面罩或护目镜→双层乳胶手套。

（3）医务人员上下班行走医务人员通道，按照区域隔离要求进行着装。

（4）严格区域管理，严禁医务人员、医疗辅助人员穿污染防护用品进入休息室、在污染区饮水、就餐，避免无防护条件下交谈。

2. 患者管理要求

患者和家属全程按要求佩戴口罩，人员之间保持 1 米距离。

3. 动线要求

设立专门的出口、入口，粘贴明显标识，安排专人管理；设置一米线标识，入口处测体温并登记；填写流行病学调查信息。

4. 预检分诊分级要求

（1）将有发热、呼吸道感染症状或流行病学史患者，分诊到高风险筛查门诊就诊。发热患者和非发热患者分区就诊。

（2）无症状或流行病学史患者到低风险筛查门诊就诊。

5. 入口预检筛查工作要求

（1）设置"一米线"标识，就诊患者之间保持 1 米距离，患者排队进入门诊。

（2）主动配合医务人员进行体温检测和流行病学史调查，并填写个人信息和流行病学史确认信息后进入诊疗区域。

（3）入口处提供填写流行病学史调查相关物品，固定放置物品和快速手消毒剂。注意物品放置的距离，保持1米线间隔。

（4）预检筛查工作人员掌握中高风险区域名单，疾控部门每日更新名单，根据中高风险区域名单对患者进行流行病学史调查。

6. 患者就诊管理要求

主诊医师对患者的流行病学史和发热情况进行问诊。诊疗过程中要求患者和家属全程佩戴口罩。

7. 筛查门诊大厅相关设备要求

（1）每台自助机配备快速手消毒剂。

（2）自助机间隔1米摆放。

（3）所有需要排队等候的场所（如自助机、人工收费窗口等）需要在地面粘贴"一米线"标识，候诊椅子粘贴间隔座位禁坐标识，需要有实际隔离屏障。

（4）卫生间配备洗手液和纸巾。

8. 消毒

（1）常规消毒

对空气、物体表面每日4次对诊室、大厅、卫生间按照要求进行消毒并有消毒记录，也可以根据就诊患者人数适当调整消毒频次，就诊患者较多可增加至每2小时消毒一次。

1）空气。①使用35%过氧化氢消毒机喷雾消毒。②使用1000～2000 mg/L的含氯消毒剂溶液或2%过氧乙酸消毒剂溶液喷雾消毒，密闭1小时。③紫外线流动灯照射消毒30分钟以上。④使用6%过氧化氢消毒剂进行喷雾消毒。

2）物体表面（包括导医台台面、诊室桌椅表面、自助机、地面等）。①使用1000～2000 mg/L含氯消毒剂溶液或0.5%过氧乙酸消毒剂溶液擦拭消毒。②贵重、精密仪器设备表面使用乙醇、含醇消毒湿巾擦拭消毒，也可参照说明书进行消毒。

（2）终末消毒

接诊疑似或确诊患者后对诊室进行终末消毒，消毒方法同上。

9. 疑似或确诊患者收治转运流程

（1）疑似或确诊患者自高风险筛查门诊出口→收治病区污染端电梯→病区污染走廊→进入病室。

（2）患者转运过程有医务人员穿好防护用品护送到病区，与病区医务人员进行交接。

（3）患者全程佩戴口罩。

四、过渡病房防控工作要求

1. 过渡病房设置

过渡病房作为在新发突发传染病应急防控管理工作中的重要环节，承担着需要住院治疗但尚未排除感染的患者住院诊疗功能，在特殊时期起到非常重要的作用。过渡病房主要收治患者为病情较重，需要到普通病房住院治疗的患者，特别是一些在原发病基础上有发热症状的患者，因此，医院应根据空间布局、科室分布及人力资源配置等情况，选择人流相对较少、通风良好的区域设置新入院患者的过渡病房。

经门诊、急诊诊疗需要进一步住院治疗的患者，根据新发突发传染病的传播途径，按照"单人单间"的原则，将患者收入过渡病房。在过渡病房，医务人员在防护到位的前提下对患者开展进一步诊疗，同时监测患者的体温变化及感染表现，对于出现可疑感染症状体征的患者，完善相关检查，如考虑为疑似/确诊病例，应转入相应隔离病房接受进一步诊疗，如经相应过渡期后排除，则由过渡病房转入相应普通病房接受进一步诊疗。

为保证工作人员及患者安全，避免交叉感染，过渡病房应从区域划分、人员防护、环境清洁消毒、人员培训、患者转诊路线等方面进行管理。

2. 区域划分

病房设有清洁区、潜在污染区和污染区。工作人员在清洁区有专用出入口患者。污染区主要是患者的房间，每个病房内有独立的卫生间。潜在污染区包括病区内走廊、护士站、治疗室及医师办公室。清洁区包括医护休息室、会议室、清洁走廊等。各区域之间应设置缓冲间，工作人员在穿行各区域时严格落实相应防护措施及消毒措施。

3. 严格落实标准预防

（1）常规防护用品

常规防护用品包括一次性帽子、医用外科口罩、工作服、工作鞋，根据传染病传播途径增加相应个人防护用品。

（2）与患者保持距离

不需与患者直接接触时，保持1米以上距离。在需要直接接触患者（如抽血等）操作时，可根据传染病传播途径引导患者避免直接暴露于病原体的可能，如经呼吸道传播疾病可让患者头转向对侧。

（3）严格落实手卫生。

（4）接触患者血液、体液的一般操作，根据标准预防原则适当加强防护。

（5）采集患者鼻咽拭子时，加强防护，佩戴医用防护口罩、医用防护面罩、穿一次性隔离衣。

（6）高风险操作时，如进行三腔两囊管、吸痰、动静脉穿刺等操作时，根据可能暴露风险加穿防护服、戴医用防护口罩、戴护目镜或医用防护面罩等个人防护用品。

（7）患者及家属必须佩戴口罩。

4. 严格落实过渡病房环境清洁消毒

（1）过渡病房内外走廊加强通风，每日使用含氯消毒剂擦拭内外走廊区域物体表面及地面。

（2）患者排除传染病进入普通病区后，该患者所在病室空气净化可选择开窗通风，有条件可使用紫外线照射不少于30分钟，物体表面使用500 mg/L含氯消毒剂擦拭。患者考虑为疑似或确诊病例时，转出至相应隔离病区后，所在病室使用0.2%～0.5%过氧乙酸喷洒消毒，密闭门窗作用至少30分钟，再用1000 mg/L含氯消毒剂喷洒擦拭消毒，也可选用35%汽化过氧化氢灭菌器等其他环境消毒方法进行终末消毒。

5. 人员培训

过渡病房的工作人员进入过渡病房前要接受规范的培训。培训内容主要包括病房的特点，分区、布局、动线、流程，消毒隔离措施，防护知识等。同时，根据病房所收治患者的病种，及时安排专科知识及防控要点的培训，使在岗工作人员掌握专业的医院感染防控知识。

6. 患者转诊路线

（1）排除患者在进入普通病区时，可经过渡病房走廊行至患者电梯转诊至病房。

（2）未排除传染病需转入隔离病房患者，经过渡病房走廊行至污染电梯或专用电梯转诊。转诊过程中患者及家属需全程做好个人防护，陪同转诊的医务人员按接触疑似/确诊患者要求穿着防护用品。

五、收治病区防控工作要求

1. 人员防护工作要求

（1）穿防护用品流程

1）穿防护服（清洁区）顺序：手卫生→一次性帽子→医用防护口罩→一次性医用防护服→第一层手套→腕部粘胶带→穿靴套。

2）加穿（潜在污染区）顺序：手卫生→一次性隔离衣→戴外层手套→腕部粘胶带→护目镜或医用防护面罩→穿鞋套。

（2）脱防护用品流程

1）（污染区）手卫生→脱隔离衣连同外层手套→鞋套→摘护目镜（放入消毒桶）→手卫生。

2）（半污染区）手卫生→脱防护服连同内层手套、靴套→摘医用防护口罩→一次性帽子→手卫生。

2. 患者管理

（1）患者限制在病室内活动，病情允许时在病室佩戴口罩。

（2）患者外出到院内做检查佩戴一次性外科或医用防护口罩，确诊患者建议佩戴医用防护口罩。

（3）患者外出到院内做检查有医务人员或保卫人员陪同。

（4）患者入院、出院、外出到院内做检查行走病区污染路线，经病区患者通道离开病室，检查结束后原路返回。

3. 医务人员管理

（1）医务人员上下班行走医务人员通道，按照区域隔离要求进行着装。

（2）在清洁区穿清洁工作服，严禁医务人员、医疗辅助人员穿污染防护用品进入休息室、在污染区饮水、就餐，避免无防护条件下交谈。

4. 环境消毒工作要求

（1）随时消毒

1）空气消毒：开窗通风，无人情况下紫外线照射 1 小时或 1000 ～ 2000 mg/L 含氯消毒剂喷雾消毒。

2）地面和物体表面：1000 ～ 2000 mg/L 含氯消毒剂喷洒或擦拭。

3）地面有血液、体液、呕吐物等可见污染物时，先用含氯消毒粉直接覆盖作用 5 ～ 10 分钟清理干净后用 1000 ～ 2000 mg/L 含氯消毒剂溶液擦拭消毒。

4）抹布和墩布消毒，1000 ～ 2000 mg/L 含氯消毒剂溶液浸泡 30 ～ 60 分钟，清水冲洗干净，晾干备用。

（2）终末消毒

1）空气消毒：35% 过氧化氢消毒机消毒或 2% 过氧乙酸用量 8 mL/m³ 喷雾消毒，密闭 1 小时。

2）物体表面消毒：用 2000 mg/L 含氯消毒剂或 0.5% 过氧乙酸喷洒、擦拭，作用 60 分钟后通风，再用清水冲洗、擦拭；易腐蚀的物体表面用 75% 乙醇喷洒、擦拭，作用 60 分钟。

5. 医疗废物处理

（1）医废来源

患者所有用过的物品和诊疗后的不能回收的医疗用品等。

（2）医废收集

隔离病区的医疗废物应放入双层黄色医疗废物包装袋内，四分之三满时用 1000 ～ 2000 mg/L 含氯消毒剂喷洒后封口包装，医疗废物袋外面用 1000 mg/L 含氯消毒剂喷洒外表面。

（3）医废存放

医疗废物袋不能落地存放，收集后放入污染端医疗废物密闭转运车内。

6. 污染衣物

（1）患者使用后的衣物应放入双层黄色医疗废物包装袋内，四分之三满时用 1000 ～ 2000 mg/L 含氯消毒剂喷洒后封口包装，袋外面用 1000 ～ 2000 mg/L 含氯消毒剂喷洒。

（2）转运：使用密闭车辆转运至洗衣房，按照感染性污染衣物处置。

7. 遗体处理

（1）患者死亡后，病房医护人员用 0.5% 过氧乙酸溶液浸湿的布单严密包裹，口、鼻、耳、肛门、阴道用浸过 0.5% 过氧乙酸溶液的棉球堵塞，包裹后放置在双层黄色防渗漏的尸体袋中密封，密封后严禁打开。

（2）遗体的转运：负责尸体转运人员穿好防护用品，按照传染病的要求进行转运。

六、检验防控工作要求

1. 标本采集要求

（1）根据感染风险选择采集地点及防护要求

1）高风险的隔离病房、过渡病房：①采集地点为床旁。②人员防护要求手卫生→戴一次性医用帽子→医用防护口罩→穿防护服→戴内层手套→粘腕部胶带→穿靴套→穿隔离衣→戴外层手套→粘腕部胶带→戴护目镜或医用防护面罩→穿鞋套。

2）低风险的过渡病房：①采集地点为单间床旁。②人员防护要求：手卫生→戴一次性医用帽子→医用防护口罩→穿隔离衣→戴手套→戴医用防护面罩。

3）筛查门诊：①采集地点为室内单人单间采集，非密闭空间人与人之间在1米以上采集。②人员防护要求：手卫生→戴一次性医用帽子→医用防护口罩→穿防护服→戴双层手套→粘腕部胶带→穿靴套。

（2）标本采集：①护士与患者沟通交流，讲解采集咽拭子的目的和意义，核对患者姓名、身份证号、咽拭子采样管的标记等是否一致。②护士准备采样管和自封袋，患者摘下口罩，与采样人员保持一定距离。③护士取出采样拭子，用聚丙烯纤维头的塑料杆拭子擦拭双侧咽扁桃体及咽后壁，迅速将拭子头浸入 3 mL 病毒保存液的管中，高出采样管的部分折断，旋紧管盖。

（3）标本采集后处理：用 75% 乙醇或 1000 ～ 2000 mg/L 含氯消毒剂擦拭采样管外表面后放入自封袋中，封好并做好记录。

（4）样本保存和转运要求：新鲜采集的临床标本应尽快检测，在 2 ～ 8 ℃ 保存，24 h 内运送至实验室检测。24 h 内无法检测的放 –70 ℃ 保存。标本直立放置在有支撑材料的转运桶内 A 类包装密闭转运。

（5）疑似或确诊病区交接时，将自封袋外表面用消毒剂喷洒消毒后放到标本盒内，标本盒外面用 1000 ～ 2000 mg/L 含氯消毒剂喷洒或擦拭消毒后放入转运箱，密闭送至实验室。

2. 标本转运要求

（1）院内转运

1）人员防护要求：手卫生→戴一次性医用帽子→医用防护口罩→戴内层手套→穿隔离衣→戴外层手套。

2）转运路线：①病房交接：乘污染端电梯至病区污染端与护士交接，交接后乘污染端电梯至外环境走专用通道至实验室标本交接处。②发热筛查门诊交接：发热筛查污染端门口与护士交接，走专用通道至实验室标本交接处。

3）标本交接：①与护士交接：转运人员打开标本转运箱，取出内置容器打开，护士将放标本的自封袋用 1000 ～ 2000 mg/L 含氯消毒剂喷洒或擦拭外表面后放入容器中，拧紧放入转运箱，确认签字。②与实验室交接：转运人员打开标本转运箱，实验接收人员取出容器，将消毒后的容器放入转运箱，实验接收人员将标本送入实验室，实验人员确认后签字。

（2）院外转运

1）人员防护要求：手卫生→戴医用外科口罩。

2）转运要求：①清洁端交接。②转运箱为 A 类包装。③专用转运车、两人转运。④做好交接记录。

3. 实验室工作要求

1）人员防护要求：①穿防护服（清洁区）顺序：手卫生→一次性医用帽子→医用防护口罩、闭合性测试→防护服→第一层手套→隔离衣→靴套→鞋套→护目镜→第二层手套。②脱防护服（污染区）顺序：鞋套→隔离衣连同外层手套→护目镜（放入消毒桶）→（半污染区）防护服连同内层手套、靴套→医用防护口罩→一次性医用帽子→手卫生。

2）实验室分区管理：体系配制、加模板及扩增分区进行，核酸提取与基因扩增在两个独立的实验室完成。

3）实验操作：①样本转运桶开启必须在生物安全二级实验室的生物安全柜内

打开，取出样本，封装，样本管外的封口袋必须完全彻底消毒。②核酸提取加样及加试剂动作要轻柔，避免形成气溶胶，在生物安全柜内进行。③PCR扩增结束后不打开扩增管，避免产物气溶胶污染实验室。

4）消毒：①转运桶：用1000～2000 mg/L含氯消毒剂对转运桶内壁和样品管进行喷洒消毒并确认是否破损、泄露，如有泄露应立即喷洒有效氯含量为5500 mg/L的消毒剂进行消毒处理，不得继续行检测操作。②物体表面：用2000 mg/L含氯消毒剂喷洒或擦拭，作用至少30分钟。③空气消毒：紫外线照射≥30分钟。④仪器表面用75%乙醇喷洒或擦拭消毒。

5）医疗废物处理：①感染性废液即在实验操作过程中产生的废水，采用化学消毒，用2000～5500 mg/L含氯消毒剂浸泡至少30分钟或物理消毒方式处理，并对消毒效果进行验证，确保彻底灭活后排入下水道，污水处理。②固体医疗废弃物及时通过压力蒸汽灭菌处理后，按医疗废物处理转运至指定存放地点。

七、放射科防控工作要求

1. 床旁检查工作要求

（1）工作人员穿防护用品流程

①通过间：手卫生→一次性医用帽子→医用防护口罩→穿防护服→戴手套→腕部粘胶带→穿工作鞋→穿靴套；②病室缓冲间：加穿一次性隔离衣→戴外层手套→腕部粘胶带→戴护目镜或医用防护面罩→穿鞋套。

（2）工作人员脱防护用品流程

①病区指定位置：手卫生→揭开腕部胶带→脱外层隔离衣→脱外层手套→脱鞋套→手卫生→摘护目镜→手卫生。②通过间：手卫生→揭开腕部胶带→脱防护服→脱内层手套→脱靴套→手卫生后摘医用防护口罩→摘帽子→手卫生。

（3）行走路线：①工作人员着工作服，走清洁路线至病区清洁端。②通过间穿第一层防护用品，病室缓冲间加穿第二层防护用品。③进病室拍片。④结束后沿外走廊至病区指定位置脱防护用品。⑤返回科室。

（4）物品消毒

①护目镜，用消毒湿巾擦拭后，放入双层黄色医废袋，送供应室集中处理。②仪器设备使用前，透明塑料袋和保鲜膜覆盖仪器设备表面和管路，设备外表面用1000 mg/L含氯消毒剂喷洒，作用30分钟。精密或不耐腐蚀部分，使用75%乙醇擦拭。机器固定在收治病区使用，疫情结束后进行终末消毒。

2. **疑似/确诊患者外出到放射科做检查**

（1）工作人员相关流程

1）工作人员穿防护用品流程：手卫生→一次性医用帽子→医用防护口罩→穿防护服→戴手套→腕部粘胶带→穿靴套或鞋套→戴护目镜。

2）工作人员脱防护用品流程：手卫生→摘护目镜→揭开腕部胶带→脱防护服→脱手套→脱鞋套或靴套→手卫生后摘医用防护口罩→摘帽子→手卫生。

3）行走路线：①工作人员在放射科清洁区穿工作服，在通过间穿戴好防护用品，进入拍片室。②工作结束后，工作人员从后走廊进入通过间，脱防护用品。③返回科室清洁区。

（2）患者相关流程

1）患者外出检查行走路线：患者从病区污染端出病区，从外环境进入到放射科污染通道，至拍片室，结束后患者原路返回病区。

2）患者防护：患者穿一次性隔离衣，确诊患者佩戴医用外科口罩或医用防护口罩，疑似患者佩戴医用外科口罩。

3. **放射科消毒管理要求**

（1）每日做CT检查时，确诊患者和疑似患者及发热筛查患者需分开批次进行检查。

（2）确诊患者做完CT检查后，检查室需终末消毒。检查床周围使用1000～2000 mg/L含氯消毒剂喷洒消毒，作用30分钟，技术员对控制台及患者头部靠枕处使用含醇消毒湿巾对物体表面进行消毒。全体人员离开后，放射科技术员打开紫外线灯对检查室进行消毒，消毒时间 >30 分钟。消毒后，开放大门 10 分钟后方可进行后续检查。

（3）每位疑似患者及发热筛查就诊患者之间更换一次性治疗单，检查床周围使用 1000 ～ 2000 mg/L 含氯消毒剂喷洒消毒，作用 30 分钟，技术员对控制台及患者头部靠枕处使用含醇湿巾进行物表消毒。全体人员离开后，放射科技术员打开紫外线灯对检查室进行消毒，消毒时间 >30 分钟。消毒后，开放大门 10 分钟后方可进行后续检查。

（4）每日检查结束后，对检查室进行终末消毒，检查床周围使用 1000 ～ 2000 mg/L 含氯消毒剂喷洒消毒，作用 30 分钟，技术员对控制台及患者头部靠枕处使用含醇湿巾进行擦拭。全体人员离开后，放射科技术员打开紫外线灯对检查室进行消毒，消毒时间 >60 分钟。

（5）有可见污染时随时消毒。

（6）患者的血液、体液、呕吐物遗撒在地板上时，立即用消毒干巾覆盖或含吸水成分的消毒粉或漂白粉完全覆盖 15 分钟后清理，再擦拭消毒。

（7）患者病情危重等特殊情况除外，其余疑似发热筛查患者均应满足消毒30 分钟以上。

八、手术防控工作要求

1. 急诊患者手术流程

（1）患者手术要求

院内专家组会诊，评估患者，决定是否手术，并备注患者为低风险、高风险、疑似 / 确诊患者。疑似 / 确诊患者行急诊手术，相关流程执行参照疑似 / 确诊患者手术要求。

（2）人员防护

①低风险手术、操作相关人员防护及近距离接触患者的人员和终末消毒人员

戴一次性医用帽子、医用防护口罩、护目镜或医用防护面罩、无菌手术衣、双层无菌手套和鞋套。②高风险手术、操作相关人员防护及近距离接触患者的人员和终末消毒人员戴一次性医用帽子、医用防护口罩、护目镜或医用防护面罩、防护服、无菌手术衣、双层无菌手套和鞋套、靴套，必要时使用全面型呼吸防护器。

（3）患者转运要求

①低风险患者戴医用外科口罩，接送患者走患者通道，对电梯用过氧化物类消毒剂密闭消毒30分钟。②高风险患者戴医用外科口罩，接送患者走污染通道。患者通过后，对患者行走路线进行消毒，使用1000～2000 mg/L 含氯消毒剂喷洒，用量以地面喷湿为准；电梯用过氧化物类消毒剂密闭消毒30分钟。

（4）手术室工作流程

①入室后取咽拭子。②手术。

（5）手术结束后处理流程

①低风险：走患者电梯回病房，单间；接送患者人员在手术室入口处脱防护用品。②高风险：送患者人员（帽子、医用防护口罩、连体防护服、护目镜、隔离衣、双层手套、靴套、鞋套），行走污染通道送患者回过渡病房。送患者人员在病区缓冲间脱防护用品（消毒外层手套→脱一次性隔离衣及外层手套→鞋套→消毒内层手套→摘护目镜→手卫生）；病区通过间脱防护用品（消毒手套→脱防护服及内层手套→手卫生→摘医用防护口罩→摘一次性医用帽子→手卫生）。

（6）消毒工作

①低风险：采用日常消毒方式。②高风险：手术结束后，麻醉机拆卸人员做好防护（帽子、医用防护口罩、连体防护服、护目镜、隔离衣、双层手套、靴套、鞋套），进行拆卸，送供应室集中处。术后器械用1000 mg/L 含氯消毒液浸泡30～60分钟后，双层黄色医疗废物袋扎紧，外贴标识，电话通知供应室及时收取。手术间使用过氧化物类消毒剂密闭消毒1小时后，开启层流与通风。精密或不耐腐蚀部分，使用75%乙醇擦拭。地面及物体表面使用1000 mg/L 含氯消毒剂终末

消毒，作用 30 分钟。血液、体液等污染的物表，使用 5000 mg/L 含氯消毒剂处理。接送患者平车使用 1000 mg/L 含氯消毒剂终末消毒。

（7）结束工作

终末消毒结束，手术人员在手术室外走廊脱防护用品，放入双层黄色医废袋，扎紧，贴标识放入医废转运车。

2. 疑似／确诊患者手术流程

（1）接送患者医务人员防护

一次性医用帽子、医用防护口罩、连体防护服、护目镜、隔离衣、双层手套、靴套或鞋套。

（2）转运流程及手术室选择

①术前、术后转运新发突发传染病患者，行走污染电梯，并在负压手术室进行手术。如无负压手术室或由于设备等情况限制时，应选择具有相对独立区域的手术室实施。关闭净化空调系统，封闭所有回风口和排风口。②患者通过后，对患者行走路线进行消毒，使用 1000 ～ 2000 mg/L 含氯消毒剂喷洒，用量以地面喷湿为准。

（3）手术人员穿防护用品

①插管人员（戴帽子→戴医用防护口罩→连体防护服→戴内层手套→腕部粘胶带→穿工作鞋及靴套、鞋套→手卫生后戴全面型呼吸防护器→穿一次性手术衣→戴外层手套→腕部粘胶带）。②其他手术人员（手卫生→戴帽子→戴医用防护口罩→连体防护服→戴内层手套→腕部粘胶带→穿工作鞋及鞋套、靴套→手卫生后穿一次性手术衣→戴外层手套→腕部粘胶带→戴护目镜）。

（4）手术结束脱防护用品

①手术室护送人员在隔离病区缓冲间，消毒外层手套→揭开腕部胶带→脱一次性手术衣及外层手套→脱鞋套→消毒内层手套→摘护目镜→手卫生；在通过间，消毒手套→揭开腕部胶带→脱防护服及内层手套→手卫生→摘医用防护口罩→摘

一次性帽子→手卫生。②插管人员在缓冲间，消毒外层手套→揭开腕部胶带→脱一次性手术衣及外层手套→摘全面型呼吸防护器→脱鞋套→消毒内层手套；在通过间，消毒手套→揭开腕部胶带→脱防护服及内层手套→手卫生→摘医用防护口罩→摘一次性帽子→手卫生。

（5）手术后物品处理

①手术结束后，麻醉机拆卸人员做好防护（同手术工作人员），进行拆卸，送供应室集中处理。②术后器械使用 1000 mg/L 含氯消毒液浸泡 30 ～ 60 分钟后，用双层黄色医疗废物袋扎紧，外贴标识，电话通知供应室及时收取，集中处理。③手术间使用过氧化物类消毒剂密闭消毒 1 小时后，开启层流与通风。精密或不耐腐蚀部分，使用 75% 乙醇擦拭。地面及物体表面使用 1000 ～ 2000 mg/L 含氯消毒剂终末消毒，作用 30 分钟；有血液、体液等污染的物表，使用 5000 mg/L 含氯消毒剂处理。接送患者平车使用 1000 mg/L 含氯消毒剂擦拭消毒。

九、患者收容防控工作要求

1. 患者收容

（1）外院转入或急救车直入患者

由患者出入大门进入医院，发热门诊医务人员穿好防护用品将患者引导至收治病区。

（2）筛查门诊患者

筛查门诊医务人员穿好防护用品将患者引导至收治病区。

（3）普通病区患者

病区医务人员穿好防护用品将患者引导至收治病区。

2. 患者管理

（1）患者全程佩戴口罩。

（2）对患者进行健康宣教，每日症状、体温监测。

3. 外出检查行走路线与防护

（1）防护要求

1）医务人员防护要求：手卫生→帽子→医用防护口罩→防护服→戴手套→腕部粘胶带→穿靴套或鞋套→戴护目镜。

2）患者防护：戴医用外科口罩，穿一次性隔离衣。

（2）行走路线

病室→外走廊→污染端→污染电梯→专用通道→检查室→检查后原路返回病室。

（3）消毒

通知消毒员对患者行走路线进行消毒，用 1000 ～ 2000 mg/L 含氯消毒剂喷洒消毒。

4. 普通病区发现疑似或确诊患者处置流程

（1）上报应急处理办公室，组织专家会诊。

（2）疑似/确诊患者，经病区外走廊行至污染端电梯，经院内污染路线到达收治病区，患者全程佩戴口罩，全程由医务人员陪同护送。

（3）消毒：对病室进行终末消毒，转运通道消毒。

5. 患者入院和出院行走路线

（1）入院行走路线

1）外院转入或急救车直入患者：车辆由患者出入大门进入医院，由发热门诊医务人员引导至患者专用通道进入收治病区，经病区内患者通道至病室。

2）发热门诊患者：由医务人员引导由发热门诊出口至患者专用通道至收治病区，经病区内患者通道至病室。

（2）转科或出院行走路线

1）院内转科：排除患者自隔离病区转到普通科室。患者戴医用外科口罩自病室经患者专用通道乘坐专用电梯至普通病区。

2）患者出院：患者戴医用外科口罩，走病区患者专用通道至病区污染端乘坐专用电梯和通道至外环境，离开医院。

十、消毒

1. 范围和对象

根据流行病学调查结果确定现场消毒的范围、对象和时限，病例（疑似病例、确诊病例）和感染者（轻症病例、无症状感染者）居住过的场所，如家庭、医疗机构隔离病房、转运工具等应随时消毒，在病例出院或死亡后，轻症病例或无症状感染者核酸检测阴转后均应进行终末消毒。

2. 消毒方法选择

（1）医疗机构应尽量选择一次性诊疗用品，非一次性诊疗用品应首选压力蒸汽灭菌，不耐热物品可选择化学消毒剂或低温灭菌设备进行消毒或灭菌。

（2）环境物体表面可选择含氯消毒剂、二氧化氯等消毒剂擦拭、喷洒或浸泡消毒。

（3）手、皮肤建议选择有效的消毒剂如碘伏、含氯消毒剂和过氧化氢消毒剂等手皮肤消毒剂或速干手消毒剂擦拭消毒。

（4）室内空气可选择过氧乙酸、二氧化氯、过氧化氢等消毒剂喷雾消毒或紫外线消毒。

（5）所用消毒产品应符合国家卫生健康委员会管理要求。

3. 消毒措施

（1）随时消毒

随时消毒是指对病例（疑似病例、确诊病例）和感染者（轻症病例、无症状感染者）污染的物品和场所及时进行消毒处理。患者居住过的场所如家庭、医疗机构隔离病房、医学观察场所及转运工具等，患者排出的污染物及其污染的物品，应做好随时消毒，消毒方法参见终末消毒。有人条件下，不建议喷洒消毒。患者隔离的场所可采取排风（包括自然通风和机械排风）措施，保持室内空气流通。

每日通风 2 ～ 3 次，每次不少于 30 分钟。有条件的医疗机构应将患者安置到负压隔离病房，疑似病例进行单间隔离，确诊病例可多人安置于同一房间。非负压隔离病房应通风良好，可采取排风（包括自然通风和机械排风），也可采用循环风空气消毒机进行空气消毒。无人条件下还可用紫外线对空气进行消毒，用紫外线消毒时，可适当延长照射时间到 1 小时以上。医护人员和陪护人员在诊疗、护理工作结束后应洗手并消毒。

（2）终末消毒

终末消毒是指传染源离开有关场所后进行的彻底地消毒处理，应确保终末消毒后的场所及其中的各种物品不再有病原体的存在。终末消毒对象包括病例（疑似病例、确诊病例）和感染者（轻症病例、无症状感染者）排出的污染物（血液、分泌物、呕吐物、排泄物等）及其可能污染的物品和场所，不必对室外环境（包括空气）开展大面积消毒。病例和感染者短暂活动过的无明显污染物的场所，无须进行终末消毒。

（3）消毒方法的选择

1）空气消毒：常用物理和化学消毒法，物理消毒多用于日常随时消毒，终末消毒多采用化学消毒法，如患者出院后应用化学法进行终末消毒。用化学法进行空气消毒时，应在无人情况下进行。①病房有人的情况下可采用循环风紫外线空气消毒机的消毒方法，该机由高强度低臭氧紫外线杀菌灯、初效过滤器、高效过滤器和活性炭系统组成，循环风量每小时应达到消毒空间体积的 8 ～ 12 倍，消毒环境中的臭氧浓度低于 0.16 mg/m³，对人体安全，故可以在有人的房间中进行消毒；病房内使用独立的空调机时，对冷凝水进行消毒处理后方可排放。②无人情况下可采用紫外线消毒的方法，一般按每立方米空间紫外线灯 ≥ 1.5 W 计算出装灯数。若需要紫外线灯兼有表面消毒和空气消毒的双重作用，可将其安装在待消毒表面上方 1 m 处。不考虑表面消毒的房间，可吸顶安装，也可采用活动式紫外线灯照射。上述各种方式使用的紫外线灯，照射时间一般为 30 ～ 60 分钟，每天

2～3次；化学消毒剂熏蒸或喷雾消毒可用15%过氧乙酸按7 mL/m³用量，放置瓷罐或玻璃器皿中加热熏蒸时间2小时。亦可用2%过氧乙酸溶液按8 mL/m³的量，使用气溶胶喷雾的方法消毒1小时。也可用汽化过氧化氢消毒机使用35%过氧化氢溶液进行室内空气终末消毒。消毒前应关闭门窗，消毒结束后进行通风换气；亦可采用臭氧空气消毒机消毒。管式、板式和沿面放电式臭氧发生器空气消毒机均可选用。要求在臭氧浓度≥20 mg/m³、相对湿度（Rh）≥70%条件下，消毒时间≥30分钟。消毒时，人员必须离开房间。消毒后待房间内闻不到臭氧气味时方可进入（在关机后40分钟左右）。

2）物体表面消毒：①地面、墙壁消毒方法。有肉眼可见污染物时，应先清除污染物再消毒。无肉眼可见污染物时，可用1000 mg/L含氯消毒液或500 mg/L的二氧化氯消毒剂擦拭或喷洒消毒。地面消毒先由外向内喷洒一次，喷药量为100～300 mL/m²，待室内消毒完毕后，再由内向外重复喷洒一次。消毒作用时间应不少于30分钟。②常见物体表面消毒方法。诊疗设施设备表面及床围栏、床头柜、家具、门把手、家居用品等有肉眼可见污染物时，应先清除污染物再消毒。无肉眼可见污染物时，用1000 mg/L含氯消毒液或500 mg/L二氧化氯消毒剂进行喷洒、擦拭或浸泡消毒，作用30分钟后清水擦拭干净。

3）患者血液、分泌物、呕吐物和排泄物：①少量污染物可用一次性吸水材料（如纱布、抹布等）含5000～10 000 mg/L含氯消毒液或能达到高水平消毒的消毒湿巾/干巾覆盖后移除。②大量患者的排泄物、分泌物、呕吐物等使用专门容器收集，稀薄的排泄物、呕吐物，每1000 mL可加漂白粉50 g或用20 000 mg/L含氯消毒剂2000 mL，搅匀放置2小时，成形粪便不能用漂白粉消毒，可用20%漂白粉乳剂（含有效氯5%）或50 000 mg/L含氯消毒剂溶液2份加于1份粪便中，混匀后作用2小时。③清除污染物后，应对污染的环境物体表面进行消毒。盛放污染物的容器使用5000 mg/L含氯消毒剂溶液浸泡消毒30分钟，然后清洗干净。

4）衣服、被褥等纺织品的消毒：患者衣服、被褥等纺织品在收集时应避免产生气溶胶，建议均按医疗废物集中焚烧处理。无肉眼可见污染物时，若需重复使用，可用流通蒸气或煮沸消毒 30 分钟；或先用 500 mg/L 含氯消毒液浸泡 30 分钟，然后按常规清洗；或采用水溶性包装袋盛装后直接投入洗衣机中，同时进行洗涤消毒 30 分钟，并保持 500 mg/L 的有效氯含量；贵重衣物可选用环氧乙烷方法进行消毒处理。

5）患者用过的餐（饮）具：患者餐饮具应专用，用过后应单独消毒处理。一次性餐具是用过后焚烧处理（按照医疗废物）。反复使用的餐具的消毒首选物理消毒方法。如流通蒸气消毒 20 分钟（温度为 100 ℃）；煮沸消毒 15 ～ 30 分钟；使用远红外线消毒碗柜，温度达到 125 ℃，维持 15 分钟。对不具备热力消毒的单位或不能使用热力消毒的食饮具可采用化学消毒法，如用有效氯含量为 250 ～ 500 mg/L 的含氯消毒液浸泡消毒 30 分钟，消毒后清水冲洗干燥保存备用。

6）患者病历和用过的纸张、信件、书报等的消毒：推荐使用电子病历。纸制病历不能带入污染区，被污染的病历消毒最好用环氧乙烷熏蒸，可将被消毒物品置消毒柜中，在温度为 54 ℃、相对湿度 80% 条件下，用环氧乙烷气体（800 mg/L）消毒 4 ～ 6 小时。患者用过的纸张、信件、书报等可采用过氧乙酸气体熏蒸，方法同空气消毒。无应用价值的纸张、信件、书报按照医疗废物处理，可集中进行处理。

7）患者生活垃圾和医用废弃物的消毒：患者产生的生活垃圾和医用废弃物均应装于黄色垃圾袋，按照医疗废物进行管理和处置。存放容器必须加盖，避免造成污染。存放垃圾的容器和场所每日进行消毒，可使用 2000 mg/L 含氯消毒剂溶液、0.5% 过氧乙酸消毒剂溶液喷洒，作用 30 分钟消毒后，再用流动水冲洗净。

8）呼吸治疗装置的消毒：在使用前应进行灭菌或高水平消毒，建议尽量使用一次性管道，重复使用的各种管道使用后，应立即用有 2000 mg/L 含氯消毒剂溶液浸泡 30 分钟后再清洗，然后进行灭菌或消毒处理。

9）医疗用品的消毒：诊疗用品，如血压计、听诊器、体温表等应专人专用，体温计使用后立即使用 75% 乙醇浸泡 30 分钟，听诊器、血压计等物品，每次使用后应即用 75% 乙醇擦拭消毒。

10）患者用过的床垫：使用床单位消毒机或集中场所进行消毒，保障床单位中的被褥、床垫内部及表面均达到消毒要求。

11）手的消毒：参与现场工作的所有人员均应加强手卫生措施，可选用有效的含醇速干手消毒剂，特殊条件下，也可使用含氯或过氧化氢手消毒剂；有肉眼可见污染物时应使用洗手液在流动水下洗手，然后消毒。

12）皮肤、黏膜消毒：皮肤被污染物污染时，应立即清除污染物，使用含有 0.5% 碘伏或过氧化氢消毒剂的一次性吸水材料蘸取擦拭消毒 3 分钟以上，再使用清水清洗干净；黏膜应用大量生理盐水冲洗或 0.05% 碘伏冲洗消毒。

13）污水处理：在新发突发传染病疫情期间可适当增加消毒剂投放量，使总余氯量 ≥ 6.5 mg/L。

14）患者遗体的处理：患者死亡后，要尽量减少遗体移动和搬运，应由经培训的工作人员在严密防护下及时进行处理。用 3000 ～ 5000 mg/L 含氯消毒剂或 0.5% 过氧乙酸棉球或纱布填塞遗体口、鼻、耳、肛门、气管切开处等所有开放通道或创口；用浸有消毒液的双层布单包裹遗体，装入双层尸体袋中，由民政部门派专用车辆直接送至指定地点尽快火化。

4. **主要消毒剂使用方案**

（1）35% 过氧化氢溶液

使用方法为配套汽化过氧化氢消毒机使用，主要用于病室终末消毒。

（2）含氯消毒剂消毒片／粉

1）使用方法：个人防护要求为配制人员要求戴工作帽、口罩和及肘手套、护目镜或医用防护面罩、防水隔离衣或防水围裙。

2）配制方法（表 5-1、表 5-2）：先做好个人防护。取所需容量的消毒桶，盛装自来水，水温控制在 25 ～ 30 ℃比较适宜。将消毒片（消毒粉）投入到水中，搅拌至溶解，盖上桶盖。用有效氯浓度试纸测有效氯浓度，达到规定浓度即可使用。使用过程中注意盖好桶盖，随时监测有效氯浓度。消毒液有效期为 24 小时。

表 5-1　含氯消毒剂配制方法（消毒片）

配制消毒液量	有效氯浓度	消毒片用量
1 L	500 mg/L 有轻度污染时使用	1 片
1 L	1000 mg/L 重度污染时使用	2 片
1 L	2000 mg/L 重度污染时使用	4 片

表 5-2　含氯消毒剂配制方法（消毒粉）

配制消毒液量	有效氯浓度	消毒粉用量
1 L	250 mg/L 无明确污染时使用	10 g（2 勺）
1 L	500 mg/L 有轻度污染时使用	20 g（4 勺）
1 L	1000 mg/L 较重污染时使用	40 g
1 L	2000 mg/L 重度污染时使用	80 g

（3）过氧乙酸（二元包装的过氧乙酸 A、B 液）

1）使用方法：个人防护要求：配制人员要求戴工作帽、口罩、肘手套、护目镜或医用防护面罩、防水隔离衣或防水围裙。

2）配制方法（表 5-3）：①过氧乙酸原液配制。使用前将 A 液倒入 B 液内混合放置 24 小时后方可使用，混合后的原液浓度为 15%（150 000 mg/L）。A、B 液混合后有效期为 7 天。混合后消毒液瓶外贴红色标签，注明配制时间、开始使用时间、有效期。②过氧乙酸稀释液配制。根据有效成分含量按容量稀释。公式 $C_1 \times V_1 = C_2 \times V_2$，$C_1$ 和 V_1 为过氧乙酸原液的浓度和毫升数，C_2 和 V_2 为配制过氧乙酸使用液的浓度和体积，用水将过氧乙酸稀释成所需浓度。计算方法及配制步骤：计算所需过氧乙酸原液的体积（V_1）$V_1 = C_2 \times V_2 / C_1$，计算所需水的体积（$V_3$）$V_3 = V_2 - V_1$，取过氧乙酸原液 V_1（mL），加入水 V_3（mL），混匀。③注意事项。

过氧乙酸不稳定，应避光，贮存于通风阴凉处，远离可燃物质。使用前测定有效含量，原液浓度低于 12% 时不应使用；稀释液现用现配，使用时限 ≤ 24 小时；过氧乙酸对多种金属和织物有很强的腐蚀和漂白作用，金属制品和织物经浸泡后，及时用符合要求的水冲洗干净；过氧乙酸对皮肤和眼睛有刺激性和腐蚀性，配置时注意防护（戴口罩、手套、护目镜），避免接触皮肤和眼睛。如不慎接触，应立即用清水连续冲洗；空气熏蒸消毒时，室内不应有人。

表 5-3 过氧乙酸稀释液配比表（以原液浓度 15%，稀释液总体积为 1 L）

配制消毒液浓度	需 15% 过氧乙酸原液体积	需水体积	稀释液总体积
0.2% 过氧乙酸稀释液	13.33 mL	986.67 mL	1000 mL
0.5% 过氧乙酸稀释液	33.33 mL	966.67 mL	1000 mL
2% 过氧乙酸稀释液	133.33 mL	866.67 mL	1000 mL

（4）75% 乙醇消毒湿巾

适用于医疗设备、医疗用品及其他物品的表面擦拭消毒。有效成分为 75% 乙醇，可有效杀灭大部分传染病病原体。使用后的消毒湿巾纳入医疗废物收集。如物体表面有明显污渍、血渍时，先用一片消毒巾去除污物，再取一片消毒巾进行擦拭消毒。每张消毒巾建议擦拭的面积为 1 ~ 2 m²，遵循"一物一巾"使用原则。

十一、总务后勤防控工作要求

1. 总务后勤人员防控要求

（1）疫情期间严格执行医院的防护要求，戴好口罩，加强手卫生。

（2）员工宿舍不安排在地下空间。严格控制宿舍人员居住密度，人均宿舍面积不少于 4 m²，每个宿舍居住人数不得超过 6 人。宿舍要保持整洁卫生，并指定专人负责监督管理，每日检查，确保居住环境整齐干净安全。每日地面、物体表面用 500 mg/L 含氯消毒剂喷洒、擦拭消毒 2 ~ 3 次，通风 2 次，每次 30 分钟，并做好消毒记录。

（3）住宿人员每天测量体温并记录，体温异常时随时上报主管部门处理。

2. 医疗废物管理

（1）工作要求

1）疑似或确诊病区、发热筛查门诊、实验室及与疑似或确诊诊疗有关的医疗活动所产生的医疗废物应指定专人专职转运，防护到位，及时正确执行手卫生。

2）医疗废物暂存处的工作人员必须接受医院组织的新发突发传染病防护知识培训，主管部门要强化培训，并进行考核，使每一位员工都能熟练掌握防护用品的穿脱及医疗废物转运及清洁消毒的流程。

（2）医疗废物转运流程

1）专职人员防护要求。①穿防护用品的流程：洗手→戴一次性医用帽子→戴防护口罩→戴内层手套→穿胶靴、隔离衣→戴外层手套→戴护目镜或医用防护面罩。②脱防护用品的流程：在高压蒸汽灭菌锅门口消毒外层手套→脱隔离衣、外层手套→脱胶靴→摘内层手套→摘护目镜、口罩、帽子→手卫生。脱下的防护用品放入双层医疗废物袋，扎紧口袋，放入高压蒸汽灭菌锅内消毒灭菌处理。

2）医疗废物的转运流程。①转运人员按防护用品的穿脱流程在清洁区穿好防护用品，由外环境至病区污染端电梯到病区污染端。②与隔离病区医护人员交接后，将存放医疗废物的密闭转运车由污染电梯至外环境转运至高压蒸汽灭菌处理站，放入高压蒸汽灭菌锅内，脱防护用品。由负责高压的人员完成高压灭菌处理后，再转运至医疗废物暂存处，按普通医疗废物处理。③每次转运后消毒转运车，再把转运车放入病区污染端备用。转运车要固定楼层及位置。

3）转运后的消毒。①胶靴用 1000 mg/L 含氯消毒剂喷洒消毒后备用。②一次性防护用品用 1000 mg/L 含氯消毒剂喷洒后，双层黄色塑料袋密闭包装，置于高压蒸汽灭菌锅内高压消毒。③转运车每次转运后用 2000 mg/L 含氯消毒剂喷洒消毒。

4）转运次数。根据每日产生量的多少确定转运次数，每日不少于 2 次。

3. 污衣和防护物资处理（一次性和反复使用）

（1）收集

隔离病房患者出院或转科后的被褥和衣物（包括被污染的衣物和被褥）及医务人员使用后的一次性防护用品，每日由当班护士统一分别收集到双层黄色垃圾袋中，3/4 满扎好口袋贴上标签，袋子外面用 1000 mg/L 含氯消毒剂喷洒消毒后，分别放入病区污染端专用污染衣物和医疗废物密闭转运车内。

（2）转运

按医疗废物转运的人员防护、行走线路及转运流程执行。

（3）处理

如需重复使用的被褥和衣物经高压蒸汽灭菌后由洗衣房或第三方清洗消毒备用。使用后的一次性防护用品经高压蒸汽灭菌后，转运至医疗废物暂存处按普通医疗废物处理。

4. 污水监测管理

（1）日常工作按《医疗机构水污染物排放标准》《医院污水处理技术指南》执行。

（2）疫情期间严格按照中华人民共和国生态环境部要求，医疗污水应加强消毒，严禁污水直接排放或未达标排放。

（3）确保污水消毒设备设施运转正常，按要求做好自检和第三方检测。

（4）疫情期间，采用液氯、二氧化氯、氯酸钠、漂白粉或漂白精消毒时，参考有效氯投放加量为 50 mg/L。消毒接触池的接触时间 ≥ 1.5 小时，余氯量大于 6.5 mg/L（以游离氯计），粪大肠菌群数 < 100 个 /L。如接触时间不足，应按要求加大投氯量，并增加监测次数，确保达标排放，并做好各种消毒记录。

（5）位于室内的污水处理工程必须设有强制通风设备，并为工作人员配备工作服、手套、面罩、护目镜、防毒面具及急救用品。

（6）主管部门加强督查，发现问题及时整改。

5. 空调运行管理

（1）疫情期间随时评估各建筑部位空调使用情况，定期查看设备运转状况，及时做好清洁消毒，并做好记录。

（2）评估中央空调是否可以正常开启使用及开启后的风险指数。

（3）使用集中空调通风系统时，应关闭回风系统采用全新风运行，同时加大新风量，诊室、科室、病房每天必须开窗通风至少2次，并做好记录。如出现通风系统不满足卫生要求或存在其他污染、系统性能下降、对室内空气有特殊要求时应及时清洗消毒。

（4）如发现新发突发传染病确诊病例和疑似病例时，应立即关停确诊病例和疑似病例活动区域对应的集中空调通风系统，并对上述区域内的集中空调通风系统进行强制清洗消毒。

6. 保洁工作防控管理

（1）上班时穿工作服，戴一次性口罩或医用外科口罩，进入不同区域按照区域管理要求进行防护，及时正确执行手卫生。

（2）加强培训工作：全体保洁人员必须接受医院组织的新发突发传染病防护知识培训，保洁公司要强化培训，并进行考核，使每一位员工都能熟练掌握防护用品的穿脱及清洁消毒的流程。

（3）普通病区的日常工作严格按《环境清洁消毒管理制度》执行，新发突发传染病疫情期间加强清洁消毒频次，定时开窗通风，切实落实各项工作流程。

（4）隔离病区外：①负责隔离病区清洁区的物体表面及地面，包括医护会议室、生活区、通过间、洗澡间、卫生间。②人员穿工作服、戴帽子、戴一次性口罩、戴手套，穿工作鞋。③行走路线自院内清洁路线→乘病区医务人员电梯→科室清洁区、缓冲间区域（办公室、通过间、卫生间）工作。④具体工作：使用500 mg/L含氯消毒剂擦拭物体表面及地面，每日4次，并做好消毒记录。⑤工作完成后，保洁用具用500～1000 mg/L含氯消毒剂浸泡消毒30分钟后，清洗干净后晾干备用。

（5）隔离病区内：因工作需要必须进入隔离病区内的人员，必须服从病区护士长的管理，严格按照隔离病区的各项制度执行，包括个人防护、消毒液的配制、环境清洁消毒方法及流程、医疗废物收集、保洁工具的处理等。

（6）院内公共区域的消毒：安排专人负责，消毒区域包括各楼大厅、公共卫生间等，用 500 mg/L 含氯消毒剂喷洒消毒，每日 2 次，并做好消毒记录。

7. 电梯工防控管理

（1）上班时穿工作服，戴医用外科口罩，必要时加穿隔离衣和医用防护面罩，加强手卫生，如手部有污染应立即洗手或手消毒，严禁用污染手按电梯按钮。

（2）严格按照医院防控要求规定的人数使用电梯，及时提醒乘梯人员全程佩戴口罩，人多时分批乘梯。

（3）电梯的消毒：包括地面、按钮、电梯内表面，用 500 mg/L 含氯消毒剂喷洒、擦拭消毒，每日 4 次，并做好消毒记录。

（4）每日检查每层电梯内外手消毒剂，避免有过期现象，手消毒剂用完后及时补充，并正确标注开瓶日期及有效期。

8. 维修人员管理

（1）上班时穿工作服，按照不同维修区域戴好一次性医用口罩或医用外科口罩，及时正确执行手卫生。

（2）维修人员必须接受医院组织的防护用品穿脱及消毒隔离培训，并能熟悉掌握穿脱流程，进出隔离病区穿脱防护服时应有病区人员监督穿脱过程。

（3）办公区保持清洁、干净、整齐。每日地面、物体表面用 500 mg/L 含氯消毒剂喷洒、擦拭消毒 2 ～ 4 次，通风 2 次，每次 30 分钟，并做好消毒记录。

（4）维修人员如需进入隔离病区应按照区域化管理要求，穿好相应的防护用品。

（5）维修人员进入隔离病区使用后的工具，在病区用 1000 mg/L 含氯消毒剂擦拭消毒后方可带回，在科室进行二次消毒。

9. 遗体处置防控管理

（1）人员的防控要求

1）上班时穿工作服，戴好一次性医用口罩或医用外科口罩，及时正确执行手卫生。

2）全体员工必须参加医院组织的新发突发传染病防护知识培训，并熟悉掌握培训内容。

3）办公区保持清洁、干净、整齐。每日地面、物体表面用 500 mg/L 含氯消毒剂喷洒、擦拭消毒 2 ～ 4 次，通风 2 次，每次 30 分钟，并做好消毒记录。

4）疫情期间做好停尸房及告别厅室内的清洁消毒，用 500 ～ 1000 mg/L 含氯消毒剂喷洒、擦拭消毒，每日 4 次，通风 2 次，每次 30 分钟，并做好记录。

（2）遗体的消毒要求

确诊患者死亡后，病房医护人员用浸过 0.5% 过氧乙酸溶液的棉球堵塞口、鼻、耳、肛门、阴道等开放通道或创口；用 0.5% 过氧乙酸溶液浸湿的双层布单严密包裹尸体，包裹后放置在双层黄色防渗漏的尸体袋中密封，密封后严禁打开。

（3）遗体的转运

1）转运人员的个人防护用品穿脱流程：①穿防护用品流程：手卫生→戴医用帽子→戴医用防护口罩→穿防护服→戴内层手套→穿隔离衣→戴外层手套→戴护目镜→穿胶靴。②转运完成后脱防护用品流程：在太平间门口消毒外层手套→脱隔离衣→外层手套→脱胶靴手卫生→脱防护服及内层手套→手卫生→摘护目镜→摘口罩帽子，脱下的防护用品放入双层医疗废物袋扎紧口袋，放入高压蒸汽灭菌锅内灭菌处理，流动水洗手。

2）直接送火葬场的转运流程：遗体处理后，病区医护人员电话通知殡仪馆并告知患者的相关情况，殡仪馆的工作人员做好个人防护，车辆及人员走医院内污染路线，进病房，平车装好推出沿原路至污染端外环境装入殡仪馆车辆转运至殡仪馆火化。

3）遗体的院内转运流程：因特殊原因不能直接火化的，遗体在病房处理后，由病区医护人员电话通知本院太平间并告知患者的相关情况，太平间工作人员做好个人防护后，转运平车自医院内污染路线到病区污染端，从污染走廊进病室，将遗体装好后，转运平车沿原路运送至太平间存放，并登记确诊患者遗体处理相关情况，及时向上级疾控部门及民政部门报告。

（4）转运线路的消毒处理

转运后病房护士电话通知医疗废物暂存处的消毒人员，消毒员做好个人防护（防护同医废转运人员），用1000 mg/L含氯消毒剂喷洒消毒污染电梯及污染端。

（5）使用后防护用品的消毒：①胶靴：1000 mg/L含氯消毒剂喷洒消毒后备用。②护目镜用高醇湿巾擦拭后，放入双层黄色垃圾袋中，集中送供应室消毒。③转运车：每次转运后用2000 mg/L含氯消毒剂喷洒消毒。④其他防护用品：1000 mg/L含氯消毒剂喷洒后，双层黄色塑料袋密闭包装，置于高压蒸汽灭菌锅。

十二、收治病区物资转运人员防护及行走路线要求

1. 人员防护要求

（1）清洁物资

手卫生→穿工作服→工作鞋→戴一次性医用帽子→一次性医用外科口罩。

（2）污染物资

手卫生→戴一次性医用帽子→戴一次性医用外科口罩或医用防护口罩→内层手套→穿防渗透隔离衣→戴外层乳胶手套→带防护眼罩或医用防护面罩→穿防护鞋并穿鞋套。

2. 行走路线要求

（1）清洁物资

备好物品走院内清洁路线至医务人员电梯，乘清洁电梯至病区清洁端进行物品交接；交接后运送人员手卫生；原路返回至科室。

（2）污染物资

1）回收人员在科室穿好防护用品，携带专用密闭转运容器或车，走污染端电梯至外环境，由外环境至病区污染端电梯到病区污染端。

2）污染物品由病区工作人员预处理后放入双层防渗漏收集袋封扎，外包装标注"特殊感染"标识。

3）与病区工作人员交接，交接时不清点，交接完毕，回收人员将密闭包装好的回收物品放入密闭转运箱或车后，更换外层手套并按照指定路线返回至科室去污区。

4）在去污区用1000 mg/L含氯消毒剂对回收容器和防渗袋外表面进行喷雾消毒处理后，取出物品。

5）密闭容器或车辆用1000 mg/L含氯消毒剂浸泡或擦拭消毒，作用30分钟，再用流动水冲洗或清水擦拭，干燥存放。

6）在污染端消毒外层手套，脱一次性防水隔离衣，摘外层手套，脱鞋套，摘内层手套，手卫生，摘医用防护面罩或防护眼罩，手卫生，摘一次性医用外科口罩或医用防护口罩和一次性医用帽子，手卫生。

7）回收人员脱掉的防护用品丢弃于双层黄色感染性废物袋内扎紧，按感染性废物处理。

十三、普通病区陪护和探视防控工作要求

1. 患者陪住管理

（1）传染病疫情期间，尽量取消或减少住院患者陪住，对确需陪护的患者，应经主诊医师评估后方可陪住，科护士长负责陪住家属的管理工作，每日统计科室陪住情况并上报护理部门。

（2）医院统一制作《住院患者陪护人员登记表》，有陪护的患者由所在科室登记陪护人员信息，包括姓名、身份证号、联系电话等。陪护人员参照患者进行管理，每日监测体温及感染相关症状体征并记录，如有异常情况及时按要求报告相应部

门做进一步处置。

（3）为降低发生医院感染的风险，每名患者应固定1名陪护人员，陪护人员同时接受相应传染病检测，科室需留存检测结果。

（4）科室护士按照评估标准全面、严格、精准评估患者病情，对无陪护的患者，关注患者感受及需求，保证生活护理、基础护理到位，避免患者发生医院感染。

2. 患者探视管理

（1）为加强对住院患者的保护及管理，减少暴露风险，传染病疫情期间应暂时取消现场探视，可采用远程方式（如视频、电话等）进行。

（2）仅允许家属在接到医院通知后，至医院指定区域处理紧急事务（包括术前谈话、签署知情同意书等）。

（3）如因特殊情况确需探视，应限制探视人员数量和探视时间，每次只有1人进入探视，完善相应探视人员信息登记，接受体温、症状体征监测无异常，做好个人防护，根据情况限制探视时间，同时接受相应病原体检测。

十四、员工健康监测管理

1. 全院职工旅居史及发热情况报告处置流程

（1）目的：方便掌握各科室职工流行病学史及感染相关情况，保障在院人员的安全及身体健康，以开展职工健康监测。

（2）监测人群：临床、医技、管理、后勤各科室及外包人员。

（3）监测方法：①每科室确定一名职工旅居史及发热情况监督员。②监督员每日汇总统计全科职工近24小时相关流行病学史及感染相关症状，填写科室职工旅居史及发热情况报告表，对填报内容真实性负责。③感染管理部门每日汇总全院提交报告表，对有旅居史、感染相关症状体征的职工进一步询问情况。④有可疑情况及时报告医务、护理、疾控等部门，如需进入医学观察流程，按相应工作方案执行。

（4）监督：联系未上报科室，督促上报；督促仍不报的科室院内通报。

2. 新发突发传染病收治病区工作人员监测及医学观察流程

（1）目的：及时掌握隔离病区工作人员健康状态，发现异常情况及时处置。

（2）监测人群：传染病收治病区工作人员。

（3）监测方法：①新发突发传染病收治病区将工作人员名单按职业类别报告感染管理部门。②每日评估近 24 小时本人是否发生非防护 / 防护不到位状态下与感染者或疑似病例密切接触情况、感染症状体征（发热、咳嗽、腹泻、呼吸困难等）。③每人每日填写新发突发传染病收治病区工作人员发热情况日报表，并上报科室负责人，如发生密切接触史或出现感染相关症状体征，立即联系感染管理部门。④感染管理部门填写管理记录表，记录提问，并询问有无临床症状。⑤观察天数（最长潜伏期），如无任何症状，则解除医学观察。体温高或出现临床症状，发热门诊就诊，并按照相应工作方案执行。

十五、职业暴露监测管理

1. 工作要求

（1）医护人员工作中必须严格执行分级防护措施。接触确诊患者、疑似患者或可能存在感染源暴露风险的医务人员，均应采取相应的防护，必要时采取更高级别的防护。

（2）医护人员在诊疗操作过程中应严格执行各项诊疗操作技术规范、流程及标准防护措施，及时正确执行手卫生。

（3）加强全体员工职业暴露的培训和考核工作，使员工掌握预防职业暴露的措施及血液、体液暴露后感染控制措施及报告流程。

（4）做好职业暴露后建档追踪随访工作。

2. 预防职业暴露措施

（1）接触血液、体液的操作必须戴手套，脱去手套后，立即洗手。

（2）在日常的医疗护理活动中，执行标准防护措施（如口罩、护目镜、隔离衣、防护服、防水围裙、手套等）。按手卫生规范进行手卫生。

（3）皮肤有破损的，进行接触血液、体液的操作必须戴双层手套。

（4）与患者的血液、体液接触时，不要用力过猛，以防喷溅。在血液、体液有可能溅到面部时，工作人员应戴手套、口罩、防护眼镜；血液、体液有可能大面积飞溅或身体可能被污染时加穿防渗隔离衣或围裙。

（5）采用真空采血器，避免多次分装导致扎伤。

（6）尖锐物品不可随意放置或丢弃，应放置在防穿刺、防渗漏的专用密闭利器盒内。利器盒封口后，不得再次开启。

3. 职业暴露后的处理

（1）常规职业暴露的处理流程

1）局部处理：①皮肤黏膜暴露后立即用肥皂水或流动水冲洗皮肤，生理盐水冲洗黏膜；②破损皮肤暴露后自近心端向远心端挤出损伤处的血液，禁止进行伤口的局部挤压。挤出血液后，损伤处用流动水反复冲洗。使用 75% 乙醇或 0.5% 碘伏消毒并包扎。

2）上报：暴露者立即向科室主任和护士长报告，同时上报医院感染管理部门。

3）就医评估：医师根据暴露情况评估暴露级别，给予相应处理，并抽取血样标本留取基线资料。

4）建立追踪档案：暴露者到感染管理部门填写职业暴露登记表，并将检验结果送回感染管理部门存档。医院感染管理部门专职人员收集暴露源和暴露者的基本资料和实验室检测结果，建立职业暴露者档案，并进行全程跟踪随访。

（2）新发突发传染病收治病区职业暴露处置流程

1）局部处理：①皮肤暴露后清除污物，用 0.5% 碘伏擦拭消毒 3 分钟，用流动水冲洗干净。②黏膜暴露后用大量的生理盐水或 0.05% 碘伏冲洗消毒。③锐器伤后自近心端向远心端挤出损伤处的血液，用流动水反复冲洗伤口，然后用 75% 乙醇或 0.5% 碘伏擦拭消毒并包扎。④呼吸道直接暴露后，应先离开隔离区，再用棉签蘸 75% 乙醇轻轻旋转擦拭鼻腔。

2）报告医务及医院感染管理部门，并撤离隔离区。

3）进行血常规、胸部 CT、核酸等基线检测。

4）单间隔离观察 14 天，每天进行体温和相关症状监测。如有症状及时报告医务和感染管理部门。

5）14 天后，检测血常规、胸部 CT、核酸、抗体等，如有体温升高或其他症状，立即到发热门诊就诊。如检测项目正常，可解除隔离，结束监测。

6）如暴露源同时有其他传染病，应按日常职业暴露的处理程序及追踪随访时间执行。

（3）新发突发传染病收治病区医务人员发生暴露风险评估处置流程

1）双层手套破损后，立即脱掉手套，用含醇手消毒剂消毒双手，再用流动水洗手。

2）外层防护用品接触皮肤或头发后，立即就近用含醇手消毒剂消毒接触部位。

3）防护服破损无须应急处理。

4）呼吸道暴露立即远离患者。

5）如发生上述情况应撤离隔离区，并报告医务和医院感染管理部门备案评估，根据评估结果决定是否启动职业暴露处置流程。

（赵兰香　崔璨　周树丽　潘娜　王桂芳）

第二节 管理机制

一、风险管理

风险管理是指在医院肯定存在风险的环境内将风险可能造成的不良影响降低到最低的管理过程。新发突发传染病疫情期间，来院就诊患者、探视人员、陪护家属，及医院员工均存在导致感染风险增高的途径与环节。为更好地控制各种风险，需要工作人员及时梳理各个风险点，并加以管理。

1. 对门诊、急诊及住院患者风险评估分级，对拟开展高风险诊疗操作的患者进行传染病病原体诊前强制筛查，并严格执行医院感染防控要求

（1）加强患者风险评估，严格落实高风险操作患者诊前筛查

根据患者拟进行的诊疗操作风险等级进行分级，仅需普通问诊或间接诊疗的为低风险等级；需要查体等诊疗操作的为中风险等级；需要接触患者呼吸道分泌物、可能暴露于患者血液、体液或产生气溶胶操作的为高风险等级。高风险等级患者在进行诊疗前应对相应传染病病原体进行强制筛查，筛查方式可结合患者症状体征、血常规、传染病病原体检测及其他实验室、影像学诊断结果综合判断，无感染相关表现的患者方可进行高风险操作。

（2）筛查结果未回报前，全部按照疑似病例处理

1）拟进行高风险操作的患者在相应传染病病原体筛查结果未回报前，原则上不进行高风险诊疗操作，如确因病情需要进行高风险诊疗操作时，均按疑似病例处置，严格落实标准预防措施的基础上，根据可能暴露于患者血液、体液、分泌物的风险，选择相应的个人防护用品并正确穿脱。

2）如患者使用呼吸机辅助通气，因病情需要进行气管插管、气管切开、吸痰等可能产生气溶胶的状态或操作时，在患者病原体检测结果未回报前，应单间隔离，根据患者情况尽量采用集束化治疗和护理，减少医务人员进入患者病室的数量和频率，进入病室均按照接诊疑似患者防护要求穿戴个人防护用品。如病原体检测结果回报阳性，及时通知医院感染管理部门。

2. 制定传染病流行期间各区域、部门、科室清洁消毒指引及消毒用品使用指引

为有效防控传染病疫情扩散，规范医院消毒用品的管理，确保医疗安全，同时减少消毒用品供需矛盾，应结合医院各区域、部门、科室接诊患者情况、可能发生的污染，制定各区域、部门、科室清洁消毒指引及消毒用品使用指引。

（1）管理要求

1）医院感染管理部门按照国家有关规定，负责对全院消毒产品的购入进行监督把关，对其储存和使用进行监督、检查和指导。

2）采购部门应根据临床需要对消毒产品选购的审定意见进行采购，按照国家有关规定，查验必要的证件，确保进货产品的质量，并按有关要求进行登记。

3）各使用科室应准确掌握消毒产品的使用范围、方法、注意事项等，发现问题及时报告医院感染管理部门。

4）使用科室对使用中的消毒剂定期进行化学监测，并按要求登记。医院感染管理部门定期进行生物监测，结果反馈各科室。

5）根据消毒学发展的最新动态及研究成果，使用科室引进新的消毒产品时，需要提前向医院感染管理部门申请，由医院感染管理部门负责产品审批。

（2）监督管理

1）医院感染管理部门负责对采购中心及库房消毒产品的索证、货品查验进行监督管理，确保消毒产品质量过关。

2）医院感染管理部门负责对全院消毒用品的使用、贮存进行监督管理，纳入医院感染防控督查细则。

3）各部门和科室以周为时间单位向后勤库房提出申领需求，医院感染管理部门审核通过后发放。消毒产品为诊疗工作所需，严禁贪污浪费，不得挪作他用。

3. 传染病疑似／确诊患者，以及院内专家组会诊未排除传染病的高风险患者实行急诊手术及喷溅性操作等的风险管理

（1）手术地点

有条件的医院，应在负压手术室内进行相应手术及操作。负压手术室压力设置参照《医院洁净手术部建筑技术规范》（GB50333-2013），负压手术室对其吊顶上技术夹层应保持略低于"0"的负压差。无负压手术室或由于设备等情况限制时，应在医院感染管理部门的指导下，选择具有相对独立区域的手术室实施。应关闭净化空调系统，封闭所有回风口和排风口。

（2）人员防护

1）患者应佩戴医用外科口罩直至必须摘除时。

2）所有近距离接触患者的人员及终末消毒人员应按照标准防护，即穿戴一次性工作帽、医用防护口罩、护目镜及医用防护面罩、一次性防护服、双层检查手套和一次性靴套。

3）手术、操作相关人员应按照标准防护及无菌手套，加穿无菌手术衣，必要时使用全面型呼吸防护器。

4）手术结束后应在规定区域内脱掉防护用品。

（3）转运地点和路线的选择及消毒

1）各医院根据空间布局、科室分布及人力资源配置等情况，选择人流相对较少、通风良好的区域设置新发突发传染病隔离区及高风险患者的缓冲病房或过渡病房。

2）制定患者进入及离开手术室及操作区域最佳的转运路线，并做好沿途的人群管理。

3）患者通过后，电梯使用过氧化物类消毒剂（过氧化氢、二氧化氯等）密闭消毒30分钟。沿途使用1000 mg/L含氯消毒剂喷洒消毒；封闭空间使用过氧化物类消毒剂（过氧化氢、二氧化氯等）密闭消毒30分钟或紫外线消毒30分钟。

（4）器械处理

1）手术器械在手术间内使用2000 mg/L含氯消毒剂浸泡30分钟以上。

2）不耐湿的物品采用1000 mg/L含氯消毒液喷雾消毒方法，作用时间30分钟，方可出室处理（也可采用其他能够达到消毒效果的消毒剂）。

3）所有物品均应浸于液面以下，然后再按清洗、消毒、干燥、包装、灭菌的顺序进行处理。

（5）医用织物处理

1）处理医用织物时应避免产生气溶胶，一次性织物及污染严重的布类织物，按医疗废物处理后，集中焚烧处理。

2）无肉眼可见污染物的布类织物，若需重复使用，采用1000 mg/L含氯消毒剂浸泡30分钟，并使用双层塑料袋密闭包装（污染区单层袋，挪出污染区再套一层，鹅颈式分层封扎）。包装外层标签注明"新发突发传染病"感染，产生单位、产生日期、类别。

3）洗衣房单独回收，与洗涤公司交接，按照感染性织物处理。如果回收的织物未使用含氯消毒剂浸泡，建议采用一次性水溶性包装袋双层密闭包装，包装方法、粘贴标识及回收同上。洗涤公司直接将水溶性包装袋投入洗涤设备中，按照感染性织物处理。

（6）医疗废物处理

传染病高风险患者的手术及操作所产生的医疗废物处置应遵循《医疗废物管理条例》和《医疗卫生机构医疗废物管理办法》的要求，医疗废物在挪出手术间时，应在原有黄色垃圾袋外再套一层黄色垃圾袋（包括利器桶），即"双层黄色垃圾袋包装"，鹅颈式分层封扎，外层标签中进行标注"XXX传染病"，医疗废弃液应用2000 mg/L含氯消毒剂静置30分钟后倒入医院污水处理管道。

（7）终末消毒

1）空气消毒：关闭负压手术室净化空调系统，使用过氧化物类消毒剂（过氧化氢、二氧化氯等）进行气溶胶喷雾消毒后密闭消毒 1 小时，手术间至少关闭 2 小时后，开启净化空调系统。

2）物体表面消毒：地面及墙面、回风口滤网使用 1000 mg/L 含氯消毒剂消毒，保持 30 分钟后清洗擦拭；未被污染的器械台、设备、操作台等表面，使用 1000 mg/L 含氯消毒剂擦拭，保持 30 分钟后再使用清水擦拭；患者血液、体液等污染的物表，使用 5000 mg/L 含氯消毒剂处理并保持 30 分钟后再使用清水擦拭。

3）麻醉机消毒：传染病高风险患者使用的麻醉机，应在呼吸回路 Y 型接口处加装一次性使用呼吸过滤器，采样管连接在过滤器的设备一侧，在呼出端加装一次性使用呼吸滤器。手术结束后在充分环境消毒的基础上，对麻醉机进行消毒。使用 75% 乙醇进行表面擦拭后，拆卸呼吸过滤器进行高温高压消毒，通常为 134 ℃ 4 分钟或 121 ℃ 20 分钟。氧气传感器和流量传感器等不耐高温部件，按照产品说明书进行特殊处理。

4）过滤器处理消毒：负压手术间实施疑似或确诊病例患者手术后，通知层流工程技术人员，评估决定是否更换负压手术间过滤器。

5）转运床处理：去除患者使用过的一次性物品，放置在手术间内，用 1000 mg/L 含氯消毒剂擦拭消毒处理。

（8）其他需注意事项

1）个人防护装备可降低医护人员的视、听、触觉功能，影响手术和麻醉操作精准性和成功率，甚至使麻醉医师对患者生命体征监测改变的敏感度下降，应密切观察患者的病情。

2）术中尽量避免或减少使用电刀等易导致气溶胶产生的操作。

3）手术所需物品应标识明确，固定在专用手术间，推荐使用一次性物品，药品和一次性物品单向流动，只进不出。

4）手术、操作区域工作人员入口及房间门口加醒目标识，室内人员在术中不得离开手术间，室外人员无特殊情况不得进入。

5）手术或操作应由经验丰富者实施，尽量缩短时间，将手术间或房间内人数限制到最少。

6）手术完成后，规范脱、洗、消，全过程没有意外暴露的手术人员可以申请免除隔离。否则应由医院感染管理部门确定是否接受相应期限的医学观察，观察期间出现异常应及时就医。

二、医务人员防护

1. 严格落实标准预防措施，包括手卫生、呼吸卫生、经过风险评估选用恰当的 PPE、安全注射、正确的医疗废物处理及医用织物处理、环境清洁及患者使用设备的消毒

（1）医务人员可参照 WHO 规定的"手卫生五时刻"执行手卫生，分别为：接触患者前、进行清洁/无菌操作前、暴露于患者的血液/体液后、接触患者后、接触患者周围环境后。

（2）合理、正确并坚持使用 PPE。防护用品的防护效果，很大程度上取决于充足地供应、充分地使用方法培训、正确执行手卫生及良好的个人行为习惯。

2. 对新发突发的特殊病原体疑似感染者执行经验性的额外防护措施（包括飞沫、接触及可能产生气溶胶的防护措施）

（1）接触及飞沫预防措施

①所有人员在进入疑似或确诊新发突发传染病患者的房间前，除采用标准预防措施外，还应采用接触和飞沫防护措施。②患者应被安置在通风良好的单人间，如不具备单间病房时，可将确诊患者安置在同一病房，疑似病例应单间隔离。③在可能的情况下，应设定一组医疗照护人员专门照护疑似或确诊患者，以减少传播风险。④医务工作人员应在标准预防前提下，根据风险评估结果使用医用外科

口罩、医用防护口罩、护目镜或医用防护面罩、连体防护服、一次性隔离衣、手套、靴套或鞋套等个人防护用品。⑤在完成对患者的诊疗操作后，应正确脱摘个人防护用品，并进行手卫生。在对不同患者进行诊疗操作时，应更换新的个人防护用品。⑥对每位患者使用一次性或专用设备，必须共用的设备，应在每个患者使用之前对其进行清洁和消毒。⑦除非医疗需要，避免让患者离开其房间或所在区域，尽量使用床旁检测或诊断设备。如确需要转运，应使用预定的转运路线以最大程度减少与工作人员、其他患者和人员的暴露。患者需佩戴口罩。⑧确保运送患者的医疗照顾人员按照上述规定正确执行手卫生，并穿戴恰当的个人防护用品；在患者到达之前，尽早通知接收患者的区域，以便准备相关的防护措施；对患者接触过的设备、设施表面进行清洁和消毒。⑨限制与新发突发传染病的疑似、确诊病例的医务工作人员、家属及其他探视人员数量。⑩对所有进入患者病室的人员进行登记。

（2）气溶胶预防措施

在进行某些可能产生气溶胶的操作（如气管插管、气管切开、吸痰、无创通气、支气管镜检查等）时，医疗照护人员应确保：①在通风良好的环境或在换气次数不低于12次/小时的负压隔离病房内进行操作，使用机械通风时，应控制气流方向。②在标准预防基础上，加穿预防气溶胶感染的个人防护用品，主要包括医用防护口罩、连体防护服、一次性防水隔离衣、手套、护目镜或医用防护面罩，有条件可选用全面型呼吸防护器。

3. 标准预防的原则和管理要求

（1）既要防止血源性疾病传播，也要防止非血源性疾病传播。

（2）既要保护医务人员，也要保护患者。

（3）根据疾病传播特点采取相应的隔离措施。

（4）所有医务人员在从事医疗活动前均应树立标准预防的概念，掌握标准预防的具体措施、应用原则和技术要求，具体要求如下：①在医务人员频繁操作的医疗活动场所和出入口均应设置流动水洗手池、非手触式水龙头，配备手消毒剂和干手纸巾等手卫生设施。②在隔离病区应设有专门的防护更衣区域。③卫生通过区域除了配备上述防护装备外，还应设置穿衣镜、靠椅（靠凳）、污衣袋、医疗废物桶及沐浴设施等。④所有防护装备均应符合国家相关标准，按不同型号进行配备，并便于取用。⑤防护更衣区的出入口张贴防护服的穿、脱流程图。⑥制定更衣区域的清洁消毒制度与流程，明确岗位职责。⑦安排专人监督检查，确保进出医务人员严格正确操作，保证安全。

（5）诊疗活动中医务人员的手是直接或间接接触患者的重要环节之一，所以医务人员的手卫生是标准预防措施中的重中之重。所有临床医务人员在诊疗活动应遵循《医务人员手卫生规范》。

4. 标准预防措施的应用

（1）基于暴露后发生感染的不同风险进行防护

通常情况下，将医务人员感染暴露后发生感染的风险分为四类：①按传染性或感染性疾病传播的途径分类：空气传播性疾病，如结核；以飞沫传播为主的疾病，如传染性非典型肺炎；以接触（直接、间接）为主的传播性疾病，如手足口病；以虫媒为主的传播性疾病，如登革热。②按接触的情景进行分类：根据医务人员诊疗操作时的具体情景，分为三种：与患者一般接触或暴露于污染环境中，如分诊、触诊、问诊等；直接接触患者的体液、黏膜或不完整皮肤，如口腔检查、穿刺、口腔护理、手术等；有分泌物或污染物喷溅至医务人员身上和面部的风险，如口腔诊疗、气管插管等。③按感染的风险强度分类：将感染暴露的风险按强度分为三级，低风险：与患者的一般性接触，如导诊、问诊等；中风险：给患者进行侵入性操作，如各种内镜、穿刺、注射等；高风险：给传染性患者进行侵入性操作如手术、插管、尸检等。④自身状态：自身免疫状态（包括人工免疫），皮肤黏膜屏障是否完整。如医务人员自身处于感染状态，根据风险评估适当回避或采取保护性隔离措施。

（2）根据感染风险暴露强度的特点进行防护

在日常诊疗活动中，临床医务人员除了在各种医疗活动存在暴露感染的风险外，与所在地区传染病的流行状态也密切相关。应急设施中，临床医务人员在一般医疗活动中发生暴露感染的风险明显增加。

（3）按照可疑暴露的风险安全需要进行防护

按需防护的理念是基于标准预防的思想，结合临床医务人员操作中可能暴露的风险强度和情景，从安全需求的角度而提出的一种防护方法。①按需防护原则。安全、有效、科学、方便、经济的原则；采取按需配备和分级防护的原则；所有人员必须遵循公众意识的原则；面向所有医务人员，所有人员必须参加培训、考核的原则；防护措施始于诊疗之前而不是诊断明确之后；违规必纠的原则。②按需防护的方法。基本防护：临床每一位医务人员必须遵守的基本措施；适用对象：医院诊疗工作中所有医务人员（无论是否有传染病流行）。防护配备：医用口罩、工作服、工作裤、工作鞋、工作帽。防护要求：遵循标准预防的理念；洗手和手消毒。③加强防护：在基本防护的基础是上，根据感染暴露的风险加强防护措施。防护对象：可能接触患者血液、体液或接触血液体液污染的物品或环境表面的医、护、技、工勤等人员；进入区域、留观室、病区的医务人员；转运患者的医务人员、实验室的技术人员和其他辅助人员、工勤人员或司机等。防护配备：医用手套、医用外科口罩、医用防护口罩、防护镜、医用防护面罩、防护服、隔离服或鞋套和靴套等。④严密防护：由于感染的风险特别严重，在加强防护的基础上，额外增加更为严密的措施。防护对象：甲类或新发再发传染病患者（如埃博拉病毒病、中东呼吸综合征、传染性非典型、肺鼠疫等）或为原因不明的传染患者进行如气管切开、气管插管、吸痰等有创操作时，为传染患者进行尸解时。防护要求：在加强防护的基础上，增加使用全面型防护头盔或其他全面型防护器等有效的防护用品。总之，按需防护对临床医务人员而言，是在标准预防概念指引下，基于临床诊疗操作中不同的暴露风险，根据安全防护的需要而采取的一种适当、易行且安全的防护方法。在实际工作中，应结合疾病传播途径、感染风险强度、特点及按需防护的原则及方法等综合考虑，采取相应的防护措施。

5. 个人防护装备穿脱流程（表5-4）

（1）极高风险

极高风险主要针对新发突发传染性与致死性很高的传染病，头部防护需要额外增加防护头罩。①穿戴顺序：以诊治传播途径不明、高致病性、高病死率、以呼吸道感染为主要临床特征的新发突发传染病医务人员防护装备穿脱流程为例。手卫生，更换个人衣物，穿衣或刷手服，去除个人用品如首饰、手表、手机等；戴一次性工作帽；戴医用防护口罩，做密合性检测步骤；检查防护服，穿医用防护服；戴内层手套（检查手套完好性，推荐乳胶手套），覆盖防护服袖口；穿防水隔离衣（非连脚）；戴外层手套（检查手套完好性，推荐丁腈手套），覆盖防水隔离衣袖口；戴护目镜，医用防护面罩或防护头罩；穿防水靴套；穿外层鞋套；按标准操作流程，由同事协助确认穿戴效果，检查全部个人防护装备是否齐备、完好、大小合适，确保无裸露头发、皮肤和衣物，不影响诊疗活动。②脱摘要求：脱个人防护装备时，必须至少有一名穿戴个人防护装备（至少包括防护服或隔离衣、口罩、医用防护面罩或防护眼镜和手套等）的医务人员在场，评估个人防护装备污染情况，对照脱摘顺序表，口头提示每个脱摘顺序，必要时可协助医务人员脱摘装备并及时进行手套消毒。③脱摘顺序：摘护目镜或医用防护面罩（后侧摘）；脱外层隔离衣连同外层手套；脱防护服连同内层手套及防水靴套；手卫生；摘医用防护口罩和一次性工作帽；手卫生；监督员与工作人员一起评估脱摘过程，如可能污染皮肤、黏膜及时消毒，并报告上级部门，评估是否进行集中隔离医学观察；沐浴。

（2）高风险

与极高风险主要区别在于头部防护不需要额外增加防护头罩。

表 5-4 新发突发传染病疫情期间个人防护用品（PPE）使用指导原则

优先等级	风险等级	人群及场景	防护要求
优先级	极高风险	为确诊患者进行产生气溶胶的操作如气管插管、电动吸痰	工作服、工作帽、医用防护口罩、医用防护服、隔离衣、靴套/鞋套、双层乳胶手套、全面型呼吸防护器
		为确诊患者进行可能产生喷溅的操作如手术、产房	工作服、工作帽、医用防护口罩、医用防护服、隔离衣、靴套/鞋套、双层乳胶手套、全面型呼吸防护器
一级	高风险	发热门诊	工作服、工作帽、医用防护口罩、医用防护服、靴套/鞋套、乳胶手套、护目镜/医用防护面罩，必要时加穿隔离衣和外层乳胶手套
		隔离病区医护人员	工作服、工作帽、医用防护口罩、医用防护服、靴套/鞋套、乳胶手套、护目镜/医用防护面罩，必要时加穿隔离衣和外层乳胶手套
		实验室工作人员（应急实验室、科研实验室）及其他实验室处理新发突发传染病标本时	工作服、工作帽、医用防护口罩、医用防护服、靴套/鞋套、乳胶手套、护目镜/医用防护面罩，穿隔离衣和外层乳胶手套
		为确诊患者进行辅助检查人员（B超、心电图、放射科等）	工作服、工作帽、医用防护口罩、医用防护服、靴套/鞋套、乳胶手套、护目镜/医用防护面罩，必要时加穿隔离衣和外层乳胶手套
		涉疫医废转运人员	工作服、工作帽、医用防护口罩、医用防护服、胶靴、乳胶手套/橡胶手套、护目镜/医用防护面罩，必要时加穿隔离衣
		进入隔离区域的消毒员	工作服、工作帽、医用防护口罩、医用防护服、胶靴、乳胶手套/橡胶手套、护目镜/医用防护面罩，必要时加穿隔离衣
		进入隔离病区污染区的工作人员（维修、保洁、尸体处理等）	工作服、工作帽、医用防护口罩、医用防护服、鞋套、乳胶手套/橡胶手套、护目镜/医用防护面罩，必要时加穿隔离衣
二级	中风险	急诊科	工作服、工作帽、医用外科口罩，必要时穿隔离衣，戴护目镜/医用防护面罩
		普通门诊	工作服、工作帽、医用外科口罩，必要时穿隔离衣，戴护目镜/医用防护面罩
		五官科门诊	工作服、工作帽、医用外科口罩，必要时穿隔离衣，戴护目镜/医用防护面罩
		妇产科门诊	工作服、工作帽、医用外科口罩，必要时穿隔离衣，戴护目镜/医用防护面罩

（续表）

优先 等级	风险 等级	人群及场景	防护要求
		普通内科病房	工作服、工作帽、医用外科口罩，必要时穿 隔离衣，戴护目镜/医用防护面罩
		普通外科病房	工作服、工作帽、医用外科口罩，必要时穿 隔离衣，戴护目镜/医用防护面罩
		妇产科病房	工作服、工作帽、医用外科口罩，必要时穿 隔离衣，戴护目镜/医用防护面罩
		介入科病房	工作服、工作帽、医用外科口罩，必要时穿 隔离衣，戴护目镜/医用防护面罩
		其他普通病房	工作服、工作帽、医用外科口罩，必要时穿 隔离衣，戴护目镜/医用防护面罩
		门急诊、住院收费窗口	工作服、工作帽、医用外科口罩，必要时穿 隔离衣，戴护目镜/医用防护面罩
二级	中风险	门、急诊药房	工作服、工作帽、医用外科口罩，必要时穿 隔离衣，戴护目镜/医用防护面罩
		临检中心窗口	工作服、工作帽、医用外科口罩，必要时穿 隔离衣，戴护目镜/医用防护面罩
		预检分诊处	工作服、工作帽、医用外科口罩，必要时穿 隔离衣，戴护目镜/医用防护面罩
		筛查病房	工作服、工作帽、医用防护口罩，必要时穿 隔离衣，戴护目镜/医用防护面罩
		隔离病区标本转运人员	工作服、工作帽、医用防护口罩，隔离衣， 橡胶手套
		医疗废物暂存处工作人员	工作服、工作帽、医用外科口罩，隔离衣、 胶靴，橡胶手套
		负责高压灭菌的工作人员	工作服、工作帽、医用外科口罩，隔离衣、 胶靴，橡胶手套
		行政管理科室	工作服、一次性医用口罩
		后勤保障人员	工作服、一次性医用口罩
		服务大队	工作服、一次性医用口罩
三级	低风险	食堂	工作服、一次性医用口罩
		保安	工作服、一次性医用口罩
		保洁	工作服、一次性医用口罩
		其他人员	工作服、一次性医用口罩

（崔璨）

第三节　督导机制

一、督查管理

1. 领导小组及职责

（1）领导小组

1）组织架构：组长由主管感控副院长担任，负责感控全面工作。副组长由医院感染管理部门负责人担任，负责医院感染防控组织协调工作。成员包括医务、护理、总务、保卫、院办、人事、教育、科研、医学工程、采购等部门负责人。

2）领导小组办公室：设在医院感染管理部门，具体负责执行领导小组决定、组织协调各专业组开展医院感染防控相关工作。

（2）工作小组

1）工作小组组成。根据专业分工分为8个工作小组，分别为医疗组、护理组、后勤组、安全组、管理组、教育培训组、实验室生物安全组、物资组。

2）工作小组职责。

①医疗组：由医务部门牵头，包含门诊、急诊、筛查门诊、住院病房、重症监护病房、手术室、临检中心等科室，负责预检分诊等疫情防控相关的诊疗流程确定，医疗救治过程中、病原体检测中的感控管理相关工作。

②护理组：由护理部门牵头，各科室护士长参与，负责疫情防控相关的护理管理工作，包括日常护理管理、科室人员管理、陪护探视管理、诊疗过程中的消毒隔离管理等。

③后勤组：由总务部门牵头，包含各后勤班组，以及保洁、电梯等人员，负

责院感防控相关后勤工作，包括后勤人员的症状体征监测和居住区域管理、医院环境清洁、消毒物资发放、集中空调及通风设备管理、医疗废物管理、污衣管理、污水管理、食品安全及人员就餐管理等。

④安全组：由保卫部门牵头，负责疫情防控相关安全保障工作，包括预检管理、门禁管理、人员引导、疏导、突发事件应急处置等工作。

⑤管理组：由院办、人事部门牵头，负责疫情防控相关全院事务性工作及全院职工管理；负责公文发布、档案管理、会议管理，全院人员症状体征监测、核酸检测及结果统计、人员外出管理等。

⑥教育培训组：由教育部门牵头，负责组织全院职工疫情防控相关培训工作，包括医疗、护理、医技、管理、后勤科室职工及外包人员的常规培训和应急培训工作，培训资料收集整理存档工作等。

⑦实验室生物安全组：由科研部门牵头，负责实验室生物安全管理工作。

⑧物资保障组：由医工、总务、采购部门牵头，负责全院疫情防控相关物资保障工作，包括防护用品、消毒用品及疫情防控特殊需求物资的紧急采购、验收、运行保障工作。

2. 管理机制

（1）日常运行管理

领导小组建立会商机制，由领导小组办公室组织，对存在的问题、解决方案、任务分工等进行商讨。如遇特殊情况需召开紧急会议，由会议发起人通知领导小组办公室，办公室联系相关部门人员参会。各工作小组组织相关科室开展疫情防控相关工作。

（2）监督管理机制

建立三级监督管理机制，依据上级对疫情防控工作要点管理台账内容，分别由各科室每日自查、工作小组进行常规督查、应急防控领导小组组织相关部门开展联合督查。同时采用情境式督查作为常规督查的补充，模拟患者实际就诊情境进行暗访检查。

1）科室自查（一级自查）：各科室设置督导专员，每日对本科室疫情防控相关医院感染防控工作进行科内自查并记录，发现问题及时整改。

2）常规巡查（二级巡查）：各工作小组（主责部门）结合分管项目，组织人员定期对相关科室、部门进行疫情防控相关医院感染防控工作巡查，巡查频率根据项目要求、感染风险、存在问题等综合决定，巡查发现问题现场提出整改要求，科室限期整改，由主责部门组织对问题进行整改复查并记录。

3）联合督查（三级督查）：每周组织至少一次联合督查，并根据实际情况组织不定期检查。联合督查组由感染管理部门牵头组织，以联合督查或情境式督查形式进行。

（3）处罚、约谈机制

1）处罚机制：二级巡查过程中发现问题由各主责部门提出整改要求及整改时限，责令被检科室按要求完成整改。三级督查过程中发现的问题，下发整改通知单，在规定时间内完成整改，并对整改情况组织三级督查。如问题未在规定时限内按要求整改，且主责部门未督促整改，给予科室相应处罚。

2）约谈机制：对于接受处罚部门负责人由领导小组组长、副组长、主责部门成员共同进行现场约谈，拒不整改的，交由医院处理。

二、奖惩机制

应对新发突发传染病疫情时，为更好的控制医院感染，提高医务人员预防与控制医院感染工作的积极性，同时通过惩罚机制约束各部门、科室、人员的工作，实现对传染病疫情期间医院感染工作全程监控，提升传染病医院感染防控工作质量，制定奖惩机制。

1. 奖励机制

建立奖励机制，制定奖励制度，通过对新发突发传染病疫情实际防控效果进行量化或专项评估，对表现优异的部门、科室、人员根据考核评估结果按相应制度给予一定的奖励，可进行物质奖励，或在人员晋升、评优评先等给予一定倾斜政策。

2. 惩罚机制

建立惩罚机制，制定处罚制度，对违反规章、制度、流程并引起负性事件、多次提醒拒不整改及不配合开展医院感染管理工作的人员给予相应物质处罚，或将人员晋升、评优评先等作为一票否决项。

（赵兰香　崔璨）

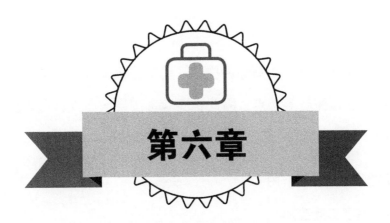

第六章

应急实验室管理

第一节 实验室管理

新发突发传染病具有覆盖病原种类多、传播途径多样、感染方式多样、人类普遍易感、极易暴发流行等特点，因此，实验室围绕病原进行科研研发及临床检验诊断、病情评估，对新发突发传染病诊疗及防控起着重要作用。

一、应急实验室的作用

1. 诊断及鉴别诊断应用

实验室检测结果对确定新发突发传染病病原、提供临床诊断指标及鉴别指标，全面评估患者的疾病状态，具有不可替代的作用，为患者确定、排除诊断提供重要的病原学及实验室依据。

2. 辅助治疗及预后

实验室检测可辅助治疗方案的选择，并通过检测指标的变化判断治疗效果。实验室检测数据也可提供预后信息，对患者的病情转归进行评估。

3. 防控筛查

在新发突发传染病流行期间，应急实验室可实施对密切接触者、疑似患者甚至社会人员大规模病原筛查，达到"早发现、早诊断、早治疗"的目的。

4. 科学研究

疾病的控制离不开科研攻关，新发突发传染病有太多的科学问题需要解决和回答，揭示病原及病原与人体相互作用的秘密，检测试剂及疫苗的研发等都需要通过实验室活动来实现。

二、实验活动分级管理

依据新发突发传染病病原体生物学特点、流行病学特征、致病性、临床表现等信息，通过病原微生物危害程度评估后方可进行病原相关的实验室活动。

1. 病毒培养

指病毒的分离、培养、滴定、中和试验、活病毒及其蛋白纯化、病毒冻干及产生活病毒的重组等实验操作。上述操作应该在生物安全三级实验室内进行。使用病毒培养物提取核酸，加入裂解剂或灭活剂必须在病毒培养等同级别的实验室和防护条件下进行，裂解剂或灭活剂加入可比照未经培养的感染性材料的防护等级进行操作。实验室开展相关活动前，应当报请国家卫生健康委员会批准，取得开展相关活动的资质。

2. 动物感染实验

指以活病毒感染动物、感染动物取样、感染性样本处理和检测、感染动物特殊检查、感染动物排泄物处理等实验操作，应当在生物安全三级实验室操作。实验室开展活动前，应当报请国家卫生健康委员会批准，取得开展相关活动的资质。

3. 未经培养的感染性材料的操作

指未经培养的感染性材料在采用可靠的方法灭活后进行病原抗原检测、血清学检测、核酸检测、生化分析等操作，应当在生物安全实验室操作，临床样本灭活后可在生物安全二级实验室中操作，同时采用三级实验室的个人防护。

三、人员组织管理

应急实验室的组织管理层应由实验室负责人、技术负责人、质量负责人、安全负责人组成。

1. 实验室负责人

指有能力对应急实验室全面运行及管理负责的一人或者多人，一般应由医疗机构的管理层任命。主要职责为圆满实现新发或突发传染病防控中对临床实验室提出的各项要求制定计划、对工作进行决策授权，与相关部门进行沟通、协调，对实验室工作进行组织管理。

2. 技术负责人

一名或多名对实验室所涉及的专业领域内的基本知识、检验技术有经验的人员，主要职责是对实验室的运作和发展进行技术指导和管理。

3. 质量负责人

协助实验室负责人建立质量管理体系的人员。负责起草相关质量文件，并监督实验室活动按照质量管理要求有效运行，并定期督导。

4. 安全负责人

负责实验室安全，防止因职业暴露而引起实验室感染，参与新发突发传染病原生物危害评估，组织安全培训，对个人防护用品、消毒、灭菌及防火设备的配备与使用情况进行检查，对菌株、毒株的保管、使用、处理及移交废弃物的处理进行监管。

应急实验室工作人员应具备相应工作资质、岗位能力认可。相关实验室人员需接受专业培训，掌握相应技术规范、操作规程、生物安全防护知识和实际操作技能，考核合格后进入应急实验室工作。

四、实验室环境和设施管理

实验区应符合二级或三级生物安全实验室规范。核酸操作（如聚合酶链反应）有资质、环境要求。实验区有严格准入制度，除仪器维修、管理、保洁相关人员外，严格禁止闲杂人等进入。清洁区保持通风，消毒到位；内务良好，整齐有序；相关物品分区放置，洁污分离，按时更换，洗消到位。

1. 临床实验室布局设计

应考虑实验室的工作流程和生物安全的要求，实验室应划分为清洁区、半污染区和污染区。对于P3实验室，各区之间的过渡必须有缓冲区，并有明显的标志和负压梯度显示。实验室各区之间保持气流从半污染区再到污染区的单向流动，经过两个串联高效过滤器（HEPA）过滤后排放至大气中，排放口应设置在通风良好的环境中，过滤器应安装在靠近实验室的排风口处，所有高效过滤器必须通过检漏实验合格，并定期消毒、更换。所有半污染区和污染区的废物（含废弃防护用品），废水和需取出的物品必须在原地高压蒸汽灭菌，不能高压蒸汽灭菌的必须使用可靠的消毒方法消毒。灭菌消毒后的废弃物作为危险废弃物集中处理。高压蒸汽灭菌器必须具有蒸汽冷凝水自动回收高压装置。

2. 实验室布局设计时需要重点关注的因素

①分配实验室区域应考虑工作流程、样品转运和生物安全因素，保证实验室人员流向、标本流向、气体流向通畅。②实验室设计需要考虑未来发展变化的要求。③考虑安全性，满足紧急撤离和疏散出口的建筑规则，针对各实验室情况配备安全设备，如实验活动区有紧急喷淋和洗眼装置，实验室出口处安装洗手池。④防护区内生物安全柜的放置尽量远离出口处，以符合有害实验远离主通道的原则。⑤可依据生物危害等级及实验活动需要，安装空气调节和过滤设备。⑥特殊实验室设计与布局，主要指分子生物学实验室，总体上应依据《微生物和生物医学实验室生物安全通用准则》。

3. 整体气流设计

实验室根据操作对象的危害程度、平面布置等情况进行符合要求的实验室整体气流设计，采取有效措施避免污染和交叉污染。

4. 应急实验室必须保证用电的可靠性

用电应包括动力电、照明电及弱电三部分。当一级负荷有困难时，应设不间断电源，此外，实验室内设置不少于30分钟的应急照明电力供应。

5. 应急实验室的给水设置

按实验室规模、设备、实验过程对水质、水量、水压和水温等综合考虑而定。但应急实验室供水管道应设置管道倒流防止器；实验区和办公区给水管路的用水点处设止回伐；洗手装置的供水应采用非手动开关，并在实验室设置应急洗眼装置。应急实验室应设置专用排污管道。

6. 限制入内措施

实验室可以有多个功能不同的房间，有些实验区需要进一步限制非授权人的进入，或者不同的工作状态下限制人员的进入。应急实验室应根据需求和风险评估，采取适当的警示和进入限制措施，如警示灯、警示线或者门禁等。

7. 智能化系统

为了便于安全管理，应急实验室需要较为全面的建筑智能化系统，如门禁系统、安全监控系统、对讲通信系统、消防报警系统、实验室内部信息局域网、温度调节系统及消毒定时系统等。当出现紧急情况时，所有设置的互锁功能门都应处于可开启状态。

五、医疗监督措施和制度

所有参与应急实验室工作人员必须身体健康，进入应急实验室工作前进行体检，采集并保留血清存档。参与应急实验室活动的人员必须按照消毒隔离制度采取严格的防护措施。做到定期体检，保证健康状态，发现异常时应立即就医。

六、应急实验室废弃物管理

（1）开展新发突发传染病病原相关实验活动的实验室应当制定废弃物处置文件及污染物、污水处理操作程序。

（2）所有危险性废弃物必须依照统一规格化的容器和标示方式，完整、合规地标示废弃物内容。

（3）应当由经过适当培训的人员使用适当的个人防护装备和设备处理危险废弃物。

（4）废液的处理。普通污水产生于洗手池等设备，对此类污水应当单独收集，排入实验室水处理系统，经处理达标后方可排放。在实验操作过程中产生的废水，采用化学消毒或者物理消毒方式处理，并对消毒效果进行验证，确保彻底灭活。

（5）固体废弃物的处理：①固体废弃物的容器应当具有不易破裂、防渗漏、耐湿耐热、可密封特性。实验室内感染性垃圾不允许堆积存放，应当及时压力蒸汽灭菌处理。废物处置之前，应当存在实验室内指定的安全地方。②小型固体废物如组织标本、耗材、个人防护装备均需要经过压力蒸汽灭菌处理，再沿废弃物通道移除实验室。③体积较大的固体废物如更换下的 HEPA 滤器，由身着防护服的工作人员，在实验室内就地分割，装入安全容器内进行消毒灭菌。不能进行压力蒸汽灭菌的物品如电子设备可以采用环氧乙烷熏蒸消毒处理。④实验过程如使用锐器，要直接废弃于锐器盒内，高压灭菌后，再做统一处理。

（6）建立废弃物处理记录：定期对处理后的污水进行监测，定期采用生物指示剂监测压力蒸汽灭菌效果。

七、实验室生物安全意外处理

（1）新发突发传染病病原潜在感染性材料污染生物安全柜的操作台，造成局限污染时，使用含氯消毒液（如新型冠状病毒潜在感染的材料或标本使用有效氯含量为 0.55%）进行局部处理，消毒液需要现用现配，24 小时内使用。

（2）含新发突发传染病病原培养皿碎裂或倾覆造成实验室污染时，保持实验室空间密闭，避免污染物扩散，使用有效氯浓度的消毒液毛巾或纸巾覆盖污染区。必要时（大量溢洒时）可用过氧乙酸加热熏蒸实验室，或用高锰酸钾 – 甲醛熏蒸。

（3）清理污染物严格遵循活病原生物安全操作要求，采用压力蒸汽灭菌处理，并进行实验室换气，防止次生危害。

（4）出现实验室意外，处理后要填写意外及处理报告，并向实验室安全负责人报告。

八、应急实验室培训管理

（1）各级领导有责任对实验室全体员工进行新发突发传染病相关知识培训和

安全教育，尽可能迅速提高各级各类检验人员及科研人员对该病的认识。熟悉各类消毒剂性能及使用范围，减少标本对环境的污染并保护检验人员。

（2）全体人员应充分认识新发突发传染病病原体的严重危害性和传染性，具有自我保护意识和对病原体的预防、消毒、隔离的技术常识。

（3）定期组织相关培训并考核，定期进行现场演练。

（赵艳　娄金丽）

第二节 应急检测项目管理

疾病暴发和突发公共卫生问题日益全球化，医学实验室作为新发突发传染病诊治的前沿阵地，当探查到新发或传染病暴发等突发公共卫生事件的信号时，能否及时做出实验室诊断，提供快速、准确的支持证据，对确诊和救治病例、采取有针对性的防控措施，从而避免疫情扩散至关重要。

一、应急检测在新发突发传染病应对中的重要性

无论是因常见病原体引起的暴发而未开展检测，或是因疾控机构、医疗机构等业务单位自身检测条件的限制等原因未开展检测，都将导致我们在应对新发或突发事件开展流行病学调查、病原或病因研究、高危因素的筛查及评价防控措施等方面缺乏有力的证据。当遇到不明原因或重大疾病暴发时，对开展实验室检测的认识或应对能力的不足，将可能失去最有利的确认时机，难以深入开展不同背景下疾病暴发的病因或病原学分布特征研究。即使对于突发事件中最常见的传染病暴发，开展应急实验室检测也十分必要。

首先，实验室病原学诊断是临床医护人员进行感染性（传染性）疾病临床管理的重要依据；其次，这也是传染病特别是新发传染病暴发监测和预警的关键手段；最后，实验室检测还在许多传染病消灭、控制规划或项目实施中发挥关键作用。有针对性地制定新发或突发事件实验室应急检测规程，并将检测结果完好地记录下来，对研究新发或突发事件的病因或病原学特征意义重大。

二、实验室应急检测项目特点及分析

1. 应急检测项目来源

上级主管部门发布的警示通报、安全快讯或其他指令性文件，为满足临床患者诊疗和救治要求立即开验的新项目；紧急突发事件需要实验室即时检测的项目；实验室根据自身性质确定必须快速开验并完成的检测项目等，均属于实验室"突发、应急检测项目"的范畴。

2. 应急检测项目种类

应急检测项目具有不确定性，受新发突发传染性疾病的影响，在项目和方法选择上，一方面可依据新发突发传染病的类型确定；另一方面需紧密结合临床，根据临床诊疗及救治过程的进展，在实验室开展相应的能满足临床需求的检测项目。

①实验室从未开展的新的检测项目，如新发突发传染病相关检测项目的开展。②实验室虽然已经开展，但要求在短时间完成非常多的检测样品或项目。③其他实验室非预期需要应急承检的项目。

3. 应急检测项目工作特点

应急检测工作带有突发性、紧急性和强制性特点，所涉及的样本往往由于疾病的新发、突发特性具有不确定性和生物安全未知性，且要求实验室快速反应，在短时间内开设相应的检测项目，得出准确的可指导临床的应急检测。针对这些特点，这就要求应急检测实验室应当建立相关的工作机制，在完成日常检测工作的同时，随时准备及时完成这些突发性的工作任务，以满足临床新发突发传染病患者的治疗需求。

4. 实验室应急检测体系构建

实验室应急检测体系指进行应急实验室检测时所涉及的各项要素，包括人员、设备、技术方法、耗材、样品、防护及实验室环境等。

（1）人员

具备一定数量和质量的专业技术人员，是保证临床实验室应急检测能力的前提，直接影响到检测数据的可靠性和检验结论的正确性。处理新发及突发公共卫生事件时，专业技术人员必须清楚"干什么、怎么干"，这也是人员的基本要求。

（2）身体、品德、心理素质

新发突发传染病的特殊性要求应急检测人员身体条件和健康状况必须良好，这也是胜任特殊工作的前提。此外，高度的责任感，良好的敬业精神和奉献精神，稳定的情绪，优秀的工作时效能保证工作的顺利开展。

（3）业务素质

速度与质量是处理新发突发传染病的原则。因此，检测技术人员必须具备良好的动手能力，分析解决问题的能力，精通业务，熟悉应急监测方法和应对策略。

5. 人员培训

（1）专业知识培训

临床实验室检测方法各异，知识面广，面面俱到很不现实，培训必须具有针对性、实用性，培训内容应该结合所开展检测项目，涵盖理论培训和操作技能培训，应当因材施教。

（2）相关专业培训

检测技术人员不仅要掌握相关实验室检测分析方面的知识，还应该掌握新发突发传染病相关的临床知识、生物安全防护基本知识、医院感染等相关知识，才能在面对突发事件时游刃有余，做出合理判断和解释。

6. 仪器设备

（1）仪器设备的配置

随着检测技术的发展，应对新发突发传染病事件的技术手段也日益扩展，仪器设备的应用范围越来越广泛，检测仪器通常分为分析仪器和辅助分析仪器。分析仪器包括生化分析仪、血细胞分析仪、核酸检测分析仪等直接出具检测结果的仪器，辅助分析仪器包括纯水机、离心机、量杯、加样器等。

（2）仪器设备的维护

制定仪器设备的维护制度，包括仪器设备使用状态的监测，仪器设备定期的清理，设备的核查、检定，确保设备始终处于良好的运行状态。

三、检测方法

1. 病原学检测方法

对于新发突发传染病的判定，病原学检测始终是确诊的"金标准"，但由于病原体的未知性，往往在疾病的早期无法快速获取有效的病原学检测手段。传统意义上病原学诊断的"金标准"仍为病原体培养，但其检测周期长，对实验室检测条件要求高，且对未知病原体检测效能低。目前，新技术如核酸检测、高通量测序等技术的应用更为广泛。

（1）常规检测方法

常规检测方法相对于病原学检测方法缺乏特异性，但对应对新发突发传染病仍具有重要意义，对于患者基本状态的评估、临床诊疗的监测等都具有较大的辅助意义。如在 2019 年 COVID-19 患者的诊疗中，血细胞分析检测结果中中性粒细胞和淋巴细胞比值对于轻重症患者的区分及评估具有重要意义，可为临床诊疗提供快速、有效的证据支撑。

（2）方法的联用

在应对新发突发传染病时，实验室应急检测通常需要病原学检测和常规检测方法联用，既需要特异性高的病原学检测，也需要常规检测的支撑与辅助，二者联用对于新发突发传染性病的确诊、救治具有重要的临床意义。

（3）方法的控制

应急实验室检测方法的选择应尽可能使用标准方法，对非标准方法或实验室涉及的方法，必须进行完整的方法学实验，整理出全部资料，备案，受控。

（4）检测样本采集、试剂及耗材

检测前标本状态评估，一直是困扰检验前误差产生的瓶颈。解决之道，一方面依托于自身信息化建设的推动；另一方面检验人员更应走出实验室，甚至走到医师旁边、一线的标本采集护理人员身旁，除要熟悉采集标本的适宜性（时间/空间/患者自身状态）等规程及指南外，更应结合本单位和临床科室的实际情况逐步提升与改善。

实验室检测耗材及试剂种类繁多，使用频率不一，准备难度较大，新发突发传染病应急检测所需耗材及试剂一般种类偏多，使用次数少，且需和普通实验室检测进行分区，试剂和耗材需分开使用，对耗材和试剂的有效期、使用频率需进行充分评估及更新。

（5）实验室防护及环境

由于环境和设施条件对检验结果可能产生影响，因而医疗机构和实验室管理者必须予以足够的重视，应使之符合所开展的检验工作要求。实验室设施与环境条件是实验室在医疗机构中所处的位置，实验室的面积和布局，实验室通风、温度、湿度、电源、上下水、电磁干扰、辐射、灰尘、噪声和震动、生物安全等。对检验结果有影响的检测项目要进行有效的隔离，如微生物实验室、临床基因扩增检验实验室等，并采取有效措施以防止交叉污染。对有可能影响检测质量的环境因素，如温度、湿度等，要依据标准操作程序加以监测和控制，特别注意应明确控制的范围。

由于上述满足应急实验室要求的环境条件仅仅依靠实验室自己的努力是不可能解决的，故临床应急实验室应当及时、准确地向医疗机构领导层反映实验室在设施与环境等方面的需求，医疗机构领导层应当提供相应的保障和支持，保证应急临床检验工作的顺利开展。

四、应急检测项目的管理

1. 工作质量的保证

质量与安全是实验室检测工作的基本准则。应急检测工作由于受到检测任务要求时间紧、需开设新项目等诸多客观因素的影响，容易忙中出错。如何保证工作质量、检测结果的准确性，是应急检测工作中不可忽视的问题。

要保证应急实验室检测工作质量，在完善质量管理体系的基础上，更需要重视三个关键点：①能力验证。对于新开设的检测项目，必须经过严格的实验室评估，或依据上级文件进行项目的质量管理与控制，时间再紧，必要的程序和步骤也不能省略。②过程监督。对可能影响检测结果准确性的工作过程，包括对检测人员进行严格的监督，保证所有的检测过程是在符合相关检测标准的状态下进行的。③严格进行"三核"。对于检测结果的临界状态的判定，依据相关诊疗方案和试剂说明书等参考标准，必须进行严格的自核、校核和审核，必要时更换操作人员重启检测程序。

2. 检测业务的协调

由于应急检测工作的突发性和时效性，往往需要实验室调动相当的检测资源进行应对，可能对实验室正常的检测工作造成一定的影响。因此实验室需做好检测资源及检验人员的合理分配和安排。

3. 检测结果的分析

实验室掌握着临床患者的第一手检测资料，因此可以通过检测结果的汇总与综合分析，尤其是对检测中发现的普遍性、典型性及倾向性问题及时进行分析，提出建设性建议，为临床患者提供高层次的服务，为管理部门提供决策依据，为新发突发传染病的防控提供有力的技术支持。

4. 实验室相关检测的防控预案

医学检验实验室人员主要接触患者的血液、尿液、痰液、支气管肺泡灌洗液、粪便等标本，应针对新发突发传染病传染性强，传播途径尚未完全明确等特点，制定实验室的防控预案。

（1）防护原则

①标准预防是指基于患者血液、体液、分泌物（不包括汗液）、非完整皮肤和黏膜均可能含有感染性因子的原则，为了最大限度减少医院感染的发生，所采取的系列措施，包括手卫生、使用个人防护用品、呼吸卫生及咳嗽礼仪等。②分级防护是在实施标准预防的基础上，采取接触隔离、飞沫隔离和空气隔离等措施。③分级防护标准参照相应疾病防控防护要求实行相应等级的生物安全防护标准。

（2）防控预案

检验前，样本的采集、装箱、运输、交接等；检验中，样本前处理、检验等；检验后，标本及废弃物处理，脱卸个人防护装备。

（3）特殊情况处置（实验室生物安全操作失误或意外的处理）

防控预案结合本单位实际，同时参照国家防护标准及专家共识等文件进行操作与执行。如在2019—2020年新型冠状病毒肺炎疫情中，实验室可参照《2019新型冠状病毒肺炎临床实验室生物安全防护指南（试行第二版）》和《2019新型冠状病毒肺炎临床实验室生物安全防护专家共识》制定和执行。

五、应急检测实验室病原学检测及辅助诊断技术

传染性疾病，尤其烈性传染性疾病，准确、快速地检测出病原体对于患者的早发现、早报告、早隔离和早治疗极为重要。没有病原学检测报告作为支撑，感染性疾病较难进行确诊。诊断新发突发传染病的方法很多，大体可分为两类，即流行病学诊断和实验室诊断。

流行病学诊断是在流行病学调查的基础上进行的，主要涉及疫情来源和传播途径的调查等，如是否去过暴发严重地区，是否与患者有过密切接触，以何种方式接触等。

实验室诊断是指在疑似新发传染病暴发时，实验室在第一时间鉴定和明确病原体，对于患者的及时救治、精准防控措施的制定及疫苗和药物的研发等都至关重要。同时，影像学诊断技术在辅助判断病变严重程度和病情变化，指导临床治疗中也会发挥重要作用。

从 20 世纪最早用于病毒鉴定的组织细胞培养技术，到基于抗原抗体特异性反应的酶联免疫吸附实验，再到基于光学、电子显微镜的病原形态观察技术，科研工作者从未停下探索的脚步。但上述技术手段仍存在检测周期长或灵敏度低的缺点，不足以满足临床诊断救治和公共卫生疫情控制的需要。

因此，近 21 年间，分子生物学技术以其快速、精准、高效的特性，以及其数字化网络建设的迅猛发展为新发突发传染病病原体鉴定提供了更加符合现代医学要求的技术手段和信息交流平台，在新发传染病病原体检测中被广泛应用。其中，基因芯片、深度测序技术等可对未知或新型病原进行鉴定。在疫情暴发初期寻找鉴定致病因子中发挥了决定性的作用。但是随着疫情规模的不断扩大，对每一份临床样本进行测序比对显然是不现实的。通常情况下，面对一种新发传染病，人们对其传染源、传播途径和易感人群几乎一无所知。唯一的入手点是病原诊断。临床一线真正需要的是准确、便捷、快速的检测手段。

对于新发突发传染病的体外诊断，可以有核酸、抗原和抗体诊断等多种类型。

1. 核酸诊断

如果在疑似感染者的痰、鼻咽拭子等呼吸道标本中或体液标本中检测到病原体核酸，就可以说明其感染了该病原体。它不仅可以检测活的病原体，还可检出灭活的病原体，只要其核酸未降解。在无法进行病原的分离鉴定时，该技术发挥了巨大作用。目前，在传染病的分子诊断中一般建议采用基于探针法的荧光 PCR 技术，由于设计的探针仅与特异性扩增产物结合，因此检测的特异性较强，最常用的检测手段就是 PCR 检测和基因测序检测。

（1）核酸 PCR 检测

核酸 PCR 检测，是采用核酸 PCR 试剂盒（主要包括引物、探针、阴性和阳性质控品），可在普通荧光 PCR 仪、数字 PCR 仪上进行测定。

实时荧光反转录 – 聚合酶链反应（reverse transcription-polymerase chain reaction，RT-PCR）是常用的病原核酸检测手段。利用荧光信号积累实时监测整个 PCR 进程，最后通过标准曲线或参比样本对模板中的目的 DNA/RNA 片段进行定性分析。

（2）基因测序

通过 PCR 分子检测技术可以对大部分特异性很好的病原微生物进行检测，但是也存在一些罕见病原体不能检测出来的情况，而且 PCR 技术对引物的要求很严格，设计出的引物可能不能很好地匹配模版，从而导致结果的敏感性和特异性降低。在对未知的标本进行检测时，如果没有病原微生物的核酸序列信息，就无法设计特异的引物和探针，核酸 PCR 检测也就无法实现。近些年来随着测序通量的不断发展，成本的不断降低，高通量测序技术在病原微生物检测方面取得了很多成果。

毫无疑问，核酸检测在临床一线的新发突发传染病诊断中发挥了举足轻重的作用，但其仍存在一定的短板，如下呼吸道取样时不仅操作难度大，而且对医护人员有较大的传播风险。此外，如果取样质量不佳或取样时间不对，很有可能出现假阴性结果，有些患者在进行了多次核酸检测后才最终被确诊。因此仍需要其他检测手段的辅助。

2. 抗原诊断

抗原诊断通常是针对病原较为保守的抗原片段制备单克隆抗体，如果疑似感染者血液中存在相关病原，那么就可以与单抗结合，最终通过抗体上的标志物来显示检测结果，有很高的灵敏度。一旦投入使用，将是一线检疫员的得力帮手。然而单克隆抗体的制备往往需要较长的周期，这也就限制了抗原诊断试剂在疫情初期大施拳脚的机会。

3. 抗体诊断

抗体诊断是检测疑似感染者体内是否产生了针对某种病原体的特异性抗体。抗体诊断不仅可协助临床诊断，还可作为判断疗效及预后的一个指标。相比于核酸诊断，操作简单、耗时短、敏感是抗体诊断的亮点，不足之处是机体响应病原刺激大约一周后才会出现 IgM，随后出现 IgG，因此在检测时间窗口上不如核酸检测广，但可以与 PCR 试剂盒做交叉验证之用。

病毒感染机体后，免疫系统对病原体进行免疫防御并产生特异性抗体。其中特异性 IgM 抗体是机体感染后早期产生的抗体，可提示现行感染或新近感染。IgG 抗体是再次免疫应答产生的主要抗体，提示病情进入恢复期或存在既往感染。因此，IgM 和 IgG 抗体联合检测不仅可以对感染性疾病进行早期诊断，而且有助于机体感染阶段的评估。

总之，应急实验室检测项目的开设与管理在新发突发传染病诊疗工作的应对中是极其重要的一环。作为医学检验实验室，应急实验室检测工作的开展也是必不可少的一部分，在检测项目的管理上需把握原则，紧密结合临床，严格遵照国家及地方相关疾病防控及诊疗政策执行，在实验室内部需做好质量控制与把关，保障应急检测的准确性与正确性，为临床新发突发传染病的诊疗提供有力的保障。

（于艳华）

第三节 标本管理

规范对标本采集、运输、签收、核对、检验、储存、处理等环节的管理，确保临床标本的检验质量，既是实验结果准确性的要求，也是实验室生物安全的要求，是新发突发传染病防控的重要的环节之一。

一、标本采集

1. 采集对象

新发突发传染病疑似病例、确诊病例、密切接触者，需要进行诊断或鉴别诊断者，或者确诊病例治疗过程中评估病情需要采集标本进行实验室检验。

2. 标本采集人员防护要求

从事新发突发传染病标本采集的技术人员应经过生物安全培训（培训合格）和具备相应的实验技能。采样人员个人防护装备要求：医用帽子、N95及以上防护口罩、护目镜、连体防护服、一次性防水隔离衣、双层乳胶手套、防水靴套，并对样本的来源、采集过程和方法等作详细记录。

住院病例的标本由所在医院的医护人员采集；密切接触者标本由当地指定的疾控机构、医疗机构负责采集；根据实验室检测工作的需要，可结合病程多次采样。

采集过程须兼顾安全和目标。在能够达成目标的情况下，尽量减少接触、尽量避免气溶胶和飞沫产生、尽量缩短在床旁的持续时间。患者自主完成采集时，如咳痰、粪便标本，医师或护士交代完医嘱后即行回避。

3. 标本采集、运送和基本处理流程

（1）标本采集时机

可疑病毒感染应在感染早期即发病 1～2 天内采集，病程初期或急性期标本中病毒含量较多，检出率较高；细菌感染应在感染早期、急性期或症状典型时，须在使用抗菌药物治疗之前采集，因为此时标本中细菌含量较多，检出率较高；真菌感染一般须在用药之前采集，对已用药物者须停药一段时间后再采集。

（2）标本采集要求

必须无菌操作，盛放标本的容器、采集器和运送培养基应预先进行无菌处理并贴上条码或标签。在采集血液、脑脊液、胸腔积液、关节液等无菌部位标本时，应注意对局部及周围皮肤消毒，严格无菌操作。

（3）标本采集后须及时送检

病毒在室温中容易灭活，标本采集后应低温保存并迅速送检，最佳送检时机在标本采集后 1～2 小时，血清标本如不及时检测，需标记患者基本信息后于 –20 ℃环境保存。

（4）血清学检查的标本

对于抗体 IgG 应分别在发病初期和恢复期采集双份血清，并比较双份血清抗体效价，当恢复期血清效价比初期升高 4 倍或以上，才具有诊断价值。

4. 标本采集种类

依据新发突发传染病累及的脏器或组织采集不同的标本种类送检，但基本均包括体液、血液、分泌物、排泄物及组织。

（1）血液标本

静脉采血时，除卧床患者，采血时一般取坐位，成人多用肘前静脉，婴幼儿常用颈静脉。使用止血带的时间不应超过 1 分钟，穿刺成功后应立即松开止血带。禁止在静脉输液管道内采血，应在从未输液的另一侧或输液部位以下的部位采血。尽量采集发病后 7 天内的急性期抗凝血，标本的收集部门应根据所检

验项目的要求采用相应的标本收集管，并确定采血量。如需分离血浆，将全血以1500～2000 rpm 离心 10 分钟，收集上清液于无菌螺口塑料管中。

（2）血清标本

尽量采集急性期、恢复期双份血清。第一份血清应尽早（最好在发病后 7 天内）采集，第二份血清应在发病后第 3～第 4 周采集。标本的收集部门应根据所检验项目的要求采用相应的标本收集管，并确定采血量。

（3）尿液标本

一般由患者或护理人员协助按医嘱留取。取样时应注意明确标记，避免污染，使用合格的一次性洁净专用尿杯收集尿样。中段尿、导管尿等特殊尿样的采集由医护人员行相关操作留取标本。

（4）粪便标本

取 1 mL 标本处理液，挑取黄豆粒大小的便标本加至管中，轻轻吹吸 3～5 次，室温静置 10 分钟，以 8000 rpm 离心 5 分钟，吸取上清液进行检测。应取新鲜标本，选取异常成分的粪便，如含有黏液、脓、血等病变成分的标本，外观无异的从表面、深处及粪端多处取材。如果不便于留取便标本，可采集肛拭子。肛拭子是用消毒棉拭子轻轻插入肛门 3～5 cm，再轻轻旋转拔出，立即放入含有 3～5 mL 保存液的 15 mL 外螺旋盖采样管中，弃去尾部，旋紧管盖。

（5）鼻咽拭子

采样人员一手轻扶被采集人员的头部，一手执拭子，拭子贴鼻孔进入，沿下鼻道的底部向后缓缓深入，由于鼻道呈弧形，不可用力过猛，以免发生外伤出血。待拭子顶端到达鼻咽腔后壁时，轻轻旋转一周（如遇反射性咳嗽，应停留片刻），然后缓缓取出拭子，将拭子头浸入含 2～3 mL 保存液（也可使用等渗盐溶液、组织培养液或磷酸盐缓冲液）的管中，尾部弃去，旋紧管盖。

（6）咽拭子

被采集人员先用生理盐水漱口，采样人员将拭子放入无菌生理盐水中湿润，被采集人员头部微仰，嘴张大，并发"啊～"音，露出两侧咽扁桃体，将拭子越过舌根，在被采集者两侧咽扁桃体稍微用力来回擦拭至少 3 次，然后再在咽后壁上下擦拭至少 3 次，将拭子头浸入含 2 ～ 3 mL 保存液（也可使用等渗盐溶液、组织培养液或磷酸盐缓冲液）的管中，尾部弃去，旋紧管盖。咽拭子也可与鼻咽拭子放置于同一管中。

（7）鼻咽抽取物或呼吸道抽取物

用与负压泵相连的收集器从鼻咽部抽取黏液或从气管抽取呼吸道分泌物。将收集器头部插入鼻腔或气管，接通负压，旋转收集器头部并缓慢退出，收集抽取的黏液，并用 3 mL 采样液冲洗收集器 1 次（亦可用小儿导尿管接在 50 mL 注射器上来替代收集器）。

（8）痰标本

嘱患者先行清水反复漱口，并指导或辅助患者深咳后，从呼吸道深部咳出新鲜痰液于无菌容器送检。一般应采集清晨第一次咳出的痰液，采样时应收集带血丝部分或有干酪样颗粒的部分。痰液极少者可用溶液雾化吸入导痰。将咳出的痰液收集于含 3 mL 采样液的 50 mL 螺口塑料管中。如果痰液未收集于采样液中，可在检测前加入 2 ～ 3 mL 采样液，或加入痰液等体积的痰消化液。

痰消化液储存液配方：临用前将储存液用去离子水稀释至 100 mL。也可以采用痰液等体积的含 1 g/L 蛋白酶 K 的磷酸盐缓冲液将痰液化。

（9）支气管灌洗液

将收集器头部从鼻孔或气管插口处插入气管（约 30 cm 深处），注入 5 mL 生理盐水，接通负压，旋转收集器头部并缓慢退出。收集抽取的黏液，并用采样液冲洗收集器 1 次（亦可用小儿导尿管接在 50 mL 注射器上来替代收集）。

（10）肺泡灌洗液

局部麻醉后将纤维支气管镜通过口或鼻经过咽部插入右肺中叶或左肺舌段的支管，将其顶端切入支气管分支开口，经气管活检孔缓缓加入灭菌生理盐水，每次 30 ～ 50 mL，总量 100 ～ 250 mL，不应超过 300 mL。

（11）阴道分泌物

一般由妇科医师采集。采集阴道分泌物标本前 24 小时应避免性生活、盆浴。应于各种治疗、检查前采集标本，避免阴道冲洗或上药，被检者在采样前 2 小时不能排尿。患者取膀胱截石位。用阴道扩张器暴露宫颈，采样前，用棉拭子将宫颈口过多的分泌物轻轻擦拭干净。更换棉拭子，用生理盐水浸润的棉拭子伸到宫颈管内 0.5 ～ 2.0 cm，稍用力转动两周，以取得分泌物及脱落细胞。

（12）其他材料

依据设计需求规范采集。

二、标本包装

（1）所有标本应放在大小适合的带螺旋盖、内有垫圈、耐冷冻的样本采集管里，拧紧。容器外贴好条码、注明样本编号、种类、姓名及采样日期。

（2）将密闭后的标本装入密封袋，每袋限一份标本，保持标本直立状态。样本包装要求要符合《危险品航空安全运输技术细则》相应的标准。

（3）涉及外部标本运输的，应根据标本类型，按照 A 类或 B 类感染性物质进行三层包装。

三、标本保存

用于病原分离和核酸检测的标本应尽快进行检测，能在 24 小时内检测的标本可置于 4 ℃保存；24小时内无法检测的标本则应置于 –70 ℃或以下保存（如无 –70 ℃保存条件，则于 –20 ℃冰箱暂存）。血清可在 4 ℃存放 3 天，–20 ℃以下可长期保存。应设立专库或专柜单独保存标本。标本运送期间应避免反复冻融。

四、标本运送

标本采集后应尽快送往实验室，标本箱需要密闭，防震，防漏，防污染，防水，防破损，防外泄，耐高（低）温，耐高压，按照生物安全要求运输。如果需要长途运输,除特殊标本需要室温或保温保存处理,其他都建议采取冷链要求运输,标本箱要有温度和湿度记录,由专人定时运输,保证标本质量和运输的安全。

1. 运送人员要求

运送人员由医院中央配送统一安排,依据病原生物安全风险评估规定运送人员个人防护等级,应保证足够的工作人员值班,保持通信通畅,工作人员应经过专门相关培训。运送者着工作服、医用帽、医用外科口罩、手套,有明确标识。将标本转运箱和相关信息(如标本转运单、检测申请单等)安全运抵实验室。

2. 标本运输

采集者或辅助者将标本装在密封袋中,置于标本转运箱,保持直立不倒。转运箱封闭前,需紫外线消毒(如果不紧急情况下)、含氯消毒剂或乙醇等喷雾消毒。标本要单独转运,不要与其他物品混杂一起运送。标本运送期间保持转运箱平稳,标本直立不倒,避免剧烈震荡、颠簸。不要自行打开转运箱。转运期间如果发生意外,转运者不要自行处理转运箱。须到接收地点说明情况,共同处理。

标本或其他潜在感染性生物材料的运输包装分类属于 A 类,对应的联合国编号为 UN2814,包装符合国际民航组织文件 Doc9284《危险品航空安全运输技术细则》的 PI602 分类包装要求;环境样本属于 B 类,对应的联合国编号为 UN3373,包装符合国际民航组织文件 Doc9284《危险品航空安全运输技术细则》的 PI650 分类包装要求;通过其他交通工具运输的可参照以上标准包装。

各医疗机构需要将标本上送各级疾病预防控制中心进行检测复核时,标本 A 类包装后,需要专人、专车上送至各级疾病预防控制中心,并附样本送检单,样本运送单不可放置在标本运送箱内。

运输新发突发传染病相关或高致病性病原微生物菌(毒)种或者样本,应当通过陆路运输;没有陆路通道,必须经水路运输的,可以通过水路运输;紧急情况下,需要将高致病性病原微生物菌(毒)种或者样本运往国外的,可以通过民用航空运输。

运输高致病性病原微生物菌（毒）种或者样本或其他潜在感染性材料运输应按照《可感染人类的高致病性病原微生物菌（毒）种或样本运输管理规定》（原卫生部令第 45 号）办理《准运证书》。

新发突发传染病相关或高致病性病原微生物菌（毒）种在国际之间运输的，应规范包装，按照《出入境特殊物品卫生检疫管理规定》办理相关手续，并满足相关国家和国际相关要求。

毒株和样本应由专人管理，准确记录毒株和样本的来源、种类、数量，编号登记，采取有效措施确保毒株和样本的安全，严防发生误用、恶意使用、被盗、被抢、丢失、泄露等事件。

五、标本接收

标本的签收由前处理工作人员对接完成，需要至少 2 名人员，负责接收的人员需要经过相应的安全培训。实验室接收和处理标本应进行三级生物安全防护，手工检测的项目要在生物安全柜中进行。

在生物安全柜内打开内层标本运送容器，核对标本数量、条码标识，并检查容器外观，发现容器破损、标本溢出或遗撒，按标本遗撒处理，填写处理记录，将标本按污染性医疗废弃物处理，并通知临床重新采样送检。

溶血、脂血、凝固、结果与临床不符需要复查的标本需要通知临床重新采集，重留取的标本再次签收时应注明重新留取时间。

按照新发突发传染病的相关实验室活动规范要求，为减少生物安全危害，在标本进行实验操作前进行灭活处理。

六、标本分拣及离心

合格标本签收成功后，按照各专业组要求进行编号、分离、分发等。检验标本发放到专业组后，应先进行核收。检验中的标本按专业组标号原则进行分类编号，对未检验和已经检验还未出报告的标本应严格区域分开，防止标本混淆。如果需暂时放置标本，注意与已检验的标本区分。

接收、分拣、离心疑似或确诊患者标本时，操作者须进行三级生物安全防护。从密封袋取出标本后，需紫外线照射消毒，或 75% 乙醇消毒。标本离心时，使用防气溶胶盖。如果疑似意外，比如离心过程有异常声响，则停止离心，停止离心 30 分钟以上，小心开盖，75% 乙醇喷雾消毒后进行处理。标本离心无意外，离心停止后经 10 分钟以上静置，开离心机盖喷雾消毒。按检测项目和工作分工，将标本送抵相应实验区操作台"未检标本处"。

七、标本检测要求

根据标本检测的共同原则，以病原微生物的危害等级为依据选择标本检测防护等级。如果标本检测操作过程不必打开试管塞（比如真空采血管的帽），可进行二级生物安全防护。如果操作过程须打开试管塞，或可能产生气溶胶，或可能接触标本本身，则进行三级生物安全防护。尽可能避免打开试管塞，打开则要轻柔缓慢，与操作者面部保持距离。尽可能缩短打开的持续时间。尽可能避免产生气溶胶。如果实验需要打开试管塞或有可能产生气溶胶的操作，则必须在生物安全柜内进行。

八、检验后标本的保存和处置

国务院卫生主管部门指定的菌（毒）种保藏中心或者专业实验室（以下称保藏机构），承担集中储存病原微生物菌（毒）种和样本的任务。保藏机构应当依照国务院卫生主管部门规定，储存实验室送交的病原微生物菌（毒）种和样本，并向实验室提供病原微生物菌（毒）种和样本。实验室在相关实验活动结束后，应当依照国务院卫生主管部门的规定，及时将病原微生物菌（毒）种和样本就地销毁或者送交保藏机构保管。在销毁检测后的标本时，应当注意符合医疗废物的处理规范，经高压处理后再进入医疗废弃物处理流程。

（赵艳）

参考文献

[1]　尚红，王毓三，申子瑜. 全国临床检验操作规程.4 版. 北京：人民卫生出版社，2015.

[2]　李海燕，卢洪洲，杨丽，等. 新发突发传染病应急救治管理体系的应用. 解放军医院管理杂志，2020，27（3）：213-215，226.

[3]　徐兰兰，万雅芳，朱明松，等. 新型冠状病毒肺炎疫情下重庆市医疗机构临床实验室生物安全现状调查. 检验医学与临床，2020，17（9）：1157-1160.

[4]　聂静雨，徐富芹，支德源，等. 以综合医院为基础的新发重大传染病预警设计. 临床和实验医学杂志，2020，19（10）：1015-1019.

[5]　席婧媛，于广鑫，钱相君，等. 新型冠状病毒实验室诊断技术进展. 分子诊断与治疗杂志，2020，12（3）：265-269.

[6]　刘静，李超，柳金雄，等. 高等级生物安全实验室在生物安全领域的作用及其发展的思考. 中国农业科学，2020，53（1）：74-80.

[7]　邱峰，王慧君，张子康，等. 新型冠状病毒 SARS-CoV-2 的实验室检测技术. 南方医科大学学报，2020，40（2）：164-167.

[8]　郭晓波，蔺京，来春艳，等. 新型冠状病毒与实时荧光 RT-PCR 核酸检测. 陕西医学杂志，2020，49（3）：264-266.

[9]　党燕，娄金丽. 新型冠状病毒肺炎的实验室检测现状. 标记免疫分析与临床，2020，27（4）：702-706.

[10]　陈伟，张晓梅，万喆，等. 抗击 COVID-19 感染病原性真菌实验室生物安全防护建议（试行）. 中国真菌学杂志，2020，15（1）：6-9.

[11]　卢洪洲，梁晓峰. 新发传染病.3 版. 北京：人民卫生出版社，2018.

[12]　新型冠状病毒实验室生物安全指南（第二版）.[2020-01-23]. http：//www. nhc. gov. cn/xcs/zhengcwj/202001/0909555408d842a58828611dde2e6a26. shtml.

[13]　新型冠状病毒感染的肺炎实验室检测技术指南（第五版）.[2020-02-21]. http：//www. nhc. gov. cn/jkj/s3577/202002 /a5d6f7b8c48c451c87dba14889b30147. shtml.

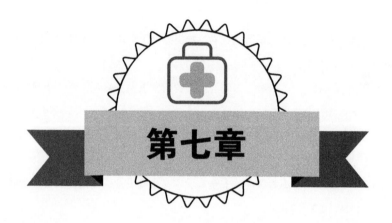

第七章

医院 / 病区和配套设施管理

第一节 医院区域改造应急预案

2003 年 SARS（severe acute respiratory syndrome coronavirus，SARS）疫情和 2020 年新型冠状病毒肺炎疫情的救治过程中显示我国的医疗设施在设计上尚有待完善，医疗保障体系还有待健全，需要引起医疗管理者以及有关设计者的强烈关注和高度重视。由此为我们带来明确启示：新发突发传染病等公共卫生设施的建设是未来经济发展的保障。医院建筑设施具有公益性、系统性、灵活性、生长性、人文性、投资高、运维大等诸多特点，是最复杂的公共建筑类型之一。虽然传染病专科医院是传染病暴发流行时实施医疗救治的主体和核心，但是综合医院常常成为新发突发传染病疫情初期的"暴发点"高风险区域。

新发突发传染病具有发病突然、传播速度快、传染源不明、传播途径隐匿、易感人群不确定的特点，疫情初期至高峰期需要大量的基础设施支撑防控体系。按照控制传染源、切断传播途径、隔离易感人群的传染病防控基本原则，医疗机构科学合理的设置应急传染病病区和配套医疗设施是防止新发突发传染病疫情暴发的重要保障。城区二、三级综合医院、各郊区县应在二级以上医院，应按照住院病床/传染病隔离观察病床 100∶1 或 100∶2 的比例，设立传染病简易门诊和临时隔离观察室；郊区县中至少有一所医院设立传染病临时过渡病房，平时作为临床应对重大传染病疫情的一个储备部分，可收治非传染病患者，战时迅速投入传染病的隔离和临时救治。传染病专科医院作为新发突发传染病定点医院或备用定点医院，日常备用专门病床数 100 ~ 300 张，在发生新发突发传染病时随时启动投入使用。新发突发传染病疫情期间改扩建或者新建工程的主要用途是应急，科学合理设置新发突发传染病医疗设施是疫情防控的基础保障。医院区域改造应急预案是科学合理设置应急医疗设施的前提和根基，是疫情期间确保患者能够快速隔离和救治的重要措施，是医院区域功能实现平战结合转换的基本要求。

一、医院区域防控技术体系和概念

熟悉疫情期间医院区域涉及的防控技术体系和医疗设施术语，是医院制定新发突发传染病医院区域改造或者新建项目应急预案的首要条件，是医院区域改造应急预案能够在疫情期间快速落地实施的知识保障。非疫情期间定期培训和学习医院区域防控技术体系和医疗设施专业术语，能够加强应急预案指挥系统的领导力，也是疫情期间应急预案能够快速启动、有序贯彻和高效执行的有力保证。

1. 医院区域传染病防控技术体系概述

新发突发传染病的卫生安全等级划分体系，并不是仅一个病区或一栋建筑划分为卫生安全等级，应当根据应急医疗设施和疫情期间医院整体划分卫生安全等级，以有效防止应急医疗设施内部的交叉感染和传播。清洁区为医务人员的宿舍、换岗休息隔离区等，半清洁区是既往规范的清洁区，半污染和污染区同既往规范一致。医院区域整体划分卫生安全等级更符合新发突发传染病疫情期间切断传染链的要求，实现有效防范院内感染、提高应急医疗设施运转效率的目的。为有效防止交叉感染，应根据新发突发传染病的治疗流程，综合考虑建筑设计的人流和物流。增强防止维修风险的理念，强调设备、设施的选型和运行应减少维修过程交叉感染的风险。

病房应尽可能设置为负压以有效防止交叉感染。病房设置原则为疑似病房单人间，确诊病房可设置多人间，重症或多发症病房单独设置负压隔离。负压病房、负压隔离病房的空气流动技术参数和运行管理技术要符合最新标准或者满足新发突发传染病的防控需求。合理规划医务人员从半清洁区到半污染区、从半污染区到污染区的通过空间，重点关注重要防护措施的设计以提高防止感染的效率。

应急医疗设施在无法实施二级生化污水处理时，应加强消毒处理工艺。氧气供应系统等医用气体的设计、电气保障技术措施等要符合技术规范，确保患者得到及时、有效的治疗。

2. 医院区域概念

生活区（living area）是指医护等人员换班后的生活休息区，以及医务人员换岗后的隔离区域，一般隔离2周且无状况后方可离开的临时居住区，卫生安全等级划分为清洁区。限制区（restricted area）是指医务人员临时休息、应急指挥、物资供应的区域，卫生安全等级划分为半清洁区。

隔离区（quarantine area）是指医务人员直接或间接对患者进行诊疗和患者涉及的区域，卫生安全等级划分为半污染区和污染区。清洁区（clean area）是指医务人员开展医疗工作前后居住、停留的宿舍区域。半清洁区（semi-clean area）是指限制区的功能区域及由限制区通向隔离区的医护主通道和配餐、库房、办公等辅助用房。半污染区（semi-contaminated area）是指由医护主通道和经过卫生通过后的医护工作区，包括办公、会诊、治疗准备间、护士站等用房。污染区（contaminated area）是指医护人员穿上防护服后进入的直接对患者进行诊疗的区域，以及有患者进入有病毒污染的区域。接诊区（check-in area）是指办理、接收来院患者并对患者进行诊断的区域。负压病房（negative pressure ward）是指采用空间分隔并配置通风系统控制气流流向，保证室内空气静压低于周边区域空气静压的病房。负压隔离病房（negative pressure isolation ward）是指采用空间分隔并配置全新风直流空气调节系统控制气流流向，保证室内空气静压低于周边区域空气静压，并采取有效的卫生安全措施防止交叉感染和传染的病房。缓冲间（buffer room）是指半清洁区、半污染区、污染区等相邻空间之间的有组织气流并形成卫生安全屏障的间隔小室。卫生通过（pass through）是指位于不同卫生安全等级之间，进行更衣、沐浴、换鞋、洗手等卫生处置的通过式空间。

应急医疗设施（emergency medical facility）是指为应对新发突发传染病疫情、

突发公共卫生事件、灾害或事故快速建设的能够有效收治其所产生患者的医疗设施。

二、医院病区和配套设置应急预案

新发突发传染病应急传染病医疗设施的设置有两种方式，分别是改扩建方式和新建方式。改扩建和新建的应急医疗设施应因地制宜，根据项目需求结合当地资源，采用合理适宜的技术方案和相应的技术措施。应急医疗设施的设计应执行医疗业务流程、医院感染控制及各相关专业的有关要求，并应符合《传染病医院建筑设计规范》（GB 50849–2014）、《综合医院建筑设计规范》（GB 51039–2014）、《医院负压隔离病房环境控制要求》（GB/T 35428–2017）的国家标准，以及《新型冠状病毒感染的肺炎传染病应急医疗设施设计标准》（T/CECS 661–2020）等有关规定。

新发突发传染病疫情期间，应急改造或者新建工程的共同特点是时间紧、速度快、双重安全标准和验收立即使用。医院病区和配套设置的应急预案要根据应急改造或者新建工程的特点制定。

1. 既有建筑改造和预留区域建设条件的提前布局和摸排

应急改造或者新建项目的设计周期紧，甚至设计和施工同步进行，特别是改造项目常会面对既有建筑布局和管线路径与原有设计严重不符的情况。医疗机构需要具有备战意识，应结合当地的医疗资源和既有建筑情况确定改造还是新建。在非疫情期间做好区域应急改造的选址、布局，包括结构、水电、空气流动、动线等各方面详细摸排工作，可以邀请专业的设计单位和施工单位对改造区域进行常规性摸排和制图，甚至可以提前进行建筑信息建模演示，此举具有一定的前瞻性。

2. 强化综合管理能力和多系统协调能力

应急改造或者新建工程建设速度快、作业面多、工种密集、工期紧、进度快、多专业压茬交错。医疗机构要做好疫情期间战时病区的提前设置，要求具备较强的项目综合管理能力和多系统协调能力。医护人员与患者的有效组织和及时调动是改造工程快速开展的前提，职能科室和后勤科室人员的有效配合是应急工程有序推进的保障。

3. 关注重点风险点

应急改造或者新建工程的双重安全标准，指在改造和新建过程中，既要符合建筑工程的各项安全标准，又要符合新发突发传染病疫情期间的防控标准。疫情期间的工程建设的风险点远远多于非疫情期间，要充分考虑。可以考虑聘用专业、规范的消毒公司，每天对施工人员的生活区、施工区等区域进行严格的整体消毒，施工和消毒同时进行。针对可能的风险点，如下水改造和污水改造，施工前研判范围、提前投药，施工中在院感人员的专业规范指导下，确保施工人员防护后进行有限区域内改造。严格规定和限制施工期间的施工人员、患者、医务人员等行走动线，尽可能不交叉。在不得不交叉的区域，采用专人值守担任"红绿灯"，特别是电梯使用，属于封闭空间，借鉴红绿灯的错时通过模式，避免不同人员处在同一封闭区间。

成立施工期间疫情防控综合协调指挥部，专班、专组、专人，对疫情防控齐抓共管，严防死守，确保疫情期间施工安全事故"零发生"、施工相关人员"零感染"的目标。

4. 关注应急医疗设施的使用功能

应急改造或者新建工程的验收立即使用，指建设后的医疗设施具备立即使用的条件。一旦确定了建设方式，无论是改扩建还是新建均需了解当地的建筑材料和建筑资源情况。不仅要求确保建筑材料、给水和排水、供暖通风、医疗气体和电气等安全，可靠，环保，耐久，免维护或少维护，防腐蚀和耐擦洗，而且还要综合考虑患者转运、医务人员诊疗、后勤保障和维修调试等特殊使用需求，尽可能降低使用后的风险，避免重复建设。

（李冰）

第二节 建筑及结构

一、新建应急医疗设施选址

新建应急医疗设施选址宜利用医疗机构现有的空地或邻近地块，应考虑能够快速建设、符合卫生安全隔离和降低环境影响的基本要求。新建选址区域的地质条件要求良好、稳定，并对应急设施投入使用后的地质变化进行充分预判，不会因地质变化导致对外界环境的污染和新发突发传染病的传播。市政配套设施应齐备，建设需要的供电、供水、信息网络、医疗气体、污水排放等条件应在非疫情期间做好接口准备并做好平时维护，保证疫情期间能够快速启动并发挥作用。新发突发传染病患者由专用救护车接送，应急设施周边应交通宜便利，选址便于救护车出入。周边应设置不小于 20 m 的安全隔离区，且应远离人口密集场所和环境敏感地区，防止扩散和污染周边环境。

医疗机构既有建筑改造为应急医疗设施，首选院区内相对独立的建筑或区域，建筑布局以单层为主，以防止空气传播适当拉大空间距离。符合改造后医疗流程、院感动线的条件，满足改造机电系统的要求。选择在既有建筑内局部改造，应设置在建筑一端或者相对独立的区域，设置独立的出入口并明确标识，符合《医院负压隔离病房环境控制要求》（GB/T 35428–2017）。

非疫情期间，医疗机构应对既有建筑的改造应急区域预先进行设施改造条件的准确评判，注意保留应急医疗流程需要的特殊建筑空间和设备设施条件。

二、应急医疗设施结构

应急医疗设施结构的可靠性目标及抗震设防标准应根据预期使用时限、改扩建还是新建及具体使用要求等确定。新建应急医疗设施一般为临时建筑，通常设计使用年限可为 5 年，抗震设防类别可为丙类，结构安全等级可为二级。应急医疗设施一般采用轻型结构，设计时风压取值重现期不应小于 10 年。应急医疗设施建设周期短，结构形式选择应因地制宜，方便加工、运输、安装，应优先采用装配式钢结构，如轻型模块化钢结构、钢框架和建筑材料防火等级为 A 级的夹心彩钢板墙体钢结构等。轻型结构应进行抗风特别验算，尤其是应具有完善的节点连接构造和连接方式，以满足结构整体受力和变形。对于箱式结构，不同箱体竖向、水平向之间的连接应简洁可靠，确保整体受力性能及抗震抗风安全。

应急医疗设施的病房为负压病房，对于建筑及结构的密闭性能要求较高，因此结构主体应防渗、防漏及密闭。采用多层轻质房屋时，大型医疗设备、库房等应在首层布置，有利于降低结构设计及施工难度。当轻质房屋首层地面为架空结构时，尚应根据实际荷载对其进行承载力及变形验算。采用轻质房屋质量较小，送、排风机等设备设在屋面时，处理不当运行时容易导致振动及噪声超标，所以振动较大的风机宜设在地面，且基础及支架与房屋结构基础和构件脱开设置。当风机设置在屋面时，应采取减振措施。

三、应急建筑功能配置和布局

新发突发传染病期间，应急医疗设施建筑功能配置和布局是医疗机构人流和物流能够组织有序、安全和高效的基本保障。根据疫情发展规模预判医疗功能的需求，设置相应功能区域的规模和比例。新发突发传染病一线工作人员的换班宿舍和生活区要做好备选方案，可以选择医疗机构的常规病房，也可以考虑医疗机构周边的宿舍和宾馆。

建筑功能分区要清晰，如接诊区、医技区、病房区、生活区和后勤保障区，各分区还应设置清洁区、限制区（半清洁区）和隔离区（半污染区和污染区）。医疗流程布局要符合传染病诊治流程，根据新发突发传染性疾病的特点，对功能分区进行细化，相邻区域之间设置相应的卫生通过或缓冲间，特别是属于半清洁区的医务人员的换班生活区、一般活动区和物资供应区。

新发突发传染病可能通过空气飞沫、接触、体液和排泄物等多种途径传播。为防止污染区的污染空气倒流至半污染区和半清洁区，引发院内感染，建筑门、传递窗及其他建筑部件均需严格按照单向气流方向设置。为防止病原体在应急设施中由于活动场所和交通路线重叠引发感染，需对不同性质的人群区域，人流、物流做严格限定。疑似患者采用单间隔离，避免相互感染。确诊患者已经确定携带病原体，可以采用双人间或多人间。病情复杂、病情危重或具有超级传播特性的患者，应单独处于单人隔离病房（必要时为负压隔离病房）并增加换气次数，尽可能避免干扰其他患者，降低医务人员的感染风险。为防止新发突发传染病病原体经接触传染医务人员，在患者可以自主活动时，为患者提供的餐食、药品等，经由双门密闭联动传递窗传递，避免接触和空气倒流。医疗废弃物可能携带新发突发传染病病原，有较强的传播隐患，运输过程需保持密封。医疗废弃物应根据疫情期间疾病控制中心发布的操作规范，统一处置。

应严格划分清洁物流和污染物流，二者需分别设有专用路线，且不应交叉。经呼吸道传播的住院病房应为负压隔离病房。医护走廊与病房之间的物品传递应采用双门密闭连锁传递窗。隔离区应设固体医疗废弃物暂存间，并应具备就地封装的空间；院区应设置专用医疗垃圾收集间。患者转运路线应满足无障碍要求，无障碍道路宽度和坡度应满足转运患者配置的电瓶车和带有防护罩的推床的要求。院区内应设置急救车、转运设备洗消的场所和设备。

建筑室内面层应选用耐擦洗、防腐蚀、防渗漏的建筑材料，建筑构造应采用防结露、防渗和密闭的技术措施。应急医疗设施首要考虑快速、高效实现医疗功能，机电设施设备需根据设施所选用的建筑材料、建筑结构、建造方式及建筑空间格局作适应性调整，安装和布线满足实际使用的便利性、稳定性和安全性，其中安全性包括使用安全性、卫生安全性和消防安全性等。机电专业设施设备的设计应与建筑功能及结构布置相匹配。为防止病原体从建筑室内密封不严的缝隙、孔洞、机电管道等经空气流动传播至相邻空间环境，需对各类机电管道与布线穿过建筑墙体、地面、顶板的部位采取密封处理。

（李冰　李亚楠　卜大宇）

第三节　给水和排水

新发突发传染病疫情期间，给水和排水是医院病区和配套设施管理工作中极为重要的组成部分。医疗机构在非疫情期间应对给水和排水进行详细的系统摸排和安全评估，确保疫情期间既有建筑的给水和排水系统安全可靠。安全评估应符合《建筑与工业给水排水系统安全评价标准》（GB/T 51188–2016），包括基础安全、使用功能安全、水质安全、卫生安全、环境安全、工艺单元和设备安全、管道安全、操作安全，根据评价结果制定改造决策和改造方案。

为防止发生可能的病原污染，生活给水泵房和集中生活热水机房应设置在清洁区或半清洁区，确保生活给水和生活热水系统安全。给水水箱、泵站、生活热水换热站等是医务人员和患者重要的生活资源，严禁有任何污染，应设置在清洁区，严禁设置在隔离区。只能设置在半清洁区时，应有严格的防护措施，如机房采用正压通风系统，防止污染生活给水设施。

生活给水建议采用防回流污染能力比较强的断流水箱加水泵的给水系统。断水水箱供水比减压型倒流防止器的防回流能力更强，通常应用在有严重的生物污染和化学污染的场所。当改造项目采用断流水箱供水确有困难时，应依据《建筑给水排水设计标准》（GB 50015–2019）的有关规定，分析供水系统产生回流污染的危险等级，并应符合下列规定：当产生回流污染的风险较低，且供水压力满足要求时，供水系统应设置减压型倒流防止器；当风险较高时，仍应采用断流水箱供水方式。

生活热水主要供给病房和医务人员使用，每个病房设置一个电热水器的局部热水供水系统会导致设备多、安装和维修工作量大，增加疫情期间使用隔离区的病房设备维修人员的感染风险。应急改造或新建过程中，设备的数量直接关联安装工作量和工程工期，建议生活热水系统宜采用集中供应系统。临时应急工程要充分考虑成本，从节约投资和节能降耗考虑，在夏热冬暖和夏热冬冷的地区推荐空气源热泵，相比直接电加热，能够节能50%以上。

建设集中生活热水供应系统，面临造价、机房有困难，必须采用单元式电热水器的，为减少维护管理和调试过程的感染风险，推荐使用高质量产品，保障有效容积并设有水温调节功能。淋浴器要求采用恒温阀，防止水温变化影响患者使用，减少现场维修时间。

高层建筑排水系统很容易产生负压，从而导致排水系统水封被破坏。现行国家标准《传染病医院建筑设计规范》（GB50849）明确规定水封的高度在50～75 mm。排水系统水封被破坏的重要原因之一是排水立管的通水量过大。为确保排水立管不产生过大的负压而破坏水封，排水系统采取防止水封破坏的技术措施应符合下列规定：排水立管的最大设计排水能力取值不应大于《建筑给水排水设计标准》（GB 50015–2019）规定值的0.7倍。地漏内的水很容易因蒸发或没有水给水封充水导致地漏的水封破坏，地漏应采用水封补水措施。建议采用洗手盆的排水给卫生间地漏补水的技术，水封的效果和工艺的经济性都较好。《传染病医院建筑设计规范》（GB 50849–2014）明确规定水封的高度为50～75 mm。

排水系统的检查井常有异味，有可能导致呼吸系统疾病蔓延，建议室外污水排水管道的连接采用非检查井的连接方式。为确保排水系统内通气的畅通，排水系统应设置通气管，通气管的间距不应大于50 m，沿墙敷设并在屋面以上的高空排放。为便于管道系统的堵塞清掏应设置清扫口，清扫口的间距应符合《建筑给水排水设计标准》（GB 50015–2019）和《室外排水设计规范》（GB 50014–2016）的有关规定。作为患者接受诊疗和居住的空间，隔离区卫生间排水中可能含有致病病毒和致病菌，因此排水系统的通气口可能排出含有病毒的气溶胶而污染环境，为此应设置高效过滤器进行过滤和消毒处理。过滤器维修后就地消毒，按医疗垃圾进行后续处理。消毒处理通常采用紫外线或臭氧消毒。

室内架空管道发生渗漏的可能性虽然低，但仍不能完全避免，渗漏物可能污染空气导致病毒蔓延。因此排水管道要求采用高质量产品和高质量施工，进行严格的闭水试验以防止排水管道内的污水外渗透泄漏，避免产生不必要的环境污染。室外排水管道应采用180°的素混凝土基础以防止管道不均匀下沉，导致管道破损而渗漏。

根据2003年的SARS-CoV和2020年初的2019-nCoV疫情期间污水处理经验和处理效果，污水处理应满足《传染病医院建筑设计规范》（GB 50849–2014）规定的二级生化处理工艺要求。医疗机构在疫情期间对病房/区域应急改造或者新建，考虑建设周期短、生化处理调试运行周期过长，会影响应急工程的运行。当改造项目污水处理无法满足《传染病医院建筑设计规范》（GB 50849–2014）二级生化处理的有关规定时，污水处理应采用预消毒+化粪池+消毒的强化消毒处理工艺。污水处理应在化粪池前设置预消毒工艺，预消毒的目的是使污水处理站后续运行安全。预消毒池的水力停留时间在1小时以上、二级消毒池水力停留时间在2小时以上、水力停留的总时间在48小时以上，充足的接触时间能够确保系统出水的安全性。化粪池和污水处理后的污泥回流至化粪池后，总的清掏周期不应小于360天。

消毒的药剂选择和投加量参照国家生态环境部或当地环保部门的技术指导原则，如国家生态环境部《关于做好新型冠状病毒感染的肺炎疫情医疗污水和城镇污水监管工作的通知》（环办水体函〔2020〕52号）的要求，可适当提高。污水处理池的pH应保持在6.5以下，能够有效提高消毒效果。污水处理池应密闭，产生的尾气应统一收集消毒处理后排放。尾气收集后可采用臭氧、紫外线等方式进行消毒。

（李冰 李亚楠 卜大宇）

第四节 供暖通风及空调

新发突发传染病疫情期间，特别是经呼吸道传播的新发突发传染病，有组织的空气流向是有效控制病原体扩散、预防院内感染发生的强力措施。医疗机构应急改造／新建区域设置机械通风系统能够有效控制应急医疗设施的整体空气流向、防止病原体经空气扩散、减小传染范围。建筑设施和部件应与气流的组织有效结合，实现限制区、隔离区的空气流向由半清洁区向半污染区、污染区单向流动。为防止污染区域的空气通过通风管道污染较清洁区域的空气，送排风系统应当分区设置，保证空气压力梯度，防止空气流入较清洁区域。属于无污染区域的清洁区是生活和后勤保障区，可以不做特殊处理。

为防止隔离区污染空气侵入，半清洁区的送风应维持正压。送风过滤参照《综合医院建筑设计规范》（GB 51039–2014）的要求，至少采用两级过滤，各地可根据本地区空气质量提高过滤要求。

一旦隔离区有经呼吸道传播且传染性较强的病原体，还应参照《医院负压隔离病房环境控制要求》（GB/T 35428–2017）及北京市《医院感染性疾病科室内空气质量卫生要求》（DB11/T 409–2016）：污染区排风应经过高效过滤器过滤后排放，通过空气或飞沫传播的甲类或甲类管理的乙类传染病隔离病房，按应在排风管路入口设置高效过滤器的规定，要求排风设置高效过滤器，隔离污染物。为保护排风高效过滤器并改善患者环境，送风要求设置亚高效过滤。

应急医疗设施设置的机械通风系统应按半清洁区、半污染区、污染区分区设置独立系统，半清洁区、半污染区、污染区的空气静压依次降低。从保护医护人员的角度考虑，负压病房的送风应先流经医护人员常规工作区域，使医护人员呼吸区的空气相对清洁，排风应能快速排走患者呼出的污染空气，减少病房内污染空气的回流。半清洁区送风系统应采用粗效、中效不少于两级过滤；半污染区、污染区的送风系统应采用粗效、中效、亚高效，不少于三级过滤，排风系统应采用高效过滤。负压病房送风口、排风口的位置应参照负压隔离病房的规定设置。因为过滤器堵塞将不能保证风机风量，所以送风、排风系统的各级空气过滤器应设压差检测、报警装置，可提醒维护人员及时发现问题并进行处理，保证通风系统正常运行。

隔离区（半污染区、污染区）的排风机因附近污染物较多，从运行维护安全的角度考虑，应设置在室外空旷处。隔离区的排风机应设在排风管路末端以保证整个排风管为负压，能够有效防止排风中污染物从风管缝隙泄漏到风管外部污染环境或其他房间。排风系统的排出口不应临近人员活动区，排气宜高空排放，排风系统的排出口、污水通气管与送风系统取风口不宜设置在建筑同一侧，并应保持安全距离。

应急医疗设施建设周期较短，采用空调水系统供热、制冷所需的施工及调试周期较长，建议新风的加热或冷却采用独立直膨式风冷/热泵机组，并应根据室温调节送风温度，严寒地区可设辅助电加热装置。

应急医疗设施根据当地气候条件及围护结构情况，隔离区可安装分体冷暖空调机，严寒、寒冷地区冬季可设置电暖器。污染区、半污染区房间设计有气流流向要求，分体空调机安装位置应尽可能减小对室内气流方向的影响，电源应集中管理。CT等大型医技设备发热量大，对环境要求高，可根据其对室内温湿度要求，采用分体空调、机房专用空调等。

负压隔离病房及ICU病房内主要收治危重症及其他需要单独救治的患者，病房室内环境及气流控制有更加严格的要求。负压隔离病房设计应符合下列规定：排风的高效空气过滤器应安装在房间排风口部，在源头阻隔病原体，防止污染风管引起扩散；送风口应设在医护人员常规站位的顶棚处，排风口应设在与送风口相对的床头下侧；负压隔离病房与其相邻相通的缓冲间、缓冲间与医护走廊的设计压差应不小于 5 Pa 的负压差；门口宜安装可视化压差显示装置，标示出安全压差范围，对医护人员进入病房有一个安全警示，也提示运维人员有关运行状况；重症患者治疗手段包括氧疗、有创机械通气等多种方式，需要温暖湿润的空气，因此建议重症患者的负压隔离病房设置加湿器。

新发突发传染病患者手术过程中可能播散浓度较高的病原体，建议手术室采用负压直流净化空调系统，防止病毒侵害环境及医护人员。应急医疗设施的手术室设计应符合《医院洁净手术部建筑技术规范》（GB 50333–2013）的有关规定。

隔离区空气中的病原体可能部分被阻隔于分体空调机换热盘管，冷凝水形成过程中可能把致病菌和病毒带到冷凝水中，为此要对冷凝水进行集中收集，采用间接排水的方式排入医院污水排水系统统一处理。

通风空调设备良好运转是防止空气传播的重要保证，运行维护时要保证通风空调设备运转正常、系统风量充足、房间及区域压力梯度适度。注意设备启停顺序，随时关注设备故障及过滤器压差报警系统。运行维护的具体要求有：各区域排风机与送风机应连锁运行，半清洁区应先启动送风机，再启动排风机；隔离区应先启动排风机，再启动送风机；各区之间风机启动先后顺序应为半清洁区、半污染区、污染区；管理人员应监视风机故障报警信号；管理人员应监视送风、排风系统的各级空气过滤器的压差报警，并应及时更换堵塞的空气过滤器；排风高效空气过滤器更换操作人员应做好自我防护，拆除的排风高效过滤器应当由专业人员进行原位消毒后，装入安全容器内进行消毒灭菌，并应随医疗废弃物一起处理。

（李冰　李亚楠　卜大宇）

第五节 医用气体

医用真空泵房是新发突发传染病的集中传染源，应将泵房设在隔离区内，加强防护。医用真空汇排放气体经消毒处理后方可排入大气，排放口与周边空调通风进气口的间距不得小于 20 m，远离人群聚集区域。医用真空泵建议采用油润滑旋片式真空泵，更加安全可靠。废液应集中收集并经消毒后处置。

为便于运行、维护及保证气源安全，医用空气、医用氧气、其他气体站房不应设在隔离区内。医用空气、医用氧气站房可独立设置，改扩建项目也可利用原站房，利用原站房的应用气量核算以满足使用需求。应急医疗设施如需其他医用气体，可采用汇流排或其他方式供气。为避免回流导致传染，建议供气管道进入隔离区前，在总管上设置防回流装置。

新发突发传染病患者在治疗过程中，可能会长时间不间断吸氧，因此每个床位设置不少于 2 个医用氧气终端，确保单一故障连续供氧。医用真空终端、医用空气终端不宜少于 1 个，其他医用气体根据医疗需要设置。设计时要考虑各种医用气体最大负荷的用量，特别是医用氧气，建议按床位数进行同时使用率 100% 的计算。

（李冰　李亚楠　卜大宇）

第六节　电气

新建的应急医疗设施项目应由城市电网提供双重电源供电，并设置柴油发电机组；在条件允许时，改造项目可由院区变电所（配电室、电气竖井）提供不同的低压母线（配电箱）引两路电源供电，其中一路应为应急电源。对于恢复供电时间要求 0.5 秒以下的设备还应设置不间断电源装置。

应急医疗设施项目中，除生活区以外的医疗功能区及配套设置的真空吸引、污水处理设备、医用焚烧炉、太平间冰柜等均应为一级负荷中特别重要负荷。不间断电源装置供电范围包括手术室、重症监护病房、抢救室、计算机系统及网络设备等。

通风系统是保证应急设施启用后不发生交叉感染的重要手段，为减少故障检修时对其他负荷的影响，应在变电所（配电室）处将通风、空调及其他负荷分开供电。为方便运行维护，配电箱、配电主干路由等应设置在隔离区以外，不需要穿防护服就可以维护。建议采用不燃材料密封进出、穿越患者活动区域的线缆保护管口，防止气流乱窜引起交叉感染。负压隔离病房的末端配电箱根据功能需要可以设置在病房区域。

照明设计宜采用 LED 光源，光源色温不宜大于 4000 K，一般显色指数 RA 应大于 80；应采取防止灯具对卧床患者产生眩光的措施。

病房、缓冲间、卫生间、洗消间、患者走廊及其他需要灭菌消毒的场所应设置固定式或移动式紫外线灯等消毒设施。消毒设施的控制开关应独立设置、明显标识，安装高度在 1.8 m 以上，方便医护人员操作的同时防止其他人误操作。移动式紫外线消毒灯可用单相插座供电。

应急医疗设施应采取总等电位联结措施；负压病房、负压隔离病房、重症监护病房、手术室、抢救室、治疗室、淋浴间或有洗浴功能的卫生间等房间，应采取辅助等电位联结。出入口控制系统应根据医疗流线设置，并应采用非接触型控制方式；门禁在紧急情况时应及时解除。

新发突发传染病的传染性强，应急医疗设施应通过强化信息化建设的方式减少医护人员和患者的直接、近距离接触。特别是负压病房、负压隔离病房及重症监护室应具备医护对讲系统、视频监视功能，能够有效减少感染风险。增加设置远程会诊系统、视频会议系统等信息化应用系统。

应急医疗设施可优先选用预装式变电站、箱式柴油发电机组、集装箱式数据机房、一体化建筑设备管理系统等成套设备，能够显著加快建设进程。防雷和接地做法应符合《建筑防雷设计规范》（GB 50057–2016）的有关规定。

（李冰　李亚楠　卜大宇）

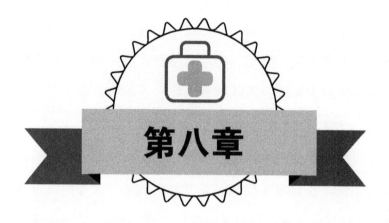

第八章

医用设备和医用防护物资管理

第一节 医用设备及医用防护物资的应急采购

一、制订应急物资和设备储备计划

按照卫生行政部门的统一部署，根据"预防为主，有备无患"的工作原则，结合医院定位功能所承担的应急任务，依法按照本级卫生行政部门制订的本区域卫生应急储备计划，建立一套经济、科学、有效的应急物资储备和运行机制，做好本级应急物资的储备和管理工作，确保应急物资计划、采购、储备、调用、补充等工作的顺利、科学开展。

1. 储备种类

储备物资种类包括应急装备、药品、医疗卫生救援设备、防护装备、后勤保障设备及应急设施等。储备物资种类主要是针对突发事件的应急处置而进行的物资和资金等方面的储备，以满足本级卫生行政部门预案的要求和突发事件处置的需要。

2. 储备方式

依据物资特性和应急需求，统一规划；实行实物储备、计划储备和信息储备相结合的方式，进行动态管理，及时调整、补充。

（1）实物储备

以个人防护用品、疾病特异性诊断试剂为主的较为稀缺和较为常用的卫生应急物资，以便发生突发公共卫生事件时可立即调用。

（2）计划储备

对于不便管理、有效期短或不能及时从市场上购买的物资，与企业签订储备合同，做到随时调用。

（3）信息储备

通过网络平台，建立卫生应急物资储备信息库，需要时能够迅速检索出所需物资的生产、供应信息。

二、进行有针对性的培训学习

新发突发传染病的暴发给整个社会带来巨大冲击。口罩、防护服、乙醇等医用物资严重短缺。疫情防控物资采购需要特事特办、急事急办，以满足疫情防控工作需要为首要目标，简化流程，确保实效，提高效率。

疫情防控物资采购应满足疫情防控工作需要，仅限于与疫情防控有关的药品、器械或医用耗材；与疫情防控无关的药品或设备采购，需遵循《中华人民共和国政府采购法》（以下简称政府采购法）等相关规定。疫情防控物资采购可不完全遵循采购相关法规方式和程序，但仍需健全紧急采购内控机制，确保采购时效、资金使用效益和质量。疫情防控进口物资按国家特批流程采购。相关部门加强疫情防控物资采购文件和凭据管理，以留存备查。

为规范防疫物资的采购工作，对应急采购的适用条件、采购方式等情况，进行有针对性的培训学习，从源头上防范廉政风险。采购部门制定学习计划，明确学习内容、实施步骤及标准，组织相关部门进行相关政策学习，严格落实各项规章制度。

三、建立健全应急采购内控机制

医院成立应急采购领导小组和监督小组。应急采购领导小组由医院领导亲自牵头，负责本医院应急采购实施的组织领导；监督小组由本医院审计等部门组成，法务部门予以指导，纪检部门进行监督检查，有关职能部门积极配合应急采购的实施工作。应急采购以集体研究、讨论、决策为原则，以安全、高效、满足防控救治为目标，确保采购过程公开、公平、公正和规范。

四、建立和完善应急采购流程

在新发突发传染病的防护和救治过程中，急需的医疗仪器设备和医用防护物资较多,确保充足储备,才能适应临床应急救治的需求。为加强应急物资采购、储存、运输等环节的风险管理,成立应急采购绿色通道执行小组,建立一套完整的应急采购管理流程。具体如下。

一般情况下的采购流程:使用科室提出应急采购物资及设备需求→新发突发传染病医疗救治应急办公室及相关部门审批→审批单提交至采购中心→按应急采购流程执行采购。

特殊情况下,经医疗救治应急办公室和主管领导同意后,启动绿色通道,直接将采购需求报送给采购中心,再由采购中心向主管院领导汇报后直接实施采购手续。3日内申请科室需补齐物资及设备申请手续。

五、密切配合保障物资供应

新发突发传染病暴发后,物资保障相关科室全力做好抗击疫情期间的物资保障工作,密切配合,周密协调,做好应急防护物资的供应工作。医院成立应急采购领导小组,制定预案,测算防护物资使用数量,积极储备;与供货商建立信息交流平台,对供货商的生产能力进行全面评估;双方应保持良性的信息沟通,以保证供货商获得信息、安排生产。

六、做好档案收集管理

设备和防护物资的验收由各分管职能部门组织进行。验收时要按配置清单逐一清点各项硬件配置,验收合格后签署验收报告,合同按档案管理要求归档管理。

加强应急采购项目所涉及的采购文件和凭据的管理,留存备查。应急采购实施过程中,完好保存所涉及的资金预算批复、调整文件,重要会议纪要,谈判及议价过程的记录和结果;竞争性谈判采购如不足三家需要书面说明原因及理由;监督检查记录,来访、举报、质疑和投诉的处理结果,经济合同、会计凭证等相关重要文件资料。按政府采购法保管全部采购资料,并确保采购资金使用的合法性,以待财政审计。

（钱玉松）

第二节　医用设备的管理

在现代医疗体系中,医用设备发挥着极为关键的作用,在患者入院检查、治疗、抢救、转运中必不可少,同时医用设备在环境消毒中也有广泛应用。面对突发公共卫生事件,医用设备的管理工作涉及为临床、医技科室科学、合理地配置相关医用设备,隔离区域内设备的维修、维护,医用设备的应急储备及调配,捐赠医用设备的管理等内容。

一、医用设备的配置标准

在突发公共卫生事件中,使用医用设备的临床、医技科室主要包括以下几个:CT检查室、临检中心实验室、隔离病房和重症监护室(ICU)。按设备的用途,基本分为以下六类:影像检查类、实验室检验检测类、抢救类、治疗类、转运类和环境消毒类。医学工程部门负责全院医用设备的管理工作,结合临床、医技科室的需要,对各科室设备进行科学合理的配置,既要满足使用科室正常诊断治疗的需求,又要避免过量配置造成设备闲置浪费的问题。

1. CT检查室的配置标准

CT在早期诊断及后续治疗检查中发挥关键作用,检查过程中需要人机接触,对CT和CT机房存在较高的污染风险。因此,疫情期间必须设置专用CT,CT室应配置紫外线车用于环境消毒。

2. 临检中心实验室设备配置标准

临检中心实验室是高风险区域,必须设立独立的检验实验室(表8-1),将所需检验检测的设备配备齐全,并由专人专管专用。医院还应设置一个单独的标本采集室（表8-2），用于采集存储病毒标本。同时检验实验室（表8-2）应配备紫外线车，标本采集室应配置过氧化氢消毒机用于环境消毒。

表8-1 临检中心检验实验室设备配置标准

设备名称	数量（台）
PCR仪	4
全自动核酸提取仪	3
生物安全柜	1
冰箱	2
生化免疫分析系统	1
凝血分析仪	1
血气分析仪	1
血常规	3
尿液分析仪	1
降钙素原（PCT）	1

注：本表以新型冠状病毒肺炎为例，按每日1000～2000份标本配置。

表8-2 标本采集室设备配置标准

设备名称	数量（台）
离心机	2
生物安全柜	3
4℃冰箱	1
-20℃冰箱	1
80℃冰箱	1
高压蒸汽灭菌器	1

注：本表以每日1000～2000份标本配置。

3. 隔离病房和重症监护室医用设备配置标准

疫情期间隔离病房按一个病区30张床位配置设备（表8-3）；ICU（表8-4）按6张床位配置设备。隔离病房和ICU是确诊患者治疗区域，风险等级更高，若无负压环境，则需要配置空气净化和消毒设备。每个房间都应配置1台空气消毒机，每个病区至少配置1台过氧化氢消毒机和2台紫外线车。

每个病区还应配置转运设备，以保障患者在住院治疗过程中可能发生的转运，包括负压隔离舱、转运呼吸机、便携式除颤仪、便携式监护仪各1台。

表 8-3　隔离病房医用设备配置标准

设备名称	数量（台）
心电图机	1
除颤仪	1
有创呼吸机	5
无创呼吸机	3
多参数监护仪	15
输液泵	10
注射泵	15
肠内营养泵	5
经鼻高流量氧合仪	1
振动排痰机	2
血液净化设备	1
快速血气分析仪	1

表 8-4　ICU 医用设备配置标准

设备名称	数量（台）
心电图机	1
除颤仪	1
有创呼吸机	6
无创呼吸机	3
高频振荡呼吸机	1
中央监护系统（一拖六）	1
输液泵	12

（续表）

设备名称	数量（台）
注射泵	24
肠内营养泵	6
体外膜肺氧合（ECMO）	3
经鼻高流量氧合仪	3
振动排痰机	1
血液净化设备	2
纤维支气管镜	1
一次性纤维支气管镜	1
可视喉镜	1
血栓弹力图	1
血流动力学（PICCO）	1
床旁超声	1
移动 DR	1
肢体功能锻炼仪	1
四肢动力循环泵	1
全血微凝监测（PCT）	1
快速血气分析仪	1

二、医用设备的维修维护管理

医学工程部门要确保所有在用医用设备的安全性和有效性。在突发公共卫生事件期间，所有诊断和治疗都不能缺少医用设备的参与，医学工程部门需保障在用设备处于良好的工作状态。

疫情防控期间，所有隔离病房、ICU、实验室等高风险区域均实行封闭管理。因此，医用设备应遵循进入高风险区域后中途不再搬离该区域，直至疫情结束经终末消毒后再移出的原则。为了确保疫情防控期间医用设备的安全性和有效性，院内在用医用设备进入高风险区域使用前，医学工程部门工程师需对设备逐一进行预防性维护，检查设备的外观、附件、参数、蓄电池等项目，对设备的过滤网进行除尘，并及时更换老化配件。对于新购入的医用设备，在进入高风险区域使用前，需完成安装调试及验收，并在清洁区域对使用人员进行相关培训，确保临床使用人员熟练操作使用。

当发生突发公共卫生事件时，为了减少交叉感染风险，医学工程部门工程师应尽量避免进入隔离区域。如在高风险区域使用的医用设备发生故障时，医学工程部门工程师需通过科室报修初步判断故障原因，简单故障可通过远程指导使用人员排除故障，附件损坏的可以将新的配件送至缓冲区，由使用人员自行更换。故障不能通过使用人员自行排除的，应直接调配同类设备替换，故障设备暂时留在隔离区域内，等疫情结束经终末消毒后再进行维修。如果发生故障的设备没有可替换的同类设备，必须进行维修时，医学工程部门工程师或厂家维修工程师必须严格按照防护标准进行个人防护后，再进入高风险区域进行维修操作。在隔离区域内尽量将故障设备移至远离患者的位置后再进行维修操作。维修完成后，要对所有带入高风险隔离区域的工具进行严格消毒。

三、医用设备的应急储备及调配管理

当发生突发公共卫生事件时，虽然各个隔离病房和 ICU 均按照配置标准配置医用设备，但在使用过程中不可避免会发生设备故障，或虽足量配置仍不能满足诊疗需求的情况。医学工程部门作为医用设备的管理部门制定应急预案并成立医用设备应急小组，协调全院医用设备的调配工作，安排专人负责应急设备的管理。

疫情防控初期，医学工程部门为隔离区域配置医用设备时，应首先全面评估了解急救和生命支持相关设备的使用情况，优先从有闲置设备的科室征用，并建立应急调配方案（表 8-5）。

表 8-5　医学工程部门应急储备设备

设备名称	数量（台）
除颤仪	1
心电图机	1
有创呼吸机	1
无创呼吸机	1
多参数监护仪	2
输液泵	2
注射泵	2

医用设备被征用后，医学工程部门工程师应对每台设备做一次预防性维护工作，并更换老化配件，确保设备处于良好工作状态。当隔离病房或 ICU 有上述医用设备发生故障或现有设备不能满足科室需求时，医学工程部门可快速将储备设备送达所需科室，保证临床使用。医学工程部门储备的某种设备被调用后，应及时补充同类设备，保证储备设备的库存数量。

若隔离病房或 ICU 所需设备没有相应储备，医学工程部门负责协调从院内其他科室调配闲置设备（图 8-1）。被调用医用设备所在科室，应提供处于良好工作状态的设备，并配合医学工程部门按照正确的操作规程指导、协助各调用科室正确操作、使用设备。各科室不允许以任何理由拒绝调用本科室未在使用的医用设备。

当医院现有设备无法满足隔离病房或 ICU 的诊疗需求时，医学工程部门负责人应及时报告院领导，协调应急购置或上报上级主管部门，申请向其他医院借调。

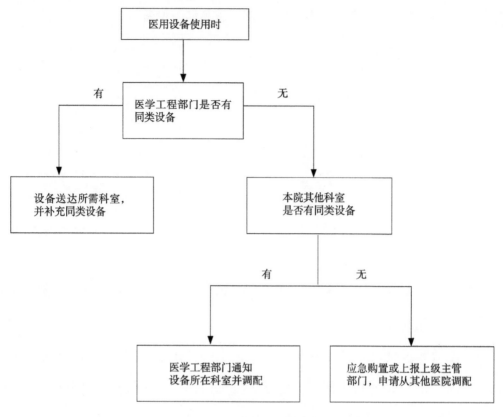

图 8-1　医用设备调配流程

四、医用设备的消毒规范

医用设备是复杂精密仪器设备，通常采用计算机技术、精密机械技术、激光技术、放射技术、核技术、磁技术、检测传感技术、化学检测技术和生物医学技术等，其组成部件包括电子元器件、光学组件、各种传感器等精密复杂模块。医用设备价格高，维修难度大；发生突发公共卫生事件时，为避免交叉感染，应加强物体表面消毒。但部分消毒剂对设备有损坏腐蚀风险，对医用设备消毒一定严格按操作规程执行，在保证院感防控的同时避免损坏设备。

医用设备直接或者间接接触患者及患者体液、血液或飞沫等污染物，应对医用设备进行消毒。设备的消毒管理既要保证有效灭活感染源，又要尽可能地将对医用设备的损坏风险降到最低。医用设备的消毒主要是对设备的表面进行消毒，消毒方法以擦拭法为主。可用于医用设备的消毒剂包括 75% 乙醇、2% 戊二醛、含氯消毒剂等。注意不可采取浸泡、喷洒、喷雾或熏蒸的消毒方法，以免损坏医用设备。

设备表面有肉眼可见的血液、体液或有机污渍时，需用擦拭法给医用设备消毒，分为以下几个步骤：第一步，先用含清洁剂的湿布清洁；第二步，用含消毒剂的湿巾擦拭被消毒设备表面；第三步，用湿布擦除设备表面残留的消毒剂，防止残留消毒剂腐蚀设备；第四步，使用柔软的干布擦除设备表面的液体残留并使其风干，保持电器绝缘性；第五步，将使用过的各类布、巾丢弃至医疗废弃物垃圾桶中。注意擦拭过程中避免清洁液或消毒液进入设备内部，接触接口和金属部件，腐蚀设备。

1. CT 室和实验室消毒规范

CT 室消毒区域主要包括 CT 外壳、机壳按键及内环外壳、床面板、铅防护用品、操作键盘及鼠标等患者或操作者接触的部位。实验室消毒区域主要包括各种设备的外壳、操作台面等。消毒方法应遵循上述步骤擦拭消毒。CT 室和实验室空气消毒，可用紫外线灯照射，时间大于 30 分钟。注意不可采取喷洒、喷雾或熏蒸消毒，这样可能导致医用设备的损坏。标本采集室风险等级更高，可用过氧化氢消毒机进行环境消毒。

2. 隔离病房及重症监护室所用医用设备消毒规范

隔离病房及 ICU 所用医用设备消毒部位主要包括主机外壳和附件部分。擦拭消毒过程中要特别注意附件与主机的连接部位，不要使清洁液或消毒液渗入接口内，以免造成设备损坏。

五、捐赠医用设备的管理

当发生突发公共卫生事件时，全社会各界众志成城，共同抗击疫情，贡献自己的力量，医疗机构可能接收到包括医用设备在内的捐赠物资，应做好捐赠医用设备的管理。

　　医学工程部门负责捐赠医用设备的验收及后续工作。捐赠方需提供医用设备验收所需的相关资料，主要有：产品注册证或备案证、原厂说明书（原厂说明书为英文需提供中文说明书）等。医学工程部门按照捐赠协议上的设备明细清点设备，包括名称、规格、型号、数量等。捐赠方需联系设备厂家，由厂家派工程师提供装机调试和使用前培训工作。疫情期间如遇特殊情况，厂家工程师不能到医院提供服务，医学工程部门工程师需按照设备说明书完成装机调试，并与设备厂家工程师远程沟通，确认设备的技术参数是否符合使用要求，并由医学工程部门工程师对临床使用人员进行使用前培训。完成装机调试和使用前培训后，院方与捐赠方完成捐赠设备的交接验收工作，方可投入使用。医学工程部门对捐赠的设备要单独建立台账，所有资料单独存档。

（杨凯阳）

第三节　医用防护物资的管理

一、医用防护物资分类

根据美国职业安全与健康管理局的定义，个人防护用品是指为了最大限度地减少暴露于工作场所引发严重伤害和疾病的危害而穿戴的装备。医用防护物资是指在医疗机构为保护医护人员防护用品的统称，主要有：口罩、防护服、隔离衣（手术衣）、工作帽、手套、护目镜、医用防护面罩等。

1. 口罩

我国将医用口罩分为一次性使用医用口罩、医用外科口罩和医用防护口罩三类。一次性使用医用口罩指保护呼吸道免受有害粉尘、气溶胶、微生物及灰尘伤害的防护用品，适用于一般诊疗活动时佩戴；医用外科口罩指能阻止血液、体液和飞溅物传播的，医护人员在有创操作过程中佩戴的口罩；医用防护口罩指能阻止经空气传播的直径 ≤ 5 μm 感染因子或近距离（< 1 m）接触经飞沫传播的疾病而发生感染的口罩，适用于接触经空气传播或近距离接触经飞沫传播的呼吸道传染疾病患者。不同类型口罩遵循不同的标准（表 8-6），核心指标见表 8-7。医用防护口罩（N95）除表中指标外，还对表面抗湿性、密合性、适合因数提出了严格要求。根据区域定位，相应人员应佩戴相应类别的口罩。

表 8-6　医用口罩执行标准

类别	执行标准
一次性医用口罩	YY/T 0969–2013
医用外科口罩	《医用外科口罩技术要求》YY 0469–2011
医用防护口罩（N95）	《医用防护口罩技术要求》GB 19083–2010

表 8-7　医用口罩核心评价指标

类别	细菌过滤效率	颗粒过滤效率	通气阻力	合成血液穿透阻力
一次性使用医用口罩	≥ 95%	—	≤ 49 Pa/cm²	—
医用外科口罩	≥ 95%	≥ 30%	≤ 49 Pa/cm²	要求
医用防护口罩	严格要求	≥ 95%	≤ 343.2 Pa	要求

2. 医用一次性防护服

防护服是医务人员在接触甲类或按甲类传染病管理的乙类传染病患者时所穿的防护用品。防护服应具有良好的防水性、抗静电性、过滤效率和无皮肤刺激性等特点，穿脱方便、结合部严密，袖口、脚踝口应为弹性收口。

欧盟标准将防护服划分为 6 类（Type 1 ~ Type 6），面料还根据《防护服—生物传染物防护服性能要求和测试方法》（EN 14126–2003）进行防生物性评估。在符合此标准的基础上，防护等级为 Type 3/4 以上，适用于有体液和血液喷溅环境，特别是气管切开、气管插管等有可能喷溅的高危操作；Type 5/6 的防护服适用于有可能被体液喷溅的风险环境，如发热门诊等。

我国医用防护服标准《医用一次性防护服技术要求》（GB 19082–2009），其中规定了一次性防护服的要求、试验方法、使用说明等内容，但在微生物阻隔方面未如欧美标准进行单独规定，尚未对防护服用途和场所进行分级分类规范。

3. 隔离衣（手术衣）

隔离衣是用于保护医务人员避免受到血液、体液和其他感染性物质污染，或用于保护患者避免感染的防护用品。适用于穿隔离衣的情况：①接触经接触传播的感染性疾病患者时，如传染病患者或多重耐药菌患者等。②对患者实行保护性隔离时，如骨髓移植患者等的诊疗、护理。③可能受到患者血液、体液、分泌物、排泄物等喷溅时。

4. 护目镜

护目镜是防止患者的血液、体液等具有感染性的物质进入人体眼部的用品。针对烈性传染病防控要求，眼部防护应采用密封性好、防雾、气密或间接通气孔，系头戴式的护目镜，不建议使用直接通气孔和镜架式护目镜。采购选型时需加以区分。

5. 其他防护物资

我国医用手套标准分为四类，分别是《一次性使用灭菌橡胶外科手套》（GB7543–2006）、《一次性使用橡胶检查手套》（GB10213–2006）、《一次性使用聚氯乙烯医用检查手套》(GB24786–2009) 和《一次性使用非灭菌橡胶外科手套》（GB24787–2009）。以上手套分为无菌和清洁两类，佩戴时需根据操作要求选择合适的手套类型和规格。

一次性使用医用防护帽用于保护医护人员、疾控和防疫等工作人员的面部、头部和颈部，防止直接接触含有潜在感染性污染物的一类医用防护用品。行业推荐标准为《一次性使用医用防护帽》（YY/T 1642–2019，2019 年 7 月 24 日发布，2021 年 2 月 1 日实施）。

一次性使用医用防护鞋套适用于医务人员、疾控和防疫等工作人员在室内接触血液、体液、分泌物、排泄物、呕吐物等具有潜在感染性污染物时使用，遵循标准《一次性使用医用防护鞋套》（YY/T 1633–2019，2019 年 7 月 24 日发布，2021 年 2 月 1 日实施）。鞋套应具有良好的防水性能及防滑性能，并一次性应用；从潜在污染区域进入污染区时和从缓冲间进入负压病房时应穿鞋套；应在规定区域内穿脱鞋套，发现破损及时更换。

所有的防护物资必须按照正确的佩戴方法使用，并且根据医院感染管理部门制定的防护指南及路径，在相应区域穿脱防护用品，防止被感染。

二、应急管理体系

在新发突发传染病疫情防控工作中，医用防护物资保障工作尤为关键。医院在日常工作中应建立医用防护物资应急管理体系，确保能够迅速有效地应对突发事件，组成人员各司其职，协同合作，共同保障医用防护物资的供应与发放。

应急管理体系建立的重点内容：①成立医用防护物资管理小组，医用防护物资管理部门的主管院长任组长，部门负责人任副组长，专职库管员1人，采购员1人。②建立医用防护应急物资品规基本目录及安全库存量；在低于安全库存量时，专职库管员通知采购员补充物资，保证应急供应。③入库的医用防护应急物资必须由采购部门统一采购或经上级主管部门调拨及符合捐赠条件的情况。④验收由专职库管员和采购员共同完成，货物验收合格后方可办理入库手续，建立专账，专人负责。⑤医用防护应急物资入库后，根据其保管要求、仓储设施条件和库房实际情况，确定存放区域，实行分区、分类存放和定位管理。⑥库管人员定期盘点医用防护应急物资，做好记录，防止应急物资被挪用、流失和失效，按要求补充和更新物资。⑦医用防护物资管理部门设专人值班，遇紧急情况服从医院统一安排，将应急物资送往指定地点。值班人员做好医用防护应急物资发放登记工作，保证物资去向明确。专职库管人员做好医用防护应急物资的入出库工作。

三、疫情期间应急发放管理

新发突发传染病疫情防控期间，医用防护物资管理小组负责医用防护应急物资的管理使用、统一调度、集中存放、建立台账、专人发放。发放应基于医院感染管理部门制定的医用防护用品使用指引或指南分级控发，同时遵循"统筹兼顾、突出重点，急用优先、公正规范"的原则，建立申领、发放、盘点及日报流程。在控发物资时，建议充分考虑物资安全库存数、现有库存数、补货周期、使用范围、开放床位数及工作人员数量等多种影响因素，尽量保证医用防护应急物资的"精准控发"。

1. 申领流程

申领科室领用不同级别的医用防护物资时，根据科室设置岗位情况提交领用时段内相应岗位实际在岗人员名单及班次表，并由领用人、科室护士长、科室负责人三级签字；再次领用时需提交上次领用的使用记录表。领用数量按每日实际在岗人数计算 2 日使用量。如有特殊需求，科室需向主管部门、医院感染管理部门提出申请。

2. 发放流程

专职库管员严格按医院感染管理部门制定的医用防护用品使用指引或指南对医用防护物资执行分级控发。专职库管员根据科室名单计算数量，实际发放 2 日使用量。领用人及发放人清点领用的医用防护物资后签字确认，出库单据双方各自留存，发放人名单附在库房出库单后留档备查。领用后科室按照申请明细表中的人员做好发放使用登记，并与此次领出用品的科室出库单一并留存备查。特殊领用情况，需按主管部门、医院感染管理部门批准的领用品规及数量发放。

3. 盘库流程

领用科室每日清点医用防护物资。医用防护物资管理小组每日对医用防护物资库存进行盘点，保证日结日清，以掌控库房当日实际库存，并根据库存和领用变化随时提交采购计划及调拨申请。

4. 日报流程

领用科室按要求每日上报使用量，专职库管员做好统计工作。每日按照各级工作领导小组物资保障要求，对各类防控物资的进货数量、使用数量、库存数量、次日需要量等情况进行报送。严格执行三级审核签字制度，即报表人、科室负责人、院级领导三级签字，保证报表的逻辑性、合理性和真实性。

5. 日使用量测算方式

日使用量测算方式是以医院确定开放床位数而投入的所有工作人员（医护、医技、后勤）数量进行测算。测算公式如表 8-8。对于非一次性护目镜投入使用后，每日只需补充复消后无法使用的数量即可。

表 8-8　医用防护物资日使用量测算公式

类别	测算公式（个）
医用防护口罩（N95）	人员基数 × 0.75 × 2 × 1.2
防护服	N95 口罩日使用量 × 2/3
手术衣（隔离衣）	N95 口罩日使用量 × 2/3
检查手套	N95 口罩日使用量 × 3
医用帽	N95 口罩日使用量
防护面罩	N95 口罩日使用量 × 2
靴套	N95 口罩日使用量 × 2
一次性防护镜	N95 口罩日使用量 × 2

四、捐赠的医用防护物资管理

捐赠的医用防护物资指由红十字会、慈善基金会、生产企业和其他组织或个人自愿无偿向医疗机构提供，用于新发突发传染病防控相关的医用防护用品。医学工程部门配合医院捐赠管理工作小组完成接收捐赠医用防护物资的审核、验收、办理入出库及发放手续等工作。

根据国家卫生健康委国卫办财务函〔2020〕161 号文件中《医用防护用品国内标准及国外标准》，对捐赠的防护物资进行鉴定。质量不合格的物资不予接收；符合此标准的物资，进行分级、分类管理。

医院应建立医用防护应急物资管理相关制度及流程。由专人负责，建立接收和发放台账、分类储存；发放原则与防护应急物资分级控发原则一致；每日汇总清点当天物资接收及发放情况；建立捐赠医用防护物资管理档案，定期向医院捐赠管理工作小组汇报。

五、非疫情期间储备管理

能否在新发突发传染病疫情面前第一时间有效保障医务人员的自身防护，非疫情期间各类防护用品的储备尤为重要。为了能够从容应对新发突发传染病，各医疗机构应该在非疫情期间做好医用防护用品的合理储备。储备医用防护物资要兼顾"平战结合、动态周转"的原则，保证合理储备的同时要避免浪费。

建议承担新发突发传染病防治任务的医疗机构每年度向上级主管部门申请专项资金，用于医用防护用品的储备或过期物品的更新补充，并建立长效机制，保证医疗机构时时备有合理数量，且在有效期内的医用防护用品。

（乔玲）

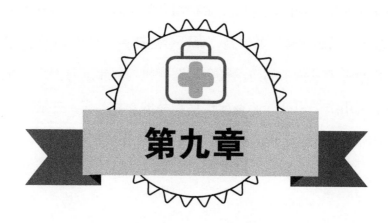

第九章

药事管理

第一节 建立和完善应急药事管理体系

药事管理与药物治疗学专业委员会是应急药事管理体系的监督和主导部门，药学部门作为医院的职能科室，实施应急药事管理的各项事宜。在药事管理与药物治疗学委员会的监督和指导下，由依法取得相应资格的药学专业技术人员负责药品管理、药学专业技术服务和药事管理工作。在新发突发传染病时期，药学部门成立药品应急保障组，负责新发突发传染病防治相关药品的供应保障工作。药品应急保障组由药学部门主任担任组长，下设五个专业职能组，包括人力资源组、药品保障供应组、药品调剂组、临床药学组及药品质量控制组（图 9-1）。各部门建立、健全工作制度、操作规程和工作记录，并组织实施。

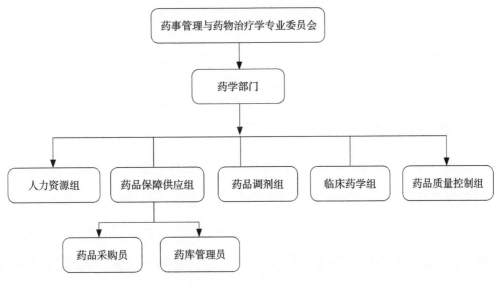

图 9-1 应急药事管理框架

一、人力资源组

人力资源组由药学部门主任担任组长，负责在新发突发传染病疫情期间药品供应保障中的人员整合、生活保障、向上级领导和部门汇报、协调各种临时性问题等方面的工作。全体人员须保持 24 小时通信畅通，其他各组应定期向组长汇报人员情况。

二、药品保障供应组

药品保障供应组由药品采购员和药库管理员组成。

1. 药品采购员

药品采购员严格遵守国家及省市级相关规定，执行药品采购政策，根据医疗救治、医务人员防控和科研需要，做好药品采购工作。及时了解临床科室药品使用趋势及动向，尽量避免药品短缺的情况发生。如遇应急药品采购及发生药品短缺的情况，药品采购员应多方联系，以最短时间将药品采购入院。

2. 药库管理员

药品管理组主要职责为：①根据医院制定的治疗指南或专家组意见制定药品专项采购计划，保证药品供应。②供应和发放库存药品，协调各药房急救药品的调剂。③保障合理的药品库存，以备临床所需。

三、药品调剂组

药品调剂组主要工作为：①进行医院日常药品的调剂工作，执行其他与调剂相关的临时性任务。②进行切实有效的防护，避免院内交叉感染。③必要时设立特殊门诊药房，常规工作有：药品领发、排班、账物管理和消毒等。④为临床提供用药信息，做好患者的用药咨询和宣传工作。⑤严控药品质量，查验药品有效期。

四、临床药学组

临床药学组主要负责药物信息、临床药学和药物安全性方面的工作，有：

①及时收集、整理药物信息，向临床工作人员传递合理用药信息。②做好相关治疗药物监测工作，为临床工作人员提供监测结果解读及用药建议。③药物不良反应监测、收集、上报和反馈，对发生药物不良反应的患者提供用药指导，提高患者用药依从性。④以适当的方式开展药学服务，通过药物咨询及科普等方式缓解公众恐慌。⑤开展与新发突发传染病相关的药学科研工作，为临床治疗提供循证依据。

五、药品质量控制组

药品质量控制组由药学部门副主任负责（或药学部门主任指定人员），负责对疫情期间所有采购入库药品（包括捐赠药品）的质量控制。主要工作内容包括药库、药房、病区药品的质量，账物，药品码放，药品标识，药品有效期等进行检查并记录。

（朱晓虹　谢婧）

第二节 药品供应管理

在新发突发传染病疫情期间，保障药品的供应，以确保临床用药需求。药学部门成立药品保障供应组，由药品采购员及药库管理员组成。负责药品的采购、储存和发放，并根据诊疗方案、临床治疗需求、市场供应情况、药品储备情况及时调整库存，以保证临床用药需求。药品供应管理包括药品采购管理及药品储备管理。

一、药品采购管理

由药事管理与药物治疗学专业委员会授权药学部门，根据临床诊疗进展和疫情防控需求，从药学专业角度制定关键治疗药品清单。关键治疗药品应为用于医疗机构诊疗、疫情防控，以及医疗机构派出的医疗支援队所需的药品。药学部门根据医院制定的治疗指南或专家组意见，制订基本采购计划，包括治疗指南或专家组指定的药物目录中的药品，并需要考虑治疗方案之间的药物相互替代性。

药学部门应建立新发突发传染病应急药品目录，保证做到应急药品品种齐全，数量充足。若所需使用药品未在本院药品使用目录中，需由新发突发传染病临床救治组长提出用药申请，经分管院长、药学部门主任批准，启动应急采购程序，并在药事管理与药物治疗学专业委员会备案。所有针对新发突发传染病应急采购的药品应仅限该类患者应用。当临床患者急需时，可先安排药品采购，事后补办审批手续。采购部门接到申领订单后应立即联系首选药品配送企业，在配送企业有货的情况下，4小时内保质保量送达急救药品。如首选配送无货，按照药品采购平台备选配送和医院配送商选择方案联系其他供货商。如果药品全市范围内断货，且属于临床必须用药时，采购部门及时反馈，由药学部门报请新发突发传染病临床救治组长，经主管院长同意后采购可替代品种，并在药事管理与药物治疗学专业委员会备案采购原因、数量和购药渠道。紧急情况下药学部门通知采购部门先行采购，随后补办审批手续。

所需药品（非急救药品）应在 24 小时内供应到位，并及时补充，保证不断货。采购部门应同药品配送企业建立起长期固定的协约关系，签约单位保证在急需时按要求组织药品的补给，同时建立后续补给网点，从多渠道获取药品信息，进行市场信息的追踪。药品采购员应熟记各药品配送企业业务员的联系方式，掌握应急使用药品可由哪些制药企业生产及其供应渠道。

当药品供应部门接到药品配送企业发布的缺货通知时，先确认目前院内总库存余量并估算预计使用量，评估是否足够供应至到货日。药品缺货期间，院内库存余量原则上以提供住院患者为主；若发生余量不能满足供应的情况时，采购部门及药库保管员应及时了解药品详细变动情况，进行信息整合及系统维护，实时发布相应通知，告知临床科室根据患者病情选择其他可替代的药品。

二、药品储备管理

在新发突发传染病暴发流行初期，由于整体应急体系不健全，往往出现某些药品储备不足，在短期内需要大量使用而出现供不应求的情况。这就要求对疫情相关治疗知识有较全面的了解，对需求量大的药物要有预见性，提前做好采购计划，及时联系货源，做好储备，供给临床用药。

及时了解临床科室药品使用趋势及动向，尽量避免药品短缺情况的发生。应急药品采购计划不同于常规药品采购计划，可能会缩短至每日一次或每日数次不等的应急采购计划，药库管理人员应根据临床需求随时进行调整。另外，针对收治患者数量做出药品用量预判，提前做好采购计划。一般来说，如收治患者数量为 10 左右的数量级，采购计划应做到至少 100 例患者的常规用量。

严格执行入库验收制度，有效期在 12 个月以内的药品原则上不得接收入库，特殊情况须征得药学部门主任同意后方可入库。药品入库时先进入待验区，由药品采购员和药库管理员双人验收。根据入库凭证所列项目内容核对，按批号逐批进行质量检查，合格后由药品采购员和药库保管员双人在发票上签字并办理验收入库，记录应保存 5 年。质量验收不合格，禁止入库。

药品入库后应按照先进先出、近期先出、易变先出的原则，按生产批号码放；定期对所有储存药品进行在库养护。近效期药品（一般为药品失效前 6 个月）应有明显标记，并按月填报近效期药品汇总表，发至药房各部门，相互调剂使用，以免药品过期而造成不必要的浪费。药品应定点放置，摆放应整齐、有序，标识清楚，通风良好，人员、物流通道应保证在发生任何突发事件时都便于出入，防火、防水、防潮、防冻、防盗等设施齐全，根据需要安装监控设备。如发生药品丢失、失窃等情况，应第一时间向科主任及保卫科汇报。

（朱晓虹　谢婧）

第三节 药品调剂管理

在新发突发传染病疫情期间，药品的调剂主要包括门诊、急诊及住院患者的药品调剂。按相关法律、法规，只有具备相应职称的药师有资格对患者处方（医嘱）进行药品调剂。药学人员调剂处方或医嘱时必须做到"四查十对"：查处方，对科别、姓名、年龄；查药品，对药名、剂型、规格、数量；查配伍禁忌，对药品性状、用法用量；查用药合理性，对临床诊断。严格遵守查对制度，严格执行毒、麻、精神、贵重药品管理制度，每日清点，做到账物相符。疫情初期，由于对疾病治疗知识尚未有全面的了解，药品的使用可能多样化，需要调剂岗位工作人员具备较高的专业素养，在调剂过程中发挥相应的作用。

一、门诊、急诊药品调剂

在门诊、急诊调剂的药学人员应根据医院感染防控要求，进行切实有效的防护（应考虑不同传染病的传播特征），手工传递的处方应进行消毒并妥善保管，避免院内交叉感染，原则上发出药品不予退换。医师开具的处方（医嘱）应经合理用药系统、药师进行合理性审核，审核合格后方可进入缴费环节。药师向患者交代发药时，应说明药物的使用方法，如用法用量、注意事项、中药与西药的用药间隔等内容，可采用电子化用药指导单为患者提供药学服务。调剂药师定期对门诊、急诊处方进行合理性点评，点评结果进行公示。

急诊应采用电子化处方的调剂方式，发药时宜采用无接触发药模式，并做好药学服务，可尝试采用无人值守药房模式，为患者提供药品调剂、发药、用药指导等服务。

二、住院药品调剂

住院患者药品调剂，按照医院信息系统中的患者医嘱进行药品调剂。为防止交叉感染，救治新发突发传染病患者的病房，原则上不进行医嘱退药。对麻醉、精神药品等凭处方调配的国家特殊管理药品，采用先行电子处方调配的方式，病房定期将经感染管理处认可的消毒后处方统一交回住院药房，由住院药房人员核对后留存；空安瓿（废贴）不予回收，由病房统一销毁，留存照片及销毁记录，销毁记录由病区科室主任、护士长及销毁人员签字留存备查。重症患者可能采用中西医联合治疗，为保证患者及时使用中药汤剂，煎药室人员采取 24 小时待命状态，当病区开具中草药医嘱后，煎药室人员第一时间予以调配草药，并经过煎煮、浓缩、灌装等流程后，统一送至病区。

为保障住院患者临时用药需求，药学部门对各病区及科室采用智能药柜进行基数药品管理。基数药柜中药品应按规定定位储存，张贴药品标签和标识，遵循"先进先出""近效先出"的原则，质量不合格及有效期 3 个月内的药品不得在基数药柜中存放。所有的基数药品均需储存在基数药柜中，只限临床使用，不得挪作他用。如发现基数外药品，药学部门有权予以收回。在新发突发传染病时期，可由病区或临床科室核心组根据需要拟定基数药品目录，办理审批手续后，由药学部门核准进行配备。药师根据病区药品用量，定期进行基数药柜中药品的补充工作。药品补充需由药师和病区护士双人共同完成。药品补充完毕，药师应与病区护士双方核查无误后，在《病区药柜基数药品补充记录单上》签字，一式两份，药学部门与病区各留存一份。

三、突发情况下药品调剂

在新发突发传染病疫情期间，如遇到停电、断网等突发事件时，药品的领发和调剂手续应从简，以方便、快捷、高效为原则。药学部门各药房、药库等应与信息网络管理部门、财务部门、门诊部、各临床科室等密切合作，立即启动应急药品调剂方案。根据突发的具体情况，应用单机版操作系统的局域网络或纯手工操作。在局域网可用的情况下，由网络建立虚拟应急药品库提供给医师开具处方。门诊药房在系统中开放指定窗口，收费处按此路径收费。如网络不可用的情况下，患者凭写有"应急"字样的专用处方到药房指定窗口划价，金额保留小数点后两位，在手写金额处盖人名章，到收费处缴费后再到药房窗口取药。取药时因网络故障期间通过医保卡进行患者识别，药师须询问患者姓名以再次识别患者。药师应对处方进行用药合理性审核，如处方不合理，医师未按规定修改，药师有权拒绝发药。对急诊抢救患者，必要时，经医院突发应急事件领导小组同意，可先用药后交费。

各病区及手术室急用药品，药师优先按医嘱发药；若医嘱暂未输入系统的，则凭病区借药单发放药品。借药单一式两份，药房与借药病区各留存一份。网络故障期间，停止退药及出院操作。药房不得进行药品日结和出库操作。药学部门各调剂组及药库每月更新本部门药品目录至指定的统一共享文件夹，以备网络中心留档。同时，各药房需每月打印药品目录，以备应急使用。

如果在夜班、周末、节假日期间，调剂过程中发生药品短缺，药学部门应启动"药品调剂应急流程"（图9-2），紧急采取部门间调拨措施，必要时可在全院范围内调拨。若能在各调剂部门之间互相调剂解决药品短缺问题，由药库管理员负责协调各调剂部门之间的药品调拨。若院内无法调拨，药库管理人员联系药品采购员尽快购买。若上述情况均不能得到药品，药库值班人员须向科主任报告。药学部门应以院内信息网、手机短信、电话等适当方式通报临床有关药品短缺的信息，以及短缺期间替代用药建议等。药品短缺事件处理完毕后，采购部门或药学部门应该填写《药品缺货记录表》，包括药品缺货时间、原因、采取何种措施等各项记录，进行统计分析。

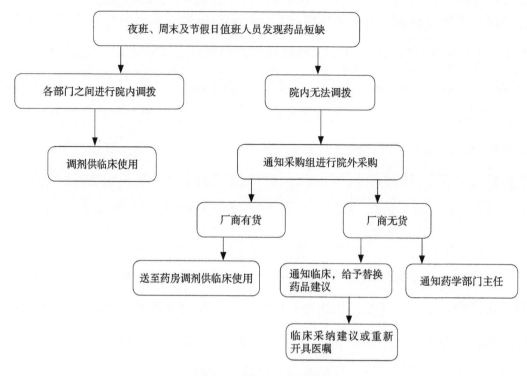

图 9-2　药品调剂应急流程

（朱晓虹　谢婧）

第四节 应急下的药学服务

在新发突发传染病疫情期间，药学服务模式应与平时有所不同。应根据传染病的不同传播途径采取不同的服务方式，既满足患者药学服务需求，又可以避免药师感染。

一、药品调剂服务

药学部门应通过各种措施减少患者来医院就诊次数。如根据各地医疗保险情况调整处方开具政策。也可以同时采取线上和线下的药品调剂模式。线下药品调剂模式见本章第三节。

具有互联网诊疗资质的医院可对复诊患者提供线上诊疗服务。复诊患者通过线上问诊后，医师通过互联网开具处方，处方经合理用药系统及线上药师审核后进入缴费环节，调剂药师获取线上处方信息后进行药品调剂，根据患者配送需求，由第三方物流企业直接配送药品到家。

对有饮片或代煎剂配送需求的患者可提供配送服务，以缩短患者在院停留及等候时间。具体流程：药师对患者进行用药指导后，患者持配药单去院内第三方物流企业窗口办理相关手续后即可离院。物流方工作人员持患者配药单，按取药时间到药房取药。药学人员和工作人员做好核对后并签字，药房收回配药单。第三方物流企业应保证代煎剂或饮片在适宜的温度和环境下，尽快送达患者指定接收地点。

二、临床药学服务

临床药师应在药物治疗的各个环节开展工作。

1. 科普宣教

药学服务应传递人文关怀，临床药师可通过互联网平台开展科普宣教，宣传疫情防控及用药知识，在宣传资料中增加鼓舞士气的文字，临床药师需要鼓励患者保持良好的心态，战胜疫情，避免公众盲目恐慌。

2. 医嘱审核

临床药师重点开展抗疫药物的治疗信息、新治疗方案收集、整理、分析和传递。针对患者用药情况进行审核，及时反馈，促进抗疫药品的合理使用，保障患者安全用药。

3. 药物治疗

临床药师应参与到新发突发传染病重症患者救治的多学科团队中，发挥临床药师在药物治疗中的专业特点，对药物治疗提出建议及设计个体化给药方案。为避免交叉感染，对病区患者可采取远程药学会诊的方式，协助医师解决患者用药问题，为患者提供相关用药指导。

4. 用药咨询

临床药师要重点关注抗疫药品合理使用、不良反应、关键药品市场动态等方面的信息，以循证理念为患者用药决策提供依据。对医师、护师和患者提供帮助，提高医疗服务质量，保障患者安全用药。如果在疫情期间常规药学服务不能正常进行，可采取网络／电话等形式转线上进行。疫情期间可通过非接触方式积极开展患者教育和用药咨询，如药师可通过网上问诊 APP 为居家隔离和自我医学观察的人群进行用药指导，提供远程居家药学服务。

5. 治疗药物监测

针对疫情期间的相关药物，可酌情开展治疗药物监测工作。临床药师根据检测结果为临床提供解读并针对治疗方案提供合理的用药建议。临床药师应重点监测药物不良反应，提高患者用药依从性。

6. 药学科研工作

临床药师开展疫情相关药物治疗信息的收集、整理及分析，通过查阅资料与临床相结合的方式开展相关的科研工作，以循证理念为医院用药决策提供依据。

（朱晓虹　谢婧）

第五节　捐赠药品的管理与使用

捐赠药品系指由相关供应商、生产厂家和其他组织自愿无偿向医疗机构提供的用于新发突发传染病的预防、治疗与保健等的相关药品。

捐赠药品应为医疗机构诊疗、疫情防控需要的药品。捐赠单位向医院办公室提出捐赠意向，医院办公室应征求药学部门的意见；药学部门根据新发突发传染病用药及临床科室需求，做出是否接受捐赠意见，并报药事管理与药物治疗学专业委员会备案。如不接受捐赠，及时给予明确答复。如接受捐赠，药学部门在《医院捐赠评估单》上签字确认。捐赠单位完成相关捐赠手续后，药品采购员根据提供的《捐赠物资信息表》，对捐赠药品生产和经营的资质进行审核；药库管理员对捐赠药品进行项目核对，包括捐赠药品通用名、规格、数量、生产企业名称、生产批号、有效期等信息进行详细登记。《捐赠物资信息表》由采购中心、药学部门各留存一份备案。捐赠药品质量验收合格，按照规定的储存条件进行专区存放，做好药品的在库养护工作。

捐赠药品入库应由药品采购员采用捐赠药品入库程序进行网络系统入库。药品名称前需标明"捐赠"字样，以示与其他药品的区别。药库管理员核对网络入库与实物后进行入库确认。各使用部门按照正常药品的申领手续领取捐赠药品。各部门严格遵循"捐赠先出""近效期先出"的原则，严把出库关。捐赠药品使用遵循正常的处方和医嘱开具流程，药师对处方和医嘱进行合理性审核后，方可调剂发药。捐赠药品如为供医务人员使用，根据实际使用人员情况填写调拨单，由主管院长签字后调拨出库供医务人员使用，同时需留存使用人员明细，做到账物相符。捐赠药品如无指定的受捐赠科室和人群，应有医务处进行使用的范围和人群的限定。捐赠药品按常规药品管理，每月进行药品盘点和质量检查。药库管理员定期将捐赠药品的进、销、存情况上报药学部门主任、主管院长，接受纪检监察部门监督。在捐赠药品中发现 6 个月内的近效期药品时，应及时上报药学部门主任或受捐赠科室。捐赠药品发生质量问题、污染、过期的情况，按照《过期及失效药品管理规定》进行销毁，不得挪作他用。捐赠药品如涉及麻醉药品、精神药品等，按照《麻醉药品和精神药品管理制度》执行。

在接受捐赠药品工作中，医疗机构应当遵守国家法律、法规；药学部门应严格按照医疗机构规定的流程和要求执行，不得私自接受、使用赠药，不得从事营利活动。设立专人、专库、专账管理捐赠药品，接受医疗机构指定管理部门的监督与审计。

（朱晓虹　谢婧）

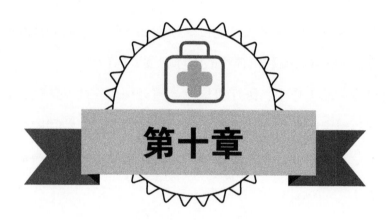

医保管理

第一节 工作制度和人员配备

在新发突发传染病疫情期间，为提高医疗保险办公室人员的快速反应能力和应急处置能力，科室须制定切实可行的应急工作制度，同时对科室内部工作人员进行合理调配，保持科室在疫情期间正常工作秩序，并确保科室能快速准确处理各类应急工作。

一、制定应急防控工作制度

1. 建立科室应急值守制度

疫情期间，科室工作人员在加强个人防护的同时，应建立、健全应急值守工作制度并严格遵照执行。科室每日指定专人值守，及时查收上级政务办公平台和院内信息平台发送的相关政策文件和信息，并做好政策文件的接收登记工作，包括接收时间、政策发布部门、政策联系人、政策传达范围和具体执行情况等内容。

2. 建立信息报送台账制度

疫情期间，上级政府部门需要报送的信息繁多，存在报送要求、报送格式、报送内容、报送方式、报送时间等不一致的情况。为了确保报送信息有据可查，前后一致，需建立新发突发传染病疫情信息报送台账制度，对所有报送信息进行详尽记录，包括报送时间、报送部门、报送渠道、报送要求、报送内容、报送负责人和制表人等，确保所有报送信息均设有台账，便于核查和确保报送前后一致。

3. 严格保密工作制度

疫情期间，科室工作人员签署新发突发传染病信息保密协议，严格保密制度，严禁泄露疫情相关信息。指定专人负责新发突发传染病信息报送工作，通过政府政务信息平台或院内信息平台等官方专用渠道报送新发突发传染病相关信息，严禁通过个人互联网邮箱或者网络平台等渠道进行新发突发传染病相关信息的传输工作。

二、科室人员调整配备

疫情状态下，医疗保险办公室工作内容随之发生变化。正常就医人群存在一定程度减少，医保服务窗口和医保结算审核业务量随之缩减，除疫情工作外其他政府指令性工作也会减少，而应对疫情衍生出的医保应急工作激增。因此，需要调整科室工作重心，重新梳理科室内部工作流程，科学调配工作人员及任务分工，提高工作效率，增强应对疫情工作的处置能力。

1. 合并部分岗位，成立"日常业务工作组"

将原医保咨询服务窗口、出院患者审核结算业务和医保数据维护等岗位合并，缩减3名岗位工作人员，成立"日常业务工作组"，其主要工作任务是应对原有日常工作，小组成员工作内容和工作方式沿用原有模式，政策执行不变。具体包括医保特殊病患者备案审批、各类医保证明开具、普通住院患者出院结算、医保业务咨询、医保系统升级和数据维护等。

2. 增设"疫情结算工作组"

疫情结算工作组按照国家医疗保障局对新发突发传染病疫情患者的医保政策要求，进行患者费用的审核和结算工作，疫情结算工作组严格执行医疗保障部门为应对新发突发传染病发布的医保政策，重点关注疫情期间医保政策调整，特别是应对新发突发传染病紧急调整的医保适应证与使用范围的药品和诊疗项目政策，保障患者医疗费用结算正确。

3. 增设"疫情应急工作组"

疫情应急工作组承担上级政府部门应对新发突发传染病疫情相关政策在医院推进的职责、疫情相关业务流程梳理、疫情数据报表传送及其他应急工作。具体工作包括疫情下医保政策的宣传培训、应对疫情调整的院内业务流程（操作流程和信息系统流程）、数据报表、政策解答、一线信息的收集和反馈等。

（王沛陵　翟娜敏）

第二节 医保管理业务调整

在新发突发传染病疫情期间，及时对医保业务流程进行调整以适应疫情期间医保工作的顺利推进，科室管理性业务主要面临和政府部门之间的政策衔接与信息通畅，科室业务性工作也将按照疫情防控要求进行流程性调整，保证满足患者医保服务的同时避免交叉感染的情况发生。

一、畅通"一线"向"政府"信息反馈渠道

非疫情时期，医疗保险办公室更多的是将上级政府医疗保障政策传达给医院一线部门，做好"上情下达"，完成上级政策在医院基层的正确推进。但在新发突发传染病疫情期间，医院医疗保险办公室的一项重要职能是将临床一线的重要信息及时向政府部门反馈，为政府部门制定科学、可落地的疫情政策提供决策依据。

新发突发传染病有自身的特点，疫情初期时，政府各项决策的依据更多源于一线的信息反馈，畅通基层反馈渠道有利于政府及时制定适宜政策。积极与临床一线医师沟通，收集医保相关信息，主动向政府部门反馈沟通，协助政府制定出符合本次新发突发传染病疫情的医疗保障政策，确保"下情上传"，反馈渠道的畅通是政策能否及时、有效落地的关键。如疫情期间放宽长处方政策、避免患者在医院聚集、疫情相关药品和诊疗项目适应证的放宽和相关自费药品纳入医保目录等措施便于更好地救治患者，这些信息都需要由基层主动反馈给政策制定部门，以便制定适宜、可操作的政策。

二、推行"少接触"医保管理模式

应对新发突发传染病疫情，医疗保险办公室日常管理业务需要精简服务流程，

使用"少接触"工作模式，减少患者在医院停留的时间，避免交叉感染。同时，流程的简化不能以牺牲业务质量为代价，需要在流程再造过程考虑必要环节和关键点的明确，避免疫情过后出现业务疏漏和违规现象，给国家、集体或者个人带来损失。

1. 精简业务流程的一般步骤

医疗保险日常管理工作中，很多业务是需要多部门之间书写意见和签字，并采用线下的纸介质方式流转于多个部门，最后将纸介质存档备案，完成整个业务流程。疫情期间为减少患者交叉感染的机会，需要改变部分医保日常业务的流转程序，方便患者就医的同时减少患者院内停留的时间。

（1）对科室内部所有业务进行梳理，针对每项业务的流程进行分析评估，尤其是涉及多部门的业务，探讨各环节是否有"不见面"操作的可能性、部分环节简化的可操作性和风险点，按照讨论结果制定切实可行的"非接触式""少见面"的医保业务流程。

（2）对科室业务中涉及的业务表单电子化，放置在院内信息平台、门诊、住院临床医师工作站等设备终端，依托信息平台完成院内全部流转程序，认可临床医师的电子签名，各科室按流程顺序完成院内电子化审批，留存审批意见，最后由医疗保险办公室打印并留存电子档案信息。

（3）对疫情期间为减少患者在院停留时间所变更的特殊工作流程都必须做好登记，留存必要信息，以便疫情后对必要环节的后续内容进行补充及信息健全工作。

2. 适合疫情期间精简服务流程的业务

适合疫情期间精简服务流程的业务中较典型的是"医保特殊病患者备案审批业务"，原流程为患者在医疗保险办公室领取特殊病备案申请表，返至医师处填写临床诊断信息，再返回医疗保险办公室进行社保卡读卡、写卡备案审批，纸介质备案资料留存医疗保险办公室备查。评估此工作流程中仅患者持卡到医疗保险办公室进行读卡、写卡环节为"必须与患者见面"的不可缺失环节，其他环节均可通过院内信息系统流转执行，待疫情结束后再统一完成打印特殊病备案申请表并完成医师手工补签名手续。

其他涉及多部门的工作也可以参照"医保特殊病备案审批业务"改造流程进行院内环节的精简，尽量实现"非接触""少见面"的目标，常见的业务有"转诊转院""医保结算证明""外检审批""外购药品"等业务，可以实现完全"不接触"模式，"医保特殊病患者备案审批"仅留存医疗保险办公室写卡环节的"一步式"模式。

3. 持续优化流程，高效服务患者

疫情期间开展医保管理模式的梳理，一方面有利于减少患者在医院停留时间，避免交叉感染；另一方面能有效评估日常业务流程中是否存在烦冗拖沓的环节，最终达到精简管理流、减少冗余操作、提升管理效率的目的，更好地为参保人员提供优质、高效的医保服务。

三、采取"不见面"模式宣传培训

新发突发传染病引发的"应急状态"下，政府下发的文件和临时政策性指令诸多，各项政策调整也会很频繁，同时院内"应急"流程也需要对相关岗位进行医保政策宣传和培训。根据政策的保密级别、理解难易程度采取不同方式进行传达。

（1）对于内容不涉及保密、指令性强、时效性强、没有歧义的政策，采用文件或通知的形式在医院内部信息平台或网络工作群及时发布，确保上级文件快速传达到位，利于疫情相关工作的及时推进。

（2）对于内容涉及保密的政策文件，确定保密政策的必要传达范围，采用医院内部信息平台传达文件和电话联络的方式快速传达到相关政策落实人，并做好一定范围内保密的提示。

（3）对于内容涉及协调院内各职能科室的政策文件，采用视频会议的方式进行研究讨论。

四、建立疫情期间政策文件台账

疫情期间，医疗保障局发布的文件具备较强的时效性，同时政策会随疫情变化而随时调整，这是疫情期间政策的典型特点。为保证院内医保政策执行的时效性和准确性，医疗保险办公室需要建立疫情期间政策文件相关台账。对于上级医疗保障部门下发的文件和院内相关政策推进文件，建立文件收发记录，分别进行编码，标注文件主题、下发部门、下发时间、牵头科室和配合科室、完成时间和完成效果，并进行科室及文件新发、延续、废止等类型标注，以便工作人员随时查阅。

五、建立备忘信息目录，便于疫情后工作有序还原

医院医保的工作内容之一是负责国家医疗保障局相关政策在医院端的推进和落实，常规流程依据上级政府部门红头政策文件或正式通知，落实院内相关工作流程和配套政策，每项政策的落实需要有一系列的配套举措。但疫情期间的政策推进，经常会受制于疫情的紧急和时效等原因，增加大量临时性或者打破常规的工作，但这些工作大部分都需要在疫情后回归正常。因此，医疗保险办公室必须每天对所有工作进行详细的备忘记录，确保工作"忙而不乱"，且方便疫情后的有序还原。

备忘录内容包括疫情期间特殊政策的执行时间、时限，临时性业务流程调整，临时性政策口径调整，因临时性政策调整对院内信息系统的临时改变等，所有工作应制定科室备忘信息工作表，包括执行时间、下发部门、院内执行部门、主要工作内容、科室任务落实人等条目，内容项目尽可能详尽，以便疫情过后逐一恢复、准确还原。

（王沛陵　翟娜敏）

第三节 医保结算业务流程

切实做好疫情期间院内医疗费用保障工作，确保患者医保结算工作平稳有序开展，医疗保险办公室梳理患者从入院到结算离院过程中的所有环节，正确执行国家医疗保障部门对于新发突发传染病疫情的相关费用保障政策，确保患者不因费用问题而影响救治，保障参保人员利益。

一、患者医保身份确认工作

1. 设置专用窗口专人管理

为防止患者交叉感染、确保医院工作人员隔离防护安全，沿应急隔离通道方向在指定区域设置新发突发传染病患者入院服务专用窗口，由专人负责为患者办理入院手续。

2. 患者个人信息采集

疫情期间，患者可能因各种特殊原因出现证件携带不齐的情况，允许患者使用身份证、社保卡、护照、港澳通行证等证件复印件、网络图片、电子邮件、传真件等方式临时替代原件的功能，尽量完整留存患者身份信息，包括患者姓名、性别、出生日期、年龄、证件号码、籍贯、出生地、国籍、民族、婚姻状况、职业、教育程度、联系电话、手机号码、家庭电话、现住址、户口地址、工作单位及地址、单位电话、联系人姓名、联系人电话、与患者关系、联系人地址等内容。疫情期间因特殊情况确实无法提供详细信息的，务必保证患者或家属的联系电话准确无误，便于后续补齐相关信息。

3. 患者身份确认

本地区医保患者通过医保信息系统有效获取社保卡信息以确认患者医保身份类型，按照本地区医保患者进行管理；异地医保患者提供社保卡原件或复印件以明确异地医保身份，按照异地医保患者进行管理，并对患者社保卡复印件进行存档管理。所有医保患者确认后均需在本院 HIS 系统中对患者身份进行标记。

二、住院押金管理

疫情期间，患者住院押金的收取按照患者有效身份（护照、身份证、社保卡等）、医师诊断和其他相关证明材料确定，具体标准参照国家应对新发突发传染病医疗保障相关政策执行。医务处按照最新版临床指南要求，明确确诊和疑似患者的临床诊断及病情危重程度界定工作；医疗保险办公室负责按照政策要求明确费用的减免原则和实施细则；财务处明确费用减免财务流程，建立相关台账，完成财务报表及统计汇总工作。

1. 押金首次收取原则

（1）完全符合政府已明确的费用减免群体，登记患者详细个人信息，留存临床医师提供的入院诊断证明书，按照患者费用减免流程、院内信息系统开放住院押金免费额度与患者病情危重症程度，结合临床医师对患者病情的评估，开放适当的押金额度，如轻症患者开放押金 2 万元，危重症患者开放押金 5 万元，也可根据本次流行传染病的救治费用确定首次押金收取的额度。

（2）因特殊原因不能判断患者是否属于政府已明确的费用减免群体，登记患者的详细个人信息，留存临床医师提供的入院诊断证明书，按照非减免原则收取患者押金，押金收取额度与普通患者收取原则一致。后续明确患者情况，判定属于费用减免范围的，预收押金退还患者，执行患者费用减免流程。

（3）如患者属于医疗费用自行负担群体，按照院内正常收费流程收取押金；疫情期间因特殊原因暂时无法缴纳住院押金的患者，按照院内救助流程由住院处开放免费押金窗口，执行先行救治原则，并做好患者信息登记工作存档备查。

2. 押金续存原则

患者住院期间续存押金参照上述押金首次收取时对患者减免的分类原则进行原流程续存，财务处负责将患者押金续存情况同样建立台账并做好续存信息登记存档工作。

3. 建立单独押金管理台账

（1）财务处对新发突发传染病的患者身份信息及押金开放情况建立单独台账，制定相应财务报表，具体内容应包括患者基本信息、身份类型、联系方式、押金额度、住院时间、病区、主治医师、特殊情况备注等项目。

（2）医务处或财务处负责对住院处上报的新发突发传染病患者的押金减免汇总表进行统一签批，并针对垫付押金患者住院过程中余额不足的情况进行押金续存签批，汇总表及签批意见由财务处进行汇总留档。

三、患者出院结算

（1）临床医师应在规定时限内按照医政要求完成患者病历的书写，患者出院时提供患者出院诊断证明书，并按要求对患者此次住院治疗情况做简要概述；科室护士负责患者全部住院医嘱的核对工作，做到账目相符。

（2）医疗保险办公室按照国家应对新发突发传染病医疗保障相关政策要求，确定患者结算方式，并依政策审核患者医疗费用，执行相应的医保报销政策。疫情期间受各种特殊因素影响，可能存在部分患者身份确认工作困难、患者身份类型复杂多样，导致报销政策难以统一明确，做好患者结算登记工作显得尤为重要。医疗保险办公室负责对患者住院费用结算情况进行登记，登记信息包括患者详细的个人信息、出入院时间、病案号、主要诊断、科室、主管医师、结算总金额、患者身份、医保类型、所辖省份、社保卡号码、实时结算与否、基金支付情况、个人支付情况等，留存患者详尽信息，以便疫情过后待医保报销政策明确后统一执行。

（3）按照已明确的结算方式，住院处对临床下达出院的患者进行住院费用结算，符合政策减免范围的患者采取记账方式，费用由医院先行垫付；自费患者按照院内正常流程进行结算。住院处负责对结算患者的费用情况进行登记汇总，患者结算流程（图10-1）。

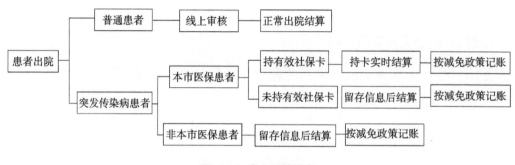

图 10-1　患者结算流程

（4）住院处负责整理并留存患者结算清单及住院票据，按日汇总、编制《新发突发传染病患者出院结算医疗费用记账汇总表》。

四、患者费用信息的上报

按照国家应对新发突发传染病医疗保障政策相关文件，明确中央财政、地方财政和医保基金的医保支付范围，按照财政部门和医保局的要求在规定时间按照规定格式完成相关信息上报工作。统计报送流程注意数据保密，全部数据资料通过院内信息平台或官方制定渠道报送，严禁使用个人互联网邮箱和网络传送。

（王沛陵　瞿娜敏）

第四节 医保患者互联网诊疗

新发突发传染病疫情期间，将传统的线下面对面诊疗模式转移到线上互联网诊疗远程模式，有效缓解患者在医院聚集问题，降低交叉感染发生的概率，满足部分患者在疫情期间的诊疗需求。在全民医保的大环境下，互联网诊疗业务的服务对象大多为医保患者。医保患者线上支付需要打破医保结算实体化的壁垒，实现互联网上的身份认证和医保脱卡结算，才能实现全流程的顺畅。同时，医院端实现互联网线上诊疗、线上支付和配药到家的全流程，还需要从行政上、制度上、系统上、流程上完成线上模式的设置。

一、行政许可

国家对互联网诊疗活动实行准入管理。医疗机构向卫生健康行政部门提出申请，受理通过后，卫生行政部门在《医疗机构执业许可证》副本服务方式中增加"互联网诊疗"。具备互联网诊疗资质的定点医疗机构完成与医保信息系统的对接，向本市医保部门提出申请，经认证合格后，与医保部门签订互联网诊疗服务协议。定点医疗机构获得行政许可，在协议范围内通过互联网为医保患者提供诊疗服务。

二、互联网诊疗相关要求

按照卫生行政部门和医保部门的要求，建立互联网诊疗的相关制度，明确互联网诊疗的医师资格、服务群体和服务内容等。

1. 互联网诊疗医师资格

开展互联网诊疗活动的医师、护士应当能够在国家医师、护士电子注册系统中查询，并具备具有 3 年以上独立临床工作经验的医师可参与互联网诊疗工作。有条件的医疗机构对开展互联网诊疗活动的医务人员进行电子实名认证。

2. 互联网诊疗服务群体

医疗机构在线开展部分常见病、慢性病复诊时，医师应当掌握患者病历资料（针对 6 个月内在本院曾就诊过的慢性病患者），确定患者在实体医疗机构明确诊断为某种或某几种常见病、慢性病后，可以针对相同诊断进行复诊。

3. 互联网诊疗服务内容

医疗机构通过互联网诊疗服务信息系统向医保患者提供常见病、慢性病复诊诊疗服务，包括在线问诊、查看检验检查结果等相关医疗图文信息、记录病情、提供诊疗建议，如提供治疗方案或开具处方。互联网诊疗服务不包括首诊参保患者诊疗服务，危急重症参保患者诊疗服务，需前往实体定点医疗机构进行体检、化验、影像等检查的诊疗服务等。

三、信息系统建设

互联网诊疗的信息系统模块包括线上挂号、视频就诊、病历书写、电子处方、缴费及线上审核等模块，所有的线上模块均对应患者线下诊疗的各个环节。线上视频就诊模块与线下电子病历、医嘱系统、HIS 收费系统和管理系统的有效结合，尽量利用现有的院内线下各个环节的操作模块，避免医师和管理人员需要适应线上和线下两套操作系统。对于医保患者，还需要将医院 HIS 系统与医保结算系统进行对接，完成信息系统改造，与医疗保险信息系统实现连通。

四、医保患者线上就诊流程

定点医疗机构为医保患者提供互联网诊疗服务时先对其进行电子实名认证，可以通过患者出示有效身份证件，并留下证件信息作为实名制就医的依据。医保患者发生的"互联网复诊"项目可在线实时分解、即时结算。患者凭在线医师开具的处方，经定点医疗机构确认后可自行选择到定点医疗机构取药、到定点零售药店取药或药品配送上门服务，三种方式在取药时均可持卡实时结算。

（王沛陵　翟娜敏）

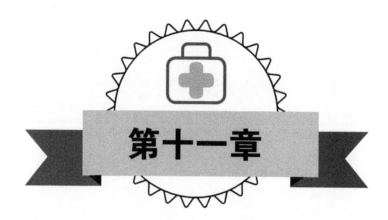

第十一章

后勤管理

第一节 医疗废弃物处置

一、可能被污染的医疗废弃物

（1）传染病专科医院门诊、急诊及接触传染病患者的医院感染性废物，包括患者手术或尸解后的废物（如组织污染材料和仪器等）及被血液或人体体液污染的废医疗材料、废医疗仪器及其他废物（如废敷料、废医用手套、废防护服、废注射器、废输液器、废输血器等）。

（2）传染病病房产生的所有废物，包括排泄物、废敷料、生活垃圾及患者接触过的任何其他废设备、废材料。

（3）确诊及疑似患者产生的排泄物、生活垃圾。

（4）传染病专科医院门诊、急诊及接触传染病患者的医院所产生的废弃锋利物，包括废针头、废皮下注射针、废解剖刀、废手术刀、废输液器等。

（5）有关传染病临床、教学、研究等医学活动中产生的实验室所用的含有菌落及病原株培养液和保菌液的废弃物及被感染的动物。

（6）传染病专科门诊、急诊及接触传染病患者的医院废水处理产生的污泥。

（7）传染病病房废弃的空气净化材料。

（8）其他被传染病病毒污染的废物。

二、医疗废弃物的收集、运输、贮存、处置

（1）所有传染病病毒污染废物的收集应采用专用包装，包装应该采用具有防渗、防利器扎损功能的密闭容器。

（2）传染病病毒污染废物的收集、运输应该采用专用密闭车辆。传染病病毒

污染废物专用车辆应该每日消毒、清洗。清洗废水应该作为传染病病毒污染废水进行收集处理。

（3）传染病病毒污染废物应该每日定时、定点专人进行收集。收集人员和运输车辆司机必须进行必要的防护。

（4）传染病病毒污染废物的贮存不得超过 24 小时，应该在产生的当日进行处置。

（5）传染病病毒污染废物必须在独立的封闭贮存空间内贮存，不得露天存放；应定期对传染病病毒污染废物贮存空间进行消毒、清洗。清洗废水应该作为传染病病毒污染废水进行收集处理。

（6）传染病病毒污染废物包装容器、运输车辆和贮存区域应该有明显的标识。

（7）传染病病毒污染废物必须按照国家相关部门要求进行消毒后才可以由指定处置机构进行后续处置。

（戴通　王韫婷）

第二节　污水处理排放

一、对传染病产生污水的控制原则

（1）加强污染源管理，严防污染扩散。传染病患者产生的排泄物（粪便、尿、呕吐物、生活废水等）必须经过预消毒池进行单独的消毒处理，不得直接排入医院污水处理系统。

（2）尽快消毒灭菌，控制病毒繁殖扩散。对于产生的污水及其致病源，最有效的消毒灭菌方法是投加消毒剂。目前消毒剂主要以强氧化剂为主，这些消毒剂的来源主要可分为两类：一类是化学药剂；另一类是产生消毒剂的设备。

（3）污水处理设施应设两组污水处理系统，一用一备，单组处理规模为 $800 \sim 1000 \ \mathrm{m^3/d}$。

（4）污水处理工艺为：预消毒接触池 – 化粪池 – 提升泵站 – 调节池 – MBBR 生化池 – 混凝沉淀池 – 折流消毒池，达标出水排入市政管网，消毒停留时间总计不低于 5 小时。

（5）污水处理设施产生废气经活性炭＋紫外线催化进行消毒处理后排放。

二、传染病产生污水处理排放标准

（1）新发突发传染病期间，产生的污水处理排放应严格执行《医疗机构水污染物排放标准》（GB 18466–2005），并参照《医院污水处理技术指南》（环发〔2003〕197 号）、《医院污水处理工程技术规范》（HJ 2029–2013）和《新型冠状病毒污染的医疗污水应急处理技术方案（试行）》等有关要求，对污水和废弃物进行分类收集和处理，确保稳定达标排放，粪大肠菌群数 ≤ 100 MPN/L，采用含氯消毒剂消毒的工艺控制要求为消毒接触池的接触时间 ≥ 1.5 小时，接触池出口总余氯 6.5 ～ 10.0 mg/L。

（2）栅渣、化粪池和污水处理站污泥属危险废物，应按医疗废弃物进行处理和处置。

（3）粪大肠菌群数每月监测不得少于 1 次。采用含氯消毒剂消毒时，接触池出口总余氯每日监测不得少于 2 次（采用间歇式消毒处理的，每次排放前监测）。

（4）理化指标监测频率：每日监测 pH 不少于 2 次，COD 和 SS 每周监测 1 次，其他污染物每季度监测不少于 1 次。

（王韫婷　戴通）

第三节　被服布草洗涤

一、被服布草收集、分拣、转运、洗涤原则

1. 专职人员

感染性布草由专人负责收集、分拣、转运和洗涤。

2. 分类控制

对感染性的布草进行区分隔离，医院收集时用专用包装袋进行放置。接触过疑似和确诊病例的织物或不明感染类织物，应在医院院感部门指导下，使用水溶性包装袋密封盛装，再交专业清洗机构按流程清洗或送专业医疗废物处理机构进行焚烧处理；被确诊新发突发传染病感染的一次性织物必须在院感部门指导下，由相关医疗废物处理机构按程序收集、转运及焚烧处理。

3. 专用设备

感染性布草由专机洗涤，避免交叉感染。

4. 专用场地

洗涤工厂脏污区设有独立的处理间，专用于感染性布草的洗涤、浸泡和消毒；洗涤车间通风系统保证风向是从净品区吹向脏品区，避免空气传播污染。

5. 定期消毒

院内污衣车卸车后，应进行 12 小时的紫外线灯灭菌；脏品布草口袋每次使用完毕后进行消毒，并填写消毒记录；被服布草转运车辆返厂卸车后，对整车进行冲洗消毒并填写消毒记录。

6. 检查监督

由区疾病控制中心定期对洗涤工厂生产车间的空气、台面及洗涤后的洁净布

草进行检测。

7. 增加基数

增大院内被服布草投入基数，以应对新发突发传染病可能发生的其他突发状况。

二、被服布草洗涤标准

（1）新发突发传染病的感染性被服布草应单独收集，需重复使用的应专包密封，标识清晰，压力蒸汽灭菌后再清洗。

（2）感染性织物每次投放洗涤设备后，应立即选用有效消毒剂对其设备舱门及附近区域进行擦拭消毒，使用水溶性包装袋时可不做消毒处理。

（3）采用水溶性包装袋盛装感染性织物的，应在密闭状态下直接投入洗涤设备内。对一些特定传染病患者使用后的被服等织物的洗涤还有一些特殊要求：被朊毒体、气性坏疽、新发突发不明原因传染病的病原体或其他有明确规定的传染病病原体污染的感染性织物，以及多重耐药菌感染或定植患者使用后的感染性织物，若重复使用应先消毒后洗涤，消毒可在机械洗涤的预洗环节完成。

（4）除按正常的洗涤程序操作外，根据病毒对温度及消毒剂敏感性的病原学特点，被服布草洗涤应通过氧漂、氯漂、高温三重消毒措施。从洗涤流程上严格按照《医院医用织物洗涤消毒技术规范》（WS/T 508–2016）中高温热洗涤方法对织物进行消毒处理，将水温提高到 70 ℃、时间 > 30 分钟或 80 ℃、时间 > 10 分钟，或者 $AO > 600$，并按病原体所属微生物类别中抵抗力最强的微生物确定消毒的剂量（可按杀灭芽孢的剂量确定）。

（5）对于被细菌繁殖体污染的感染性织物，可使用 500 mg/L 含氯消毒液或 100 ～ 250 mg/L 二氧化氯消毒剂或相当剂量的其他消毒剂洗涤消毒，作用时间不少于 10 分钟；也可选用煮沸消毒（100 ℃，时间为 15 分钟）或蒸气消毒（时间 15 ～ 30 分钟）等湿热消毒方法。

（戴通　黑予民）

第四节 膳食供应

一、人员健康管理

（1）食堂需对每名员工进行健康状况的动态监测并执行日报告制度，做好防疫培训，落实健康管理及个人卫生防护。

（2）病区送餐人员应按院感要求做好防护，使用一次性餐盒送餐，送餐至病区指定位置即可，不得使用公用餐具送餐，送餐后须对送餐工用具和车辆彻底清洗、消毒。

二、场所管理

（1）食堂后厨实行全封闭管理（完善门禁系统），非食堂工作人员一律不得进入后厨；医院相关部门工作人员因工作需要进入后厨时，要经检测体温合格、戴口罩、穿工作衣帽，做好出入记录。

（2）卫生间、电梯间、洗手间要做好消毒并保持室内空气流通，根据条件，设置充足洗手水龙头，配备必要的洗手液、肥皂、纸巾、消毒剂等物品或手部烘干机等设备。

（3）严格落实餐厨垃圾与废弃物处理的收运消杀，日产日清，做到垃圾车每次使用时进行消杀，餐厨垃圾定点存放，每日专业公司清运并处理，每日对存放场所和垃圾桶进行清洁消毒，消除感染源。

三、采购与配送管理

（1）严禁采购、验收、加工、烹饪、销售野生动物及其肉蛋类制品。

（2）严格监管食材源头，加强对食材渠道来源和索证的监管，确保食材来源清晰，供应商的营业执照、食品经营许可证、产品合格证、动物产品检疫证等证件齐全。

（3）食材采购车辆和配送车辆保持干净卫生、专车专用、标识清晰，净菜、半成品等特殊食材需专用冷藏车配送，送货车辆进入食堂区域进行登记、消毒，并在指定区域停放。

（4）采购中交接货物管控。要求供应商送货人每天进行健康监测并向医院报备，供货商、采购员和接货员在采购、运输、验收工作中均应做好相应防护；采购肉禽类生鲜食材应戴一次性橡胶手套，避免手对该类食材的直接接触，查验食材和其他物品前后要洗手。

（5）在有条件的情况下，对食堂水源和易携带致病菌或易腐败变质的食材采取抽样送专业机构检测的措施。

四、烹饪、售卖与餐厅管理

（1）烹饪食品时，做到烧熟煮透，确保食品中心温度应达到80 ℃以上。

（2）生产中严格做到生、熟食物和用具相分离，防止食物的交叉污染，确保菜品卫生。

（3）保持操作间清洁、干燥、通风，食堂和餐厅应按照院感要求使用紫外线灯及含氯消毒剂进行环境消毒。

（4）售饭处应设有防止飞沫（说话的唾液、咳嗽、打喷嚏所致）灰尘、蚊蝇等污染的设施。

（5）售卖人员一律使用经消毒的专用工具并佩戴口罩和手套（疫情高风险时期还需佩戴护目镜），并划设安全距离引导线，防止人员聚集性风险。

（6）餐厅应规划好单向流动的就餐路线，明示就餐区域平面功能示意图，设置就餐流程导向标识（地面引导标识），合理管控人流密度，防止因人员交叉和密度过大造成感染。

（7）新发突发传染病期间，食堂应取消堂食，采用智慧食堂管理模式，通过在线预订＋食堂集中外送，然后由专职的送餐人员及时送餐，或就餐人员就近取餐的方式，最大限度地避免传染病的传播，必要时启动应急供餐模式。

（8）储备足量食材和防控物资。确保相关平行供应链持续运行符合要求，按计划储备并留有余地。

（戴通　黑予民）

第五节　卫生保洁

一、卫生保洁管理

（1）相关管理科室负责监管保洁公司及聘用的清洁服务人员，并协调日常清洁与突发应急事件的消毒工作。

（2）医务人员应负责使用中的诊疗设备与仪器的日常清洁与消毒工作，应指导环境清洁人员对诊疗设备与仪器等进行清洁与消毒。

（3）医院开展内部建筑修缮与装饰时，应建立有医院感染控制人员参与的综合小组，对施工相关区域环境污染风险进行评估，提出有效、可行的干预措施，指导施工单位做好施工区域隔断防护，并监督措施落实的全过程。

（4）医院感控部门应对清洁与消毒的质量进行审核，并将结果及时反馈给相关部门与人员，促进清洁与消毒质量的持续改进。

（5）承担医院环境清洁服务的机构或部门，应符合以下要求。

1）建立完善的环境清洁质量管理体系，在环境清洁服务的合同中充分体现环境清洁对医院感染预防与控制的重要性。

2）基于医院的诊疗服务特点和环境污染的风险等级，建立健全质量管理文件、程序性文件和作业指导书。

3）开展清洁与消毒质量审核，并将结果及时报告至院方。

4）应对所有环境清洁服务人员开展上岗培训和定期培训，培训内容应包括医院感染预防的基本知识与基本技能。

5）根据风险等级和清洁等级要求制定标准化操作规程，内容应包括清洁与消毒的工作流程、作业时间和频率、使用的清洁剂与消毒剂名称、配制浓度作用时间及更换频率等。

二、卫生保洁消毒指引

（1）在实施清洁与消毒时，应设有醒目的警示标识。

（2）下列情况应强化清洁与消毒。

1）发生感染暴发时，如不动杆菌属、艰难梭菌、诺如病毒等感染暴发。

2）环境表面检出多重耐药菌，如耐甲氧西林金黄色葡萄球菌（MRSA）、产超广谱β内酰胺酶（ESβLs）细菌和耐碳青霉烯类肠杆菌科细菌（CRE）等耐药菌。

3）强化清洁与消毒时，应落实接触传播、飞沫传播和空气传播的隔离措施，具体参照医院隔离技术规范（WS/T 311–2009）执行。

4）强化清洁与消毒时，应增加清洁与消毒频率，并根据病原体类型选择消毒剂。

5）对感染朊病毒、气性坏疽、不明原因病原体的患者周围环境的清洁与消毒措施应参照医疗机构消毒技术规范（WS/T 367–2012）执行。

6）应开展环境清洁与消毒质量评估工作，并关注引发感染暴发的病原体在环境表面的污染情况。

（3）医院应按病区或科室的规模设立清洁工具复用处理的房间，房间应具备相应的处理设施和储存条件，并保持环境干燥、通风换气。

（4）清洁工具的数量、复用处理设施应满足病区或科室规模的需要。清洁工具使用后应及时清洁与消毒，干燥保存，其复用处理方式包括手工清洗和机械清洗。

（5）清洁消毒工具宜采用机械清洗、热力消毒、机械干燥、装箱备用的处理流程。热力消毒要求 AO 值达到 600 及以上，相当于 80 ℃、持续时间 10 分钟，90 ℃持续时间 1 分钟，或 93 ℃、持续时间 30 秒。

（6）当需要对清洁工具复用处理质量进行考核时，可参照相关规定。

（黑予民　王韫婷）

第六节　电梯运行

一、轿厢电梯日常管理

（1）新发突发传染病疫情期间，司梯人员应做好相应防护。

（2）电梯门口和轿厢内外张贴醒目标识，司梯人员同时提醒乘客乘坐电梯时做好必要防护。

（3）轿厢内乘客不能超过限载人数的1/2。

（4）轿厢不得使用地毯，底部可用胶带分格，用于引导乘梯人员站位。

二、轿厢电梯预防性消毒

（1）在电梯轿厢门口或轿厢内配置非接触式快速手消毒液和卫生抽纸纸巾。乘坐电梯人员尽量避免用手直接接触按键，使用电梯按键后用快速手消毒液消毒手部，使用后的纸巾应丢弃在指定的带盖垃圾桶内。

（2）按键、轿厢扶手等表面在工作期间至少每2小时清洁消毒一次，电梯层站按钮、电梯轿厢内的楼层显示按钮及电梯门开关按钮等可贴膜保护，贴膜每天至少更换一次，可在保护膜上用75%乙醇消毒剂或500 mg/L含氯消毒剂喷雾或擦拭消毒，并做好消毒标识和记录，发现贴膜破损时及时更换。

（3）轿厢壁和厢底地面日常清洁为主，预防性消毒为辅。采用湿式清洁，常保持电梯轿厢壁和厢底地面卫生。每天至少清洁消毒2次，用250～500 mg/L含氯消毒剂喷洒或擦（拖）拭轿厢壁、厢门和厢底面，消毒作用30分钟后用清水擦净，并做好消毒标识和记录。

（4）电梯维修维保后，应先对电梯轿厢内及相应的外呼部位进行消毒后再投入使用；维修现场有维修材料要处理的，应先消毒再收纳；应佩戴手套填写、交接纸质维修维保单。

（5）已出现确诊病例的建筑物，该建筑物内所有电梯轿厢、病例所在的层站和大堂电梯按钮，应在院感人员指导下进行终末消毒。

三、扶手电梯日常管理和预防性消毒

（1）搭乘室内扶手电梯时，司梯人员应提醒乘客做好防护，与他人距离小于1米时，乘坐扶梯时尽量不交谈。

（2）电梯两侧扶手每天至少清洁消毒4次，可用250～500 mg/L含氯消毒剂擦拭，消毒作用30分钟后用清水擦净，并做好消毒标识和记录。

（3）扶手电梯阶梯表面日常清洁为主，预防性消毒为辅。采用湿式清洁，常保持阶梯表面干净。每天用500 mg/L含氯消毒剂进行湿式拖地两次，消毒作用30分钟后用清水擦净，并做好消毒标识和记录。

（王韫婷　戴通）

第七节 病患及标本转运

1. 病患的转运

疑似病例和确诊病例都应转运至定点医院集中救治。医疗机构发现新发突发传染病病例时，需向本地卫生健康行政部门报告，由市级卫生健康行政部门组织急救中心，将病例转运至定点救治医院。

2. 司机的防护培训

司机班至少有一人接受过高等级防护培训，熟悉并掌握穿脱防护服及使用防护物品的正确方法。

3. 相关车辆的消毒流程

司机班工作人员熟悉转运流程及对救护车及相关车辆的消毒流程。

4. 救护车辆的转运条件

救护车辆应具备转运基本条件，驾驶室与车厢严格密封，车上配备防护用品及消毒液和快速手消毒液。

5. 建立专职转运队伍，合理分工

对指挥组织人员、调度员、出车医师、护士、司机、专职监督防护工作流程护士、院感专职消毒人员、专职车辆调配人员，开展专业知识和防护知识的培训。专职转运工作应与日常转运工作分开管理。

（王韫婷　戴通）

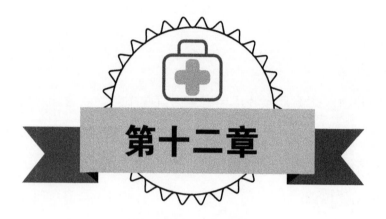

第十二章

财务管理

第一节 财务管理应急预案

一、成立应急专班，保证财务核算、资产调配及时到位

（1）及时掌握国家、财政、医保等各级管理部门发布的防控政策，制定相应工作流程、出台指导性院内规范、统一工作表单，确保医院运营有序。

（2）处级领导轮流带班，随时处理与疫情相关的应急工作，要求走出办公室，深入一线，发现患者、一线员工诉求；流程拥堵点，及时发现安全隐患，做到问题不过夜。

（3）"三保一到位"，确保医院运营平稳：多方协调资金，制定疫情期资金使用应急方案，确保医院运营平稳过渡。基于院感防控的前提，做到"三保一到位"：一保基础运营，二保防疫物资采购，三保一线人员待遇；资金到位，指及时将财政专项资金、社会捐赠资金、院内应急保障资金下达到主责部门，切实保障疫情防控期专项资金使用高效。

二、服务临床运转，统筹调配人员，科学安排窗口收费工作

突发疫情影响医院正常诊疗秩序，医疗服务重点围绕定点收治任务展开，以院感安全为前提，以服务临床、广大患者为中心，统筹安排收费窗口值班，保障收费工作有序开展。收费处、住院处人员作息安排要因地制宜地随各科室业务量变化而变化，向发热门诊倾斜，迅速制定人员排班方案，突出以下几点。

（1）优先保障疫情防控接诊区域，1～2个7×24小时无假日收费排班。

（2）确保疫情防控期内参与发热收费的一线员工有较为充足的调整期：制定"7人次为一次大轮转，每日三班次倒班，1个月为一个轮转周期"的发热门诊7×24

小时无假日收费窗口应急预案。

（3）打破班组界限，统筹安排收费人员，向任务较重的筛查门诊收费处倾斜：住院业务量下降，在维持日常住院结算窗口数的前提下，将剩余人员补充至筛查门诊收费业务中，利用疫情期业务量下降，普通收费窗口、住院窗口压力降低，安排住院收费员、门诊收费员尽快熟悉对方业务，提升收费员的综合服务能力。

三、升级自助系统，合理布局自助机具，有效降低聚集风险

（1）查找管理痛点，升级自助系统，拓宽自助服务功能：疫情期筛查患者密集，而填写患者承诺书、初诊患者建卡、急诊患者只能当日窗口挂号是导致患者滞留的主要原因，从管理痛点入手，重新梳理业务流程，升级自助挂取号功能、打通自助机与HIS数据交互，实现自助机建卡、发卡；建立网上扫码、线上填写患者承诺书，并完成与HIS数据交互，减少患者排队等候情况，避免交叉感染，降低聚集风险。

（2）合理布局自助机具，向人员密集区域、夜间开放服务区域倾斜，最大限度地提高自助机辅助效能。

（方朝晖）

第二节　财务管理工作重点

　　面对传染病应急管理，应加强对应急运营管控，在执行应急任务时医院可正常运营，疫情结束后可迅速恢复医疗秩序。通过对医疗环境的恢复、医疗秩序的恢复，及时处理善后事宜，促进医院可持续发展，确保国有资产安全有效地运行，提高运行效率和效果，并更好地实现公益性。

　　及时监测医院运营数据，掌握最新医保、财政新政，制定疫情期财务管理应急方案，涉及窗口结算及财务核算、应急支付及资产转移规范。

一、掌握最新医保、财政新政，制定窗口结算及财务核算应急方案

　　落实对接上级政策，确保院内流程畅通，依据最新的财政、医保政策，调整结算流程。

　　结合最新医保、财政政策，规范窗口结算业务，联合医保、医务部门，制定出台《应急门诊收费结算流程》（图12-1）和《疫情患者出院诊断统一规范标注》，确保数据统计准确。

　　增设"疫情专项"子目，做到财务核算清晰，强化会计核算对账留痕，设立"疫情患者医疗费用登记表"（表12-1），做好"疫情专项－医疗记账"子目记账、核对工作，为上报相关费用支出情况提供数据资料准备。

　　配合住院楼封闭管理，出台床旁续费流程，减少患者聚集和走动，加强在院管理。

二、完善应急期内部管理流程，确保资产合理使用

　　（1）修订《应急支付流程》，建立应急状态下资金支付绿色通道，确保疫情

防控工作高效开展。

（2）规范资产转移流程，修订相应工作流程及工作用表单，如《固定资产院间调拨流程》《应急期间固定资产转移登记》，确保国有资产安全、完整。

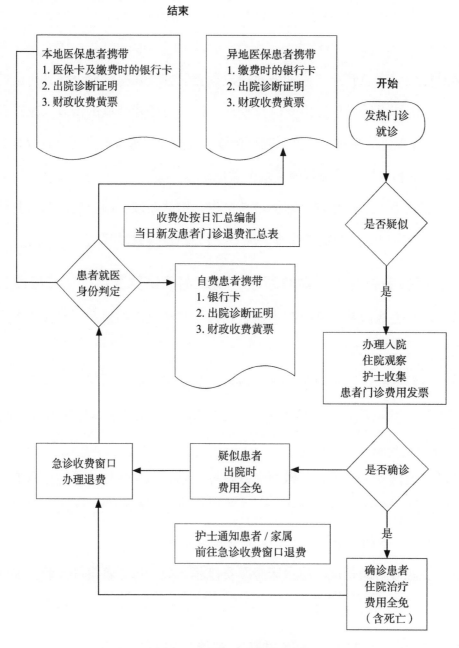

图 12-1　应急门诊收费结算流程

表 12-1　疫情患者医疗费用登记表

分类	本地医保	自费	异地医保	总计
新冠患者				
结算人次数				
医药总费用（元）				
A. 医保卡报销				
B. 患者自付				
C. 医院垫付				
垫子中：医保专项资金				
垫子中：其他补偿渠道				
患者类型 1···				
结算人次数				
医药总费用（元）				
A. 医保卡报销				
B. 患者自付				
C. 医院垫付				
垫子中：医保专项资金				
垫子中：其他补偿渠道				

三、规范捐赠流程，制定接受捐赠方案，加强捐赠资产管理

结合医院可直接接受社会捐赠的政策，修订《医院捐赠管理办法》，配套制定接受捐赠业务流程及相应表单，切实将制度落实到位。

四、保障常规财务核算、高度重视特殊业务

（1）按时完成常规账务核算工作，为运营测算提供数据支撑。

（2）针对捐赠、资产划拨等特殊业务，依据《政府会计制度》《医院财务制度》，制定账务处理规范，开展专题业务培训，确保核算准确。

五、制定资金统筹方案，确保医院平稳运营

1. 重新审视年度预算，做好预算调整

疫情冲击属于不可抗力因素，需在稳健预测收入的基础上，重新编制收支预算，削减非刚性支出预算，重点保障医院基本运营及疫情物资支出，提高资金使用效率。

（1）重大疫情对医院运营的影响分析——医疗收入下降预测

①门诊收入下降预测。

因交通管制、民众对疫情预判导致患者就诊量下降。

测算路径：获取近3年医院就诊患者中异地患者占比，视政府对疫情防控空间管制情况，预估异地患者来院就诊业务量下降率；结合增加慢病患者一次开药量、择期手术量预估本地患者来院就诊业务量下降率；配比门诊次均、住院次均预测因业务量降低导致的医疗收入减少额。

公式一：门诊收入减少额＝（以往门诊次均收入 × 门诊业务量下降）× 预估疫情时长

②住院收入下降预测。

因医院作为定点收治医疗机构导致住院患者量下降。

测算路径：梳理疫情防控期腾退病床用于专属疫区的床位数；疫情期各病区床位使用率，结合该病区历史"实际占用床日数"及每床日住院收入均值测算住院医疗收入减少额。

公式二：住院收入减少额＝腾退床位减收＋业务量下降减收

腾退床位减收＝历史住院次均收入 × 腾退床位数 × 预估疫情日数

业务量下降减收＝历史住院次均收入 × 空床率 ×（开放床位－腾退床位）× 预估疫情日数

（2）重大疫情对医院运营的影响分析——支出预算调整

①人力成本调整：适时关注人力社保政策、税务政策、财政政策，及时调整人力成本预算。

结构性调整因素：财政加大基本补助中人员经费投入，相应调减医院自有资金人员支出预算。

调减因素：人力社保局、税务局出台的降低社保缴费基数、比例、减税等政策，相应调减人员支出预算。

②随业务量下降而减少的变动成本，相应调减支出预算。

公式三：药品预算调减额＝疫情期门诊次均药费 × 门诊业务量下降数＋疫情期住院次均药费 × 住院业务量下降数

公式四：卫生材料预算调减额＝疫情期门诊次均耗材支出 × 门诊业务量下降数＋疫情期住院次均耗材支出 × 住院业务量下降数

③压缩非刚性支出。

非刚性支出压缩范围：差旅费、培训费、会议费、与前三项对应的劳务费，压缩 50% ～ 70%。

2. 财政专项资金重点投入方向

作为定点收治医院，政府会加大财政投入，医院要结合疫情防控工作及时梳理管控难点及应对措施，整理书面报告寻求政府财政支持，同时提高资金使用效率，这部分资金的管理要点。

（1）深入研读相关政策文件，明确资金支持范围，及时出台相应管理办法、业务流程，做好人员培训。

（2）建立与业务流程配套的工作用表单，指定专人填报，做好相关数据收集、汇总，做到专款专用，账目清楚，提高专项资金使用效率。

3. 现金流短缺下的资金统筹方案

面临的困境及应对措施：经营现金流量短缺，短期偿债能力下降。

国际财务会计准则将经营产生的现金流定义为从顾客处收到的现金减去向供应商支付的现金的余额。作为政府定点收治疫情患者的医院，在疫情防控期间，因常规门诊、住院业务量急剧下降，导致提供医疗服务产生的现金流净值出现较大负值，使医院基本运营资金出现短缺。

（1）应对措施一：内部挖潜全院资金统筹规划，充分利用"互联网＋医疗"模式，开展生产自救。

①全院资金统筹规划，及时启用财政专项拨款，提高专项资金使用效率；明确定向捐赠资金使用范围，对于符合支出范围的物资采购，优先使用捐赠资金，减少医院自有资金支出。

②全院防控物资统筹调配，做到物尽其用，减少不必要的消耗：由院感明确物资使用范围，包括使用科室范围、使用人员类别范围、各类人员不同物耗配给，并随疫情防控级次做到及时调整，达到核减不必要的消耗、减少浪费的管理目标。

③筛选与医院长期合作、有一定规模和实力的供应商，友好磋商，争取延长付款账期，共渡难关。

④疫情防控出现向好拐点时，利用"慢病管理系统"积极主动联系患者，采取预约就诊方式，逐步恢复正常就诊，开展生产自救。

（2）应对措施二：资金保障重点。

承担突发疫情防控是公立医院不可推卸的医疗责任，在人力、物力、财力紧缺的状态下，系统考量、合理分配有限资金，提升资金使用效率是疫情期间资金运作管理重点，资金优先保障以下方面需求。

①应急物资采购：确保疫情防控物资及时到位，采购计划要基于现有存量及合理预估需求的基础上，既要提高救治能力，也要确保医护人员防护到位，优先使用捐赠资金。

②抗击疫情专项绩效：作为定点收治医院，全员参与疫情防控工作，及时调整疫情防控期绩效分配方案，向防控一线倾斜；国家财政给予的临时性专项补助及时、足额发放。

③与抗击疫情相关的媒体宣传费用：利用多种形式开展宣传活动，提高公众认知度，更好地配合政府及卫生主管部门应对突发应急疫情；及时、准确公开事件信息，减轻公众恐慌，最大限度地减少突发公共卫生事件造成的社会危害，经费支出优先使用捐赠资金。

（方朝晖）

第三节 财务实操

一、资产调拨账务处理

1. 调拨资产核算内容

疫情期物资紧缺，医院间或系统内通过无偿调入或调出物资、固定资产。

2. 调拨资产账务处理（表 12-2、表 12-3）

表 12-2　调拨资产账务处理 – 调入

无偿调入	存货	固定资产
财务会计	借：库存商品 贷：无偿调拨净资产 零余额账户用款额度 / 银行存款（发生的归属于调入方的相关费用）	借：固定资产（不需安装） 在建工程（需安装） 贷：无偿调拨净资产 零余额账户用款额度 / 银行存款（发生的归属于调入方的相关费用）
预算会计	借：其他支出（发生的归属于调入方的相关费用） 贷：资金结存	借：其他支出（发生的归属于调入方的相关费用） 贷：资金结存

表 12-3　调拨资产账务处理 – 调出

经批准无偿调出资产	存货	固定资产
财务会计	借：无偿调拨净资产 贷：库存物品 借：资产处置费用 贷：银行存款等（调出过程中发生的相关费用）	借：固定资产累计折旧 （按照其差额） 贷：固定资产（按照被处置固定资产账面余额）
预算会计	借：其他支出（发生的归属于调出方的相关费用） 贷：资金结存	

二、受托代理资产

1. 受托代理资产定义

疫情期接受委托方委托管理的各项资产，包括受托指定转赠的物资、受托存储保管的物资等成本。

2. 受托代理资产入账价值

1）受托转赠物资：接受委托人委托需要转赠给受赠人的物资，其成本按照有关凭据注明的金额确定。

2）受托存储保管物资：接受委托人委托存储保管的物资，其成本按照有关凭据注明的金额确定。

3. 受托代理资产账务处理

（1）受托转赠物资（表12-4）。

表12-4　受托转赠账务处理

	财务会计	预算会计
接受委托人委托物资验收入库	借：受托代理资产 　　贷：受托代理负债	—
	借：其他费用 　　贷：银行存款等（受托方承担相关税费、运输费等）	借：其他支出 　　贷：资金结存
将受托转赠物资交付受赠人时	借：受托代理负债 　　贷：受托代理资产	
转赠物资的委托人取消了对捐赠物资的转赠要求，且不再收回捐赠物资的，应当将转赠物资转为单位的存货、固定资产	借：受托代理负债 　　贷：受托代理资产	
	借：库存物品、固定资产等 　　贷：其他收入	

（2）受托存储保管物资处理。

三、院内科室间资产转移账务处理

积极配合指挥部院区规划调整，发布"应急救治期固定资产转移登记紧急通知"，指定专人配合科室完成资产转移，确保资产安全完整。

四、捐赠管理要点及相关账务处理

政策依据：《卫生计生单位接受公益事业捐赠管理办法》[国卫财务发（2015）77号]、《公益带来捐赠票据使用管理暂行办法》[财综（2010）112号]、《政府会计制度及相关解释》《政府会计准则——基本准则、1号准则（存货）、3号（固定资产）、4号（无形资产）》。

（1）严格落实《医疗机构接受社会捐赠资产管理制度》，指定接受捐赠的管理部门，签订《接受捐赠协议》，受赠资产纳入医院资产统一管理，并按相关要求接受社会监督；规范受赠资产入账价值原则。

（2）社会捐赠资产管理要点：①明确捐赠受理部门，评估捐赠资产合规性，资产的使用做到入、出登记清晰，并依法公开接受社会监督。捐赠资产按属性可分为货币捐赠、实物捐赠、实物慰问三类。②制定《医院疫情捐赠管理方案》《医院接受物资管理制度》《医院接受货币资金使用管理办法》，确保资金资产投入到疫情防控工作中，提高捐赠资产使用效率。

（3）捐赠资金相关账务处理，核算分录（表12-5）：①依据医院捐赠协议约定内容，制定《捐赠资金使用管理办法》，明确支出范围和支出标准，明确审批程序和审批权限，统筹捐赠资金，充分发挥捐赠的效益，以缓解资金运营压力。捐赠资金以捐款单位为项目。②接受捐款之后，开具票据。企业直接捐赠，持到账通知单，开具地方财政部门印制的"公益事业捐赠票据"（简称"捐赠票据"）；红十字会定向捐赠，不再开具捐赠票据。

表 12-5　捐赠资金账务处理

	收到捐赠资金	使用捐赠资金
财务会计	借：银行存款 　　贷：捐赠收入 – 疫情专项捐款 – 单位名称	借：业务活动费用 / 管理费用（按照支出用途） – 单位名称 　　贷：银行存款
预算会计	借：资金结存 – 货币资金 　　贷：其他预算收入 – 疫情捐款收入	借：其他预算支出 　　贷：资金结存 – 货币资金

（4）捐赠实物资产管理重点及相关账务处理。

1）接受物资后，开具票据

①接受红十字会物资捐赠，如"接受捐赠物资函"（载明接收实物的详细情况，如物资名称、单价、数量、总金额），由红十字会、慈善总会留存备查。接受捐赠牵头部门及时办理入库手续。财务处依据捐赠协议、入库单，确认"捐款收入"。②接受企业直接捐赠物资，依据捐赠协议、入库单、捐赠票据，确认"捐款收入"。

2）捐赠物资、资产入账价值确认

成本按照有关凭据注明的金额加上相关税费、运输费等确定；没有相关凭据可供取得、但按规定经过资产评估的，其成本按照评估价值加上相关税费、运输费等确定；没有相关凭据可供取得、也未经资产评估的，其成本比照同类或类似资产的市场价格加上相关税费、运输费等确定；没有相关凭据且未经资产评估、同类或类似资产的市场价格也无法可靠取得的，按照名义金额（1元）入账，相关税费、运输费等计入当期费用。

3）捐赠资产账务处理（表12-6）。

表12-6 捐赠资产账务处理

	收到捐赠物资	使用捐赠物资
财务会计	借：库存物品/固定资产 　　贷：银行存款等（相关税费支出） 捐赠收入	借：业务活动费用/管理费用(按照支出用途)–单位名称 　　贷：银行存款
预算会计	不做分录	借：其他预算支出 　　贷：资金结存–货币资金

（郑晓琳）

第四节　坚守底线，贯穿风险防控

一、资产内控业务管理

加强对医院疫情防控资产管理的监督检查。实物资产，对资产变更做到专人负责，及时做好变更登记，明确月度账实核对、账账核对；捐赠资产，明确牵头部门，加强捐赠资产准入预评估管理，同时规范捐赠资金使用，及时对外公开捐赠资产的使用情况。

二、采购内控业务管理

以满足疫情防控工作需要为首要目标，制定应急采购方案，设置应急采购组织机构；制定医院配套的应急采购制度和流程；准确评估应急采购的风险，如供应商采购风险、货物验收风险、采购支付风险；确保疫情防控物资及时到货；做好疫情采购的登记工作。

三、建设业务管理

疫情防控期，为提升救治能力，医院开展病房改造、改扩建等应急工程，项目开展前需进行充分、有效的可能性分析研究；明确项目施工期，明确安全管理责任；规范竣工验收手续，建立建设项目档案。

（郑晓琳）

第五节 互联网＋时代财经智慧体系的常态化

医院管理信息化程度低，承载业务数据的 HIS、LIS、PACS 系统相互独立，形成多个信息孤岛；采购系统、物流系统、人力资源系统、财务核算系统、统计系统等各管理系统各自为政，没有做到信息共享，医院信息化建设缺少顶层设计，业务数据、统计数据、财务数据分散在十余个系统中，数据提取难，寻找相关数据间的逻辑关系更难。

大数据时代，伴随着医院精细化运营管理，医院建立适应当前时代的大数据分析软件迫在眉睫。可见数据的准确性、及时性直接影响数据分析。建立一套兼容的数据分析软件，利用信息支撑挖掘数据，分析数据背后的运营状态，为医院决策者提供数据支撑。

（郑晓琳）

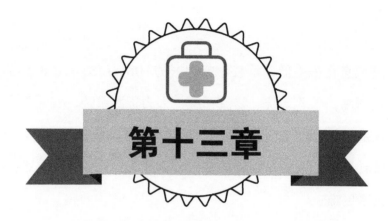

第十三章

科学研究及教学管理

第一节 科研管理应对策略

新发突发传染病是以传播速度快、感染范围广、防控难度大为特点的重大公共卫生事件，人类同疾病较量最有力的武器就是科学技术，人类战胜大灾大疫离不开科学发展和技术创新。

无论是 2003 年 SARS 抗击战的胜利，还是之后的 H1N1、MERS 的防控均提示我们，要想科学有效地应对新发突发传染病，必须迅速建立起一套科学、高效的科技攻关应急机制，依靠先进的医学技术、方法，最大限度地避免、减少和降低事件的危害程度，保障公众身体健康与生命安全，维护正常的社会秩序。医院是新发突发传染病监测的前哨阵地和医疗救治体系的主战场，在依靠科技攻关战胜突发公共卫生事件中发挥着重要作用。新发突发传染病疫情暴发期间，医院在完成患者救治工作的同时，也要积极开展疫情防控科技攻关工作。科研管理是计划、组织、领导和控制科学技术工作的基础，新发突发传染病相关科学技术的研发、使用和落实同样离不开科研管理。

一、建立应对新发突发传染病的科技攻关管理体系

应对新发突发传染病疫情的科技攻关具有需求牵引、突出重点、协作攻关、科学决策等基本原则，为顺利地开展应急科技攻关工作，建立科学高效的科技攻关和管理机制尤为重要。

（1）成立科技攻关领导小组，由院领导、科技主管部门、物资主管部门等相关职能科室组成，确立各项工作职责与要求，分清责任、权利和义务。负责指挥、组织、协调和监督，确保医院应急科技攻关工作按照制度化、正规化和系统化的轨道运行和实施。

（2）成立科技攻关专家组，由医院各相关重点学科带头人和杰出专家组成，作为领导小组的智囊团，负责明确各阶段攻关任务，为各项科研任务提供咨询和技术支持。准确提炼科学技术问题，迅速提出对策措施，充分考虑利弊条件，及时反馈动态进程，不断修正各种错误，确保决策的科学性、准确性和适用性。

（3）组建临床、基础和转化相结合的科技攻关团队，形成科学运行机制，迅速开展各项科研工作。

（4）确定医院科技管理部门承担科技攻关项目管理及资源整合办公室工作，负责整体应急科技攻关组织协调工作，确保医院技术力量、后勤和物资保障在第一时间介入应急行动，为科研攻关工作的顺利开展提供有效的科研支撑条件。

二、构建科学管理制度体系，确保科技攻关规范运行

1. 攻关项目管理

由科技攻关项目管理及资源整合办公室统筹协调所有科研项目的开展，所有拟开展的项目均需经过医院学术委员会、伦理委员会（涉及人的生物医学研究）审核同意后，方可按规范开展。任何科室和个人不得擅自承接或开展疫情相关项目。

2. 生物安全及样本资源管理

（1）因新发突发传染病患者生物样本均具有传染性，所以在开展相关科技攻关工作时必要保障实验室生物安全，规范统筹生物样本资源管理，所有科研用生物样本，均应由医院成立专门的生物样本库统一保存，专人管理，准确记录毒株和样本的来源、种类、数量、编号登记，采取有效措施确保毒株和样本的安全，严防发生误用、恶意使用、被盗、被抢、丢失、泄露等事件。各攻关课题组将样本需求上报科技攻关项目管理及资源整合办公室，由医院统一调配使用。医院审核同意后，方能到生物样本库办理样本出库，开展研究，并按照医疗废物管理等规定处理使用后剩余样本。对涉及秘密和个人隐私的，要加强保密意识并依据有关规定采取保密措施。未经批准，任何人不得向任何其他机构和个人提供相关生物样本资源。

（2）各项目组在从事新发突发传染病相关科研实验活动时，需严格执行国家和当地卫生管理部门最新文件规定，严禁违规超范围开展实验活动，严格落实人员防护要求，做好人员健康监测，采取有效措施防范生物安全风险。

以新型冠状病毒实验活动（表 13-1）为例。

1）病毒培养：需在生物安全三级实验室（BSL-3）完成。

2）动物感染实验：需在生物安全三级实验室（BSL-3）完成。

3）未经培养的感染性材料：①一般感染性材料：生物安全二级实验室（BSL-2）的生物安全柜内操作。②人体或动物组织样本：生物安全二级实验室（BSL-2）+生物安全三级实验室（BSL-3）的防护要求。

4）灭火材料的操作：生物安全一级实验室（BSL-1）。

5）无感染性材料的操作：生物安全一级实验室（BSL-1）。

表 13-1 新型冠状病毒实验室个人防护装备基本配备

类型	BSL-3	BSL-2		BSL-1
		一般感染性样本	组织样本	
一次性工作帽	√	√	√	-
防护眼罩	√	-	√	
口罩	防护口罩	√	防护口罩	
工作服	防护服	一次性工作服	防护服	√
手套	双层手套	√	双层手套	√
工作鞋	√	√	√	√
鞋套	防水鞋套	√	防水鞋套	-

3. 病原体及样本运输和管理

（1）院内转运

需要将生物样本资源在单位内部运输（含科室之间和院区之间）的，医院应当按照要求制定内部运输工作方案和应急预案，配备必要的运输装备，组织开展运输人员的岗前培训，严格做好包装，按照溯源要求，完善交接手续，对运输的生物样本资源及其转归逐一进行登记，并做好记录保存，留档备查，确保运输全程的生物安全。

（2）国内运输

病毒毒株或其他潜在感染性生物材料的运输包装分类属于 A 类，对应的联合国编号为 UN2814，包装符合国际民航组织文件 Doc9284《危险品航空安全运输技术细则》的 PI602 分类包装要求；环境样本属于 B 类，对应的联合国编号为UN3373，包装符合国际民航组织文件 Doc9284《危险品航空安全运输技术细则》的 PI650 分类包装要求；通过其他交通工具运输的可参照以上标准包装。应当按照《可感染人类的高致病性病原微生物菌（毒）种或样本运输管理规定》（卫生部令第 45 号）办理《可感染人类的高致病性病原微生物菌（毒）种或样本准运证书》后，方可开展运输。生物样本资源仅限在《准运证书》中明确的运出单位和接收单位之间运输，严禁运出单位将生物资源运送至其他机构。运送人员不得少于两人，运输申请单位应当对护送人员进行相应的生物安全知识培训，并在护送过程中采取相应的防护措施。

（3）国际运输

病毒毒株或样本在国际运输的，应当规范包装，按照《出入境特殊物品卫生检疫管理规定》办理相关手续，并满足相关国家和国际相关要求。属于国际科研合作的，需先经过中国人类遗传资源管理办公室审批同意。

4. 科研诚信和信息管理

各相关机构及课题组在疫情防控期间承担的生物样本资源检测任务和科研活动所产生的信息属于特殊公共资源，任何单位和个人不得擅自对外发布有关病原检测或实验活动结果等信息。

医院应加强人员科研诚信管理，弘扬追求真理、严谨治学的求实精神，树立公共卫生意识，严守法律红线和科研底线，在发表相关学术论文、成果时，应严格按个人贡献程度署名。在相关论文、成果发表前，作者需提交科技主管部门备案，经医院专家评审组审核署名合理、数据真实后，方可发表。未经科学验证和审核的观点，不得向社会公开传播。

三、明确科技攻关目标，有效整合资源

新发突发传染病疫情科技攻关主要体现在针对防控工作亟待解决的瓶颈问题开展攻关，目标的明确，有利于人力、物力、财力的最有效使用，有利于尽快地通过科技攻关助力防控工作的开展。以新发特发传染病为代表的突发公共卫生事件科技攻关的主要任务包括控制传染源、切断传播途径、保护易感人群3个方面，迅速开展病原学与流行病学研究、防治策略研究和实物性成果研究。

疫情发生后，国家各级科技主管部门，必然会针对疫情的防控开展各层次的科技攻关工作，医院方面：一是要全面掌握疫情发展情况、各类项目组织和进行情况，争取更多的经费和资源，与科研院所积极合作联合攻关，将自己的专家力量与国家步伐保持一致；二是要结合医院患者救治情况、医院专科优势和基础研究力量，明确攻关目标，集中优势资源开展院内项目，在有一定积累后继续争取外部资助和合作。

疫情发生初期的攻关重点：首要目的为找出病原和传播途径，建立快速准确的诊断和疑似患者鉴别的方法和手段；也为探索发病机制、研制出有效药物，总结出有效的防治措施，探索最佳诊疗方案，及时总结推广行之有效的诊疗方案，提高救治效果，提高治愈率、降低病亡率，尽快控制疫情。中长期目标为彻底确定病原种类，研制出安全高效疫苗，彻底战胜疫情。

同时可面向全院征集新发突发传染病防控相关科学研究创新思路，鼓励医护和科研人员结合疫情临床和防控过程中遇到的各种问题和需求，提出前瞻性、原创性及多学科交叉的科学研究创新思路，为新发突发传染病疫情防控和应对重大突发公共卫生事件提供理论及技术支撑。鼓励广大科研人员摆脱惯性思维，注重

科研范式的变革，广开思路，突出原创，大胆设想，提出新的思想。

四、形成科学运行机制，高效开展科研工作

新发突发传染病疫情防控科技攻关具有时效性、针对性、实用性、探索性的特点，应急科研攻关的时效性往往是其首要需求，科研活动组织的效率越高，产生结果的时间越短，可能其实现价值则越大，如果科研工作迟缓，科技支持不足，可能会导致事态的进一步恶化或者延误最佳时机。为了保证全院科技攻关工作的顺利开展，必须建立一个高效的管理体制和运行机制，动员全院科技力量，强调基础研究与临床研究的结合，传统方法与现代技术的结合；实验室研究与现场防治结合，形成研究的有机整体，联合攻关。

高效的科研团队的形成需要充分的合作和资源共享，以项目管理为中心的矩阵式组织结构特别适合应急时的联合攻关。根据项目管理流程，选用科研相关人才形成临床组、样本组、测试组、成果组等各支撑团队，分工明确，各司其职。各项目负责人可以根据需要从不同支撑团队中选择合作伙伴，实现各环节连接的紧密化、各组任务的专业化（图 13-1），合理利用有效资源，节约人力成本，高效开展科技攻关工作。

另外，由于时间的紧迫性和情况的严重性，所开展的科学研究必须在短时间内解决所面临的问题，同时研究成果必须迅速得以转化，应用到事件处置中去，也就是说要用得上并有效果。以往医院的科研管理偏重于计划管理而忽略了成果管理，矩阵式结构不仅方便了项目的研发效率，也提高了成果转化的速度。

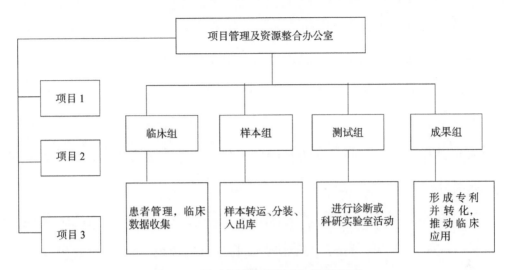

图 13-1 科技攻关团队的矩阵式组织结构

五、深化国际合作和共享

进入二十一世纪以来，全球科技创新、产业发展和国际竞争格局发生了深刻变化，特别是在新发突发传染病的防控中，由于科技攻关工作的紧迫性，国际科技合作和资源共享更为重要。疫情防控中，通过国际范围内的科技创新合作和资源共享，可以促进国际科技和智力资源的互补共享，整合各国优势，缩短科技攻关时间，提高效率和水平，降低成本和风险。我们在加强与发达国家及"一带一路"国家之间的多边科技合作的同时，积极探索以我为主的科技开放合作新模式、新路径和新体制，为解决世界性科学问题贡献中国智慧、提出中国方案、发出中国声音，在公共卫生事件和疾病防控中向全球提供产品。

六、提供高效科管服务，确保攻关顺利进行

在应对突发公共卫生事件科技攻关工作中的科研管理任务不同于日常的科研管理，包括拟定突发公共卫生事件科研战略，有计划的协调各项科技攻关工作的组织和实施，适时启动新的项目并整合资源进行科技攻关、快速实理成果测试、鉴定和技术转移等任务，重点在于统筹、协调和监督职能。

（1）给予科研投入、科研条件建设保障，积极做好协调。为各项目组提供符

合条件的试验场所，在条件有限的情况下，如 P2 实验室，一方面，与物资采购部门密切合作，开通绿色通道，加急购置符合要求的生物安全柜，与基建总务部门密切合作，加快项目建设，促进新建 P2 实验室尽早投入运行；另一方面，通过协作形式解决燃眉之急，与临床检验部门充分协调，利用临床检验部门平台和设备，安排科研人员在其下班时间完成实验进度，与科技企业密切协作，聘请企业技术人员完成部分检验和操作，解决科技人力资源不足问题。

（2）积极沟通、主动汇报，争取各级各类科研基金资助，开拓融资渠道，开展院内科研攻关，与各职能部门沟通协调，打通院内通道，迅速开展科技攻关。

（3）开通学术审查和伦理审查绿色通道，在保证审查质量的前提下，加强指导和支持，简化文档要求，保证研究内容的科学性和受试者利益。

（4）在项目管理方面，充分体现时效性和物资保障，保障实验用仪器设备的正常运行、常用试剂耗材供应充足，防护用品到位，注重研究过程的规范和科研产出，重点关注直接用于疾病控制的科研成果，同时规范科研成果的署名。

七、科技攻关组织和管理中存在的问题和启示

1. 需进一步强化基础研究储备

针对新发突发传染病疫情的科研活动具有很强的时效性要求，疫情发生时，如果基础研究储备能够在病因鉴别、流行病学分析、诊断技术、药物疫苗等领域满足相应需求，则可以缓解应急科研攻关的压力，加速产出。例如，尽管 SARS 期间，我国政府提供了充足和多渠道的政策及资金支持，但是疫情防控结束后，相关基础研究并未深入进行，对冠状病毒主要毒力因子及其致病的分子机理研究尚有欠缺。2018 年，国务院发布《关于全面加强基础科学研究的若干意见》，明确提出强化基础研究系统部署，优化国家科技计划基础研究支持体系，强化稳定支持，优化投入结构等多项措施。应通过对基础研究的稳定支持、前瞻性谋划和布局，开展公共卫生突发事件发生规律的监测和预警、预防与控制，基础资源与平台、医疗救治技术等研究，为公共卫生突发事件的解决提供理论保障。

2. 人力资源整合能力有待提高

由于长期以来我国大多数传染病医院重点发展学科不平衡，导致呼吸、重症医学、新发突发传染病等专科人员较为匮乏，因此组织针对性临床科研尤其是重症救治科技攻关方面较为困难。

3. 科学研究应该有全球化的视野和前瞻性的眼光

目前，全球一体化的趋势越来越明显，现代社会人流、物流高速发展，突发公共卫生事件的发生概率亦随之增加。若对新发传染病认识不足，一旦暴发流行，其传播途径明显增多，传播速度明显加快，可能会成为重大的突发公共卫生事件。对待不明原因的突发性传染病，更应采取主动出击的战略，及早研究、及早预警、及早预防，尽快明确其发病机理，制定防控和治疗方案，防患于未然，围绕国内外新发多发传染病的发病机理和筛查、诊断、治疗、康复等全流程开展研究。

4. 应着力培养科研人员奉献、合作的精神和责任感

科研人员是推动医学科技进步的原动力。管理部门在关心其成长、帮助其进步的同时，应大力培养其团结协作、无私奉献的精神，让其在科研能力精进的同时，具备良好的奉献、合作精神和责任感。在关键时刻能够紧密团结，提高战斗力，增强凝聚力，最终形成强大的科技攻关合力。

5. 医疗机构需进一步加强和高校院所及医药企业的合作，探索"研 – 企 – 产 – 临床"一体化模式

医院与高校院所的密切合作，优势互补，能够实现科技攻关目标的快速实现。另外，各医药企业是针对新发突发传染病诊断试剂和药物研发的主要技术力量之一，医院与企业的密切合作，有利于研发成果快速走向市场，实现应用。

6. 医疗机构应急应变能力有待提升

由于新发突发传染病病原体均具有较强的传染性，在疫情初期对该疾病和病原体病毒等了解还不全面，因为生物样本的处理涉及采集–收集–运送–分离–保藏–使用等多个环节，涉及各病房、运输队、样本库、课题组、院感等众多部门，因此应迅速制定工作流程，确保早期患者样本留取，确保基线数据完整。医疗机构在日常工作中需要加强日常练兵，保证在突发状态下，能够第一时间理清关键环节和衔接点，理顺流程，形成顺畅部门协作闭环、责任到人，高效的开展工作。

7. 医院应加强临床研究方法学团队建设

好的研究结果离不开好的科研设计，一个好的临床研究方案设计离不开好的方法学人才的加入。很多医疗机构并没有自己的方法学团队，一线医务人员方法学知识水平不一，因此在日常科研工作中经常需要与院外方法学团队合作进行科研工作。但在新发突发传染病的应急科技攻关中，由于交通的不便、隔离的要求等系列原因与外院团队合作受到限制，会因为临床研究方案设计初期的缺陷，导致后期遇到方案频繁调整、入组患者困难、关键数据缺失过多、论据论证不足等问题，严重的甚至导致研究失败，浪费了宝贵的攻关时间和人力、物力资源。

8. 深化大数据等新技术应用

加强与公共卫生相关的新型基础设施建设，注重个人信息安全，推动大数据、云计算、区块链、人工智能、5G、物联网等新技术、新手段在疫情监测分析、病毒溯源、防控救治、资源调配等方面发挥支撑作用。强化医院信息化数字化建设，建立完善以电子健康档案、电子病历、电子医学影像等为核心的全生命周期健康数据库。推动央地之间、市级部门与企业及医疗卫生机构之间相关数据协同应用，加强数据信息互联互通和共享使用。加快推动互联网医院建设，健全互联网＋医疗健康服务体系，在公共卫生、慢病门诊服务、远程医疗诊断、家庭医师签约服务等领域发挥更大作用。

9. 小结

新发突发传染病科研攻关作为一项重大而紧迫任务，综合多学科力量，统一领导、协同推进，在坚持科学性、确保安全性的基础上加快研发进度，尽快攻克疫情防控的重点难点问题，为打赢疫情防控人民战争、总体战、阻击战提供强大科技支撑。大量的事实让我们认识到必须重视突发公共卫生事件科技攻关才能战胜危机，而高效的管理机制则是实现这一战略的保证。根据管理的权变理论，突发公共卫生事科技攻关管理必须随着社会环境而改变，没有普遍适用和一成不变的管理模式，但可以借鉴他人的理论和成果，结合自身特点和现状形成良性互动，理顺体制机制，做好长远规划布局，建设符合本单位的突发公共卫生事件科技攻关机制。希望通过本章节的探讨，能够为国内各医院突发公共卫生事件科技攻关管理提供参考。

（冯英梅　孟莎）

第二节　教育培训

开展传染病相关防治知识培训是各级、各类医疗机构抗击新发突发传染病疫情的一项重要工作。通过培训，能够提高相关人员对新发突发传染病的识别能力和应对能力，增强防护意识，确保医疗质量安全，为打赢疫情防控阻击战做好充足的准备。

一、建立应对新发突发传染病的教育培训管理体系

建立有制度保障、有方案指导、有计划实施、有办法考核的完善的教育培训管理体系，加强统一领导，实施有效监督，圆满完成新发突发传染病相关人员的教育培训工作。

1. 成立新发突发传染病应急培训领导小组

新发突发传染病应急培训领导小组由院领导和教育培训、医务、护理、医院感染管理部门负责人组成。主管院长任组长，责任科室为教育培训部门。领导小组负责全院新发突发传染病培训组织领导工作，统筹协调工作开展，职责为制定培训计划和实施方案、检查培训情况及协调指挥培训工作。医院教育培训部门负责组织实施培训工作，包括制定培训方案、组织培训对象、安排课程和师资、准备教材和培训场所等，融入多元智能理论的教学方法，力求培训与考核方式多样化，有效提升传染病防治培训效果。

2. 组成新发突发传染病应急培训师资队伍

应急培训师资队伍由传染病、护理、呼吸、麻醉、急诊急救、ICU、疫情管理、医院感染与防护及生物安全管理等多部门、多学科组成，负责培训有关传染病诊疗、

消毒隔离知识、急诊急救、疫情报告程序、新发突发传染病的科学研究开展等。

医院开展传染病防控知识培训前，须对应急培训师资进行筛选和培训。要求参与培训的院内师资政治立场坚定，医德高尚，治学严谨，爱岗敬业，有较强的责任心，具有本科以上学历，副高级以上专业技术职称，对本领域知识技能熟练掌握，近三年无责任性医疗事故。

院外师资邀请行业内专家及院外医疗机构重点学科的一线骨干医务人员。

二、培训教材和内容

1. 培训教材

根据不同培训对象和培训内容可选择下列教材。

（1）《中华人民共和国传染病防治法》《传染病防治法实施办法》《突发公共卫生事件应急条例》《医院感染管理规范》等法律法规。

（2）上级卫生健康委员会等部门下发的有关新发突发传染病防治的指导原则、诊疗规范和相关要求等。

（3）上级部门下发的有关新发突发传染病防治宣传手册、折页等。

（4）各医疗机构自行编制的文件、培训教材和课件，包括工作方案、院内诊疗路径、防护要求及各项规定等。

2. 培训内容

（1）理论知识：传染病相关法律法规；传染病防控基础知识（含传染病的感染过程和发展阶段、流行病学特点）和诊疗最新进展；传染病患者的护理要求；个人安全防护与患者隔离（含标准预防、空气传播的防护与隔离等）；感染控制（含感染病区的设置、医疗废物的处理等）；实验室生物安全要求。

（2）技能操作：一、二、三级防护中个人防护设备（含连体防护服、一次性防渗透隔离衣/防护服、帽子、护目镜、防护屏、口罩、手套、全面型呼吸防护器等）穿脱；洗手及卫生手消毒方法；急救技能[含心肺复苏、除颤仪、呼吸机、血液净化、体外膜肺氧合（extracorporeal membrane oxygenation，EMCO）的使用］等；标本（含呼吸道、粪便、静脉血标本）采集；基础操作（穿戴防护用具进行静脉穿刺、气管切开、吸痰、医疗设备的使用等）。

（3）院感防控：不同岗位、不同防护级别的防护要求；工作人员进出病区的行走路线；标本处理和转运路线；污染衣物的处理和转运路线；医疗废物的处理和转运路线；患者进出病区的路线；遗体运出路线；空气消毒（包括日常消毒和空调系统的消毒）方法；环境物体表面、地面、清洁工具消毒要求和标准；诊疗器械和器具及用品（听诊器、血压计、体温计、护目镜等）的消毒处理要求；布草等包括患者使用后的处理要求。

（4）工作流程、工作制度及工作职责等内容：包括疫情报告流程及时限；隔离病房相关制度及流程；出入院流程；患者转运流程；标本转运流程；医疗废物处理流程；患者污染物处理流程；遗体转运流程等。

（5）心理健康知识培训：包括心理健康的促进原则和方法；如何有效地缓解焦虑情绪；急性应激反应的表现和自我应对策略等内容；开设心理疏导热线及微信号。

（6）应急能力培训：对传染病公共卫生事件相关应急预案及隔离病房相关应急预案进行培训。要求护理人员能够准确识别如患者病情变化、患者暴力行为、患者自杀等应急事件，快速反应、及时处理。医务人员包括皮肤、眼睛、呼吸道、锐器刺伤等职业暴露后的具体操作要求；患者或穿污染防护用品医务人员意外进入清洁区的处置流程和方式等。

（7）医学人文素养培训：职业道德培训；医患沟通技能培训，包括语言及非语言沟通培训；耐心倾听能力及技巧等，要将困难情景沟通列为培训的重要一课。

三、培训对象和培训类别

1. 培训对象

全员培训，不仅包括院内医、护、技、药、科研人员、行政管理人员、后勤保障人员，也包括外包公司派驻的保卫、保洁、电梯、食堂和服务大队等运行保障人员，以及在院的进修医务人员、规范化培训的医务人员和研究生、本科生、专科生、实习生等人员。

若作为收治新发突发传染病患者的定点医院，还将承担着培训其他医疗机构应急救治医务人员的培训任务。

2. 培训类别

按照不同培训对象的岗位职责及所承担的工作任务，以岗位需求为导向进行教育培训。做好基础培训和分类培训，必要时进行强化培训，做到理论与实践相结合，在实践的基础上不断总结提高。同时，根据对新发突发传染病研究的进展和疫情的变化，及时调整培训内容，使各类培训人员及时掌握新理论、新技术、新方法和新规范。

（1）基础培训

医疗机构内的所有人员均进行培训，要求人人知晓。主要内容：相关法律法规；新发突发传染病基本知识、诊断标准和治疗原则；流行病学调查方法；隔离病区设置及操作规范；隔离防护措施和规范，包括一次性医用口罩、一次性医用外科口罩、一次性医用防护口罩的摘戴方法；医疗机构内各个区域防护用具使用的具体要求等。

集中培训后各科室还应进行科室内及班组的全员二次培训，确保全员掌握。

（2）分类培训

在基础培训内容的基础上进行各级各类人员的重点内容培训。

1）新发突发传染病患者定点收治医院和后备医院的医护及相关人员。高风险区域医务人员防护，包括发热门诊、筛查门诊、呼吸科、急诊、ICU、感染性疾病科、口腔科、耳鼻喉科、消化内镜室、支气管镜室、喉镜室、标本检测室等医务人员，重点开展三级防护的技能培训和基本诊疗知识的培训。

低风险区域医务人员防护培训，包括普通门诊（发热门诊、筛查门诊、呼吸科门诊、急诊、感染性疾病科门诊、口腔科门诊、耳鼻喉科门诊除外）、普通病房（感染性疾病科病房、呼吸内科病房除外）医务人员，重点开展一级、二级防护知识培训和基本诊疗知识的培训。

临床医师重点培训内容：呼吸及循环系统监测基本知识和技能；血气分析基本知识和技能；酸碱平衡紊乱的治疗原则；抗生素使用；严重并发症（呼吸衰竭、心衰竭）的救治技能；ICU 知识和技能；无创通气与有创通气技术；ECMO 技术；传染病患者病历书写要求等。

护理人员重点培训内容：呼吸系统疾病护理知识和技能；隔离病区管理及操作规范；传染病患者管理；重症患者抢救基本技能；呼吸支持的各项临床观察；呼吸机、心电监护仪、ECMO 等设备的操作使用方法等。

发热门诊医务人员重点培训内容：发热患者的就诊程序；疑似患者诊断标准；鉴别诊断要点；消毒隔离防护规范；隔离留观室的防护原则和管理；疫情上报制度和上报程序；流行病学调查方法和内容；患者转运原则等。

放射、检验、科研等人员重点培训内容：相关放射、化验及科研指标；传染病患者检验样品采集、转运、保管和处理规范；辅助检查设备及实验室仪器设备消毒方法等。

工勤人员重点培训内容：各种消毒剂的配置和使用；不同污染程度区域所用的消毒方法，包括房间内的物体表面和地面的消毒要求，环境物体表面或地面被少量污染物或被大量污染物（患者的血液、分泌物、呕吐物和排泄物等）污染时的清理要求；清洁工具的消毒包括抹布和拖把等的消毒要求和标准；如何检验消杀效果等。

行政管理人员重点培训内容：疫情期间值班值守及相应管理及处置工作的内容。

2）其他医疗卫生机构的卫生技术人员和管理人员。主要进行基础培训，主要内容：相关法律和法规；传染病的基本知识、诊断标准和鉴别诊断要点；基本预防控制和流行病学调查方法；基本防护措施；疫情报告程序和方法等。

3）城市社区卫生服务人员和农村卫生人员。主要进行基础培训，侧重在相关法律法规；传染病的基本知识、临床诊断标准和鉴别诊断要点；个人防护措施；可疑人员处置原则；疫情报告程序和方法；消毒和隔离的基本方法等，及时发现并上报疫情，迅速实施初步救治和隔离、防护措施。做到能向广大群众开展健康教育宣传，特别是针对感染新发突发传染病后的症状、感染及传播途径、出现症状的处理措施、密切接触者的应对措施、预防感染的措施、正确选择及佩戴口罩和确诊感染后的措施等进行宣教。

四、培训方式和考核评估

1. 培训方式

根据新发突发传染病的病种特点，采取不同的培训方式，可以多种培训方式相结合，增强培训效果。

（1）面授培训

根据新发突发传染病的病种和疫情防控要求不同，决定是否面授培训。疫情期间，经呼吸道传播的新发突发传染病培训，尽量不组织大范围的面授培训，避免人群聚集。如必须面授培训，应保证室内通风的前提下，培训人员间隔1米就座，佩戴一次性医用口罩或医用外科口罩，会议时间不宜过长。面授主要是针对理论知识和技能操作培训。

（2）线上培训

登录市级继续医学教育数字学习平台，根据上级要求进行线上学习和考核，获得相应的医学继续教育学分。各医疗机构也可以利用直播软件或平台进行直播培训，或者自行录制课程进行线上培训。已经获批的国家级、市级、区级及院内继续医学教育项目可由面授形式调整为线上开展，可使用单位自有网站实施，也可以依托具有国家远程继续教育机构资质的单位来实施。

（3）自主学习

除采用面授和线上培训外，还可利用微信群或者QQ群等平台，及时更新相关诊疗指南及方案等。临床医务人员录制穿脱防护用具及消毒隔离操作的视频或者录像片，通过微信群、QQ群或院内OA下发供医务人员使用，同时还可以随时进行群内交流、线上答疑。培训群中每日投放一些舒缓的音乐，帮助一线人员放松心情、释放压力。

（4）实操培训

主要针对技能操作培训，如穿脱防护用具、新型医疗仪器的使用、标本采集转运、院内区域动线走向等进行实操培训，有效保证医务人员安全和医疗安全。

（5）实地带教

每批医务人员进入隔离病房或发热、筛查门诊等区域时，应由骨干医务人员或有经验的护士长作为带教老师，帮助新进入病房的医务人员迅速熟悉环境和工作流程，尽快投入到工作中。

（6）临床技能模拟中心进行全流程模拟

有条件的医疗机构可在临床技能模拟中心内进行从入院、接诊、检测、转运、治疗等全流程模拟演练，及时发现问题，尽快完善流程，保证医疗安全。

（7）情景模拟演练、应急演练

在医疗机构内进行实地全流程或部分流程的情景模拟演练或应急演练，对于第一次进入隔离病区的医务人员尤为重要，通过实地演练可以发现预案和流程中存在的缺陷和问题，全面了解应急救治医务人员的应急救护能力，随时调整培训计划、工作预案和工作流程，有效提高医务人员的应急救治水平。

每批医务人员在进入隔离病区前和流行病学调查人员参与新发突发传染病流调工作前，必须进行有针对性的岗前强化培训，并进行隔离防护的实战演练。

2. 考核评估

为进一步提高新发突发传染病防控的基本能力，保证培训效果，对新发突发传染病开展相关培训后进行考核和效果评价，进一步了解培训的实效。

（1）培训考核

考核方式主要包括笔试答题、操作考核、病例讨论及客观结构化临床考核等方式。医院应急培训领导小组对培训工作进行督导检查，对参加培训人员进行登记考核，考核成绩纳入当年继续医学教育和在职、在岗培训管理。

1）疫情期间可采用线上答题的方式，尽量避免组织室内人群聚集的理论考试，考试内容可涵盖传染病相关防治与诊疗知识，个人防护要求、职业暴露处理等方面内容。

2）实践操作考核。对进入隔离病区及存在密切接触隔离患者风险的医护人员、工勤人员等进行一对一防护用品穿脱考核及其他必需的技术操作考核。所有人员均需通过考核，方可进入相应岗位工作，确保最大限度降低人员因防护用品穿脱不当发生职业暴露及院内感染的风险。

3）病例分析。可采取小组会议或线上讨论的方式，对于新发突发传染病典型病例进行提炼、标化，医务人员通过病例分析讨论提高医疗救治的实战能力，有力保障医疗安全。客观结构化临床技能考核（objective structured clinical examination, OSCE）：作为一种多站式综合考核方式，通过设置标准患者，对隔离病区等涉及的工作流程、技能操作逐项进行考核，可以了解医务人员应对新发突发传染病的应急救治能力，及时查缺补漏，保障救治水平和医疗质量。

（2）培训效果分析

培训结束后，对培训计划的执行情况、培训内容和培训效果开展评价，通过学习记录、参加培训率、考核成绩、参培人员技能掌握情况和日常工作中的执行情况分析培训效果。培训结束后可通过满意度调查考核效果。满意度调查可采用自制调查问卷，内容涉及提高新发突发传染病相关认识、提高个人防护能力、增强应对传染病的信心及总体满意度等方面，进一步了解医务人员对新发突发传染病培训的意见和建议。

五、建立传染病防治知识培训长效机制

为更好地应对新发突发传染病疫情，应逐步建立传染病防治知识培训长效机制，将临时性、应急性的培训转变为长期性、制度化的培训模式。在非传染病疫情期间需要普及其他传染病专业知识，如病毒性肝炎、艾滋病、结核病、手足口病和呼吸道传染病等防治现状、流行病学特点、诊断标准及鉴别诊断、职业暴露和健康教育等相关知识。作为传染病为专科特色的医院还应将医务人员轮转感染性疾病科、重症监护病房、急诊科等科室列为常态化培训。

医疗机构教育培训部门要研究制定和监督执行传染病培训的工作规划、工作制度、年度工作计划，做好传染病培训工作总结。加强培训全过程管理，在入院教育、入科教育、过程考核、培训督导、公共理论学习等多环节指导开展传染病防治知识培训，确保培训质量。有条件的情况下可尝试新的培训方式，如 Workshop 和团队合作模式，能够充分发挥团队成员的智慧和潜力，增强培训效果。在培训过程中要及时总结经验、加强组织与管理，及时解决培训中发现的问题，不断完善。

各医疗机构应研究出台支持政策，加大传染病防治知识培训经费的投入，保障培训工作的实施。医疗机构物资供应部门要按照培训方案，加强培训物资的保障和供应，单独下拨管理及存储，建立统计台账，做到及时发放，确保培训工作有序推进。

（崔丹　张露冉）

参考文献

[1] 科技部办公厅关于加强新型冠状病毒肺炎科技攻关项目管理有关事项的通知.[2020-01-29].http：//www.gov.cn/xinwen/2020-01/26/content_5472236.htm.

[2] 国家卫生健康委办公厅关于印发新型冠状病毒实验室生物安全指南（第二版）的通知，国卫办科教函〔2020〕70号.[2020-08-09].http：//www.nhc.gov.cn/xcs/zhengcwj/202001/0909555408d842a58828611dde2e6a26.shtml.

[3] 北京市卫生健康委员会关于加强新型冠状病毒感染的肺炎生物样本资源和科研活动管理的通知，京卫科教[2020]9号.[2020-08-09].http：//wjw.beijing.gov.cn/zwgk_20040/qt/202002/t20200219_1662209.html

[4] 阴赪宏，徐婉珍，华琳，等.北京地区医院应对突发公共卫生事件科学研究的调查分析.中华医学科研管理杂志，2006，19（2）：77-78.

[5] 王华，魏晓青，徐天昊.突发公共卫生事件应急医学科研机制研究.解放军医院管理杂志，2010，17（9）：841-842.

[6] 柯骏，常文军，姜北，等.突发公共卫生事件的科研管理.解放军医院管理杂志，2008，15（5）：470-472.

[7] 侯云德.重大新发传染病防控策略与效果.新发传染病电子杂志，2019，4（3）：129-132.

[8] 突发公共卫生事件防控中加强科技支撑作用策略探讨——以新型冠状病毒肺炎疫情防控为例.中华医学科研管理杂志，2020，33.

[9] 孟莎，张永宏，陶明玲，等.从突发公共卫生事件的防控看科研管理应急机制的建立——以传染病专科医院为例.北京医学，2011，33（6）：510-511.

[10] 李攻成，王映辉.从SARS临床科研谈特发紧急公共卫生事件的科研组织与管理.中华医院管理杂志，2004，20：97-98.

[11] 熊倩，何琳，胡琳娟，等.新型冠状病毒肺炎疫情下应急护士的传染性公共卫生事件培训需求质性研究.广西医学，2020，42（7）：867-871.

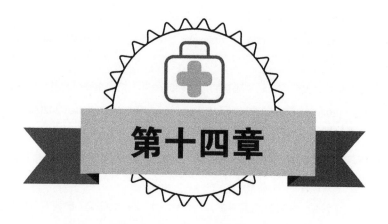

第十四章

新闻宣传报道管理

第一节　建立应急宣传制度和预案

　　医院处于新发突发传染病监测的前哨位置，承担着紧急医疗救治的重大任务。新发突发传染病的发生不仅考验医院应急能力，也考验医院宣传的作为与担当。新发突发传染病具有突发性、公共性、紧迫性、复杂性等特点，对相关信息传播的及时性、大众性、互动性等有较高的要求。关键时期做好新闻宣传工作，需要建立一个高效、畅通、准确、及时的信息传递通道，将新发突发传染病的信息源、执行科室、新闻发言人等形成一个有机的整体。

　　新发突发传染病发生时，宣传工作应紧紧围绕党和国家的决定指示，积极弘扬正能量，做到应事、应时、应变。加大宣传力度，找准宣传方向，通过恰当的载体，传播正确的知识和价值，及时回应大众关切，引导正确的舆论导向。与此同时也需要从医学专业、防控知识、心理疏导等多个维度进行内容上的组合宣传，发挥医院作为防控和遏制传染病传播关口的作用。

　　重大疫情的宣传工作要有章可循、有法可依：①宣传部门建立健全与其他科室的沟通协调机制，同步开展舆情监测、研判、引导工作，并贯穿应急处置全过程。②制定完善应急预案，加强应急指挥的顶层设计，充分发挥新闻宣传部门的职能作用，优化新闻发布的审批层级，实现应对处置工作的扁平化管理，提高新闻宣传工作的时效性和针对性。③加强应急新闻宣传工作的培训演练，推动实现应急预案与具体工作方面的深度融合。④加强组织领导，明确职责分工和权限，严肃新闻报道纪律，切实抓好应急新闻宣传工作各项支持保障措施落实，推动形成齐抓共管、协调联动的工作格局，充分认识应急管理新闻宣传工作的政治性、专业性、时效性、敏感性，保证宣传报道工作达到预期目的。

一、加强领导，健全机制

1. 成立应急宣传工作小组

紧急时期做好宣传工作，需要构建以党政一把手为组长，职责明确、运转高效的应急宣传小组（图14-1），确保宣传工作统一指挥，统一口径。准确把握应急宣传工作的政治方向，保证各项指示的贯彻落实。下设办公室，并在基层组织中（尤其是各临床一线科室）选派相对固定的信息员和宣传员，建立信息沟通绿色通道，确保信息无遗漏，形成全面覆盖，立体化宣传模式。明确各成员工作责任和宣传工作的重点，使得新闻报道工作更快、更准、更好地发挥其有效性和真实性，充分反映医院内部工作实际和本来面貌，发挥好领导者的参谋和助手作用。

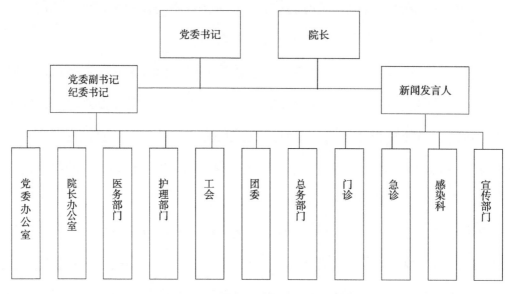

图 14-1　突发事件应急宣传小组组织架构

2. 制定宣传预案

做好新发突发传染病期间的新闻宣传工作，需要完善的制度来激发团队的执行力和战斗力。建立一套统一指挥、反应灵敏、运转高效的工作机制和宣传预案，做到明确职责，强化责任，保证应对新发突发传染病宣传工作的制度化、规范化和科学化。

（1）媒体传播方式

应急宣传办公室负责收集整理相关工作信息、感人事迹、重要举措、工作成绩等，并通过自媒体和新媒体及传统影视媒体及时对外发布，形成全媒体传播矩阵，大力弘扬医务工作者敬业爱岗，无私奉献的职业精神和大爱情怀；回应社会关切、传播健康知识。

（2）舆情管控工作

做好舆情管控和舆论引导工作，启动 24 小时舆情全网监测，并每天形成舆情报告，结合舆情特点，总结经验教训，避免发生负面舆情事件。

（3）资料存档利用工作

做好宣传文字、影音像资料的整理归档工作，积极为上级及新闻媒体提供资料支持，更好的宣传医院，宣传专家，宣传医务人员的职业精神。

（4）对外宣传口径

应急宣传办公室应根据不同时期的工作特点，确定对外宣传口径，包括党的方针政策、医院总体做法、诊疗工作进展、疾病防治提示、人文服务亮点等。

（5）对外宣传工作要求

坚持新闻发言人制度，对外发布信息由新闻发言人或新闻发言人指派专家统一对外发布，由应急宣传办公室统一协调。

（6）宣传保密工作

坚持党管宣传原则，对外发布任何信息在医院党委的领导下，由应急宣传办公室统一审核，确保信息的规范性、权威性，并做好信息资料的保密工作。

二、做好预判，引导舆论

医院承担着保护人民群众身体健康和生命安全的职责，也关乎社会的稳定和发展。新发突发传染病发生时，作为医疗卫生事业主体的公立医院，与广大人民群众的生命健康利益产生最密切、最广泛联系，因而必然成为群众和媒体高度关注的对象。在重大疫情灾难面前，医院新闻宣传工作如何及时有序地开展尤为重要。

面对新发突发传染病，首先要提前预判发展形势，准确制定宣传教育规划，引导院内工作人员和院外群众听党指挥、坚定信心、履职尽责、团结互助，扎实开展应急宣传引导工作，筑牢立体化宣传网络，确保新闻宣传的及时性、有效性。其次，应做到正确引导社会舆论导向。对内传递人文关怀，对外唤起公众参与，稳定民心，减少恐慌。医院宣传工作要坚决按照党中央和上级部门的工作要求，根据党和国家关于应急防控的文件精神和工作指导，积极做好关于疾病防治工作各项文件精神的宣传报道，通过多种举措加大应急防控宣传工作力度和频次，以达到鼓舞医务人员士气、加强职工教育、宣传防治知识，为坚决打赢应急防控战役营造良好氛围。

（刘慧　张春艳）

第二节　开展新闻宣传工作

新发突发传染病事件具有突然暴发、信息量大、新闻价值强、信息传递快等特点，容易引起社会各界的关注，医疗行业易被推上大众视线的最高点。此时医院宣传就成为稳定人心、凝聚士气、传播科学防疫知识的有效武器和工具。宣传工作应根据疫情防控不同阶段的舆情特点和公众需求，通过话题设置有针对性地开展。初期阶段，即预警识别阶段，应聚焦防控科普宣传和预防措施；应急处理阶段，应聚焦攻坚克难，展现医务人员的责任担当；攻坚阶段，重点围绕医疗救治、疫情防控成效，展现医疗技术的硬实力；尾声阶段，突出宣传医护人员的大爱奉献和医患间的温情互动。

应急宣传应把握舆论导向的主动权，举好"指挥棒"，做到迅速反应、正确引导，积极塑造良好的医院形象，在掌握事实的基础上，坚持实事求是和公开透明的原则，把应急宣传工作落实到位。

一、营造氛围，凝聚合力

1. 明确宣传路径

面对新发突发传染病疫情，医院应紧紧围绕舆论宣传重点，与多媒体单位形成联动机制，多主题全方位深入传播，展开立体式宣传。坚持"多线并行"不留死角的宣传阵势，以真诚、负责的姿态面对公众。凸显主流媒体的担当意识，发布权威性强、可靠性高及影响力大的新闻信息，承担好"疫情信息"发声人的角色与担当。

开展医媒联动，"对内"歌颂医院各医疗队、科室在抗击疫情中的不畏生死，挺身而出的"英雄"事迹，诠释白衣天使救死扶伤的崇高精神，向公众展示医务人员的责任和担当，激发医务人员的职业认同感和职业荣誉感。同时易获得社会各界的理解、支持和信赖，有益于进一步拉近医患关系，缓解医患矛盾。与此同时，加强"对外"社会舆论的引导，唤起公众共同参与。积极宣传疾病防控中的好经验、好做法，广泛普及科学防护知识，呼吁群众要积极应对、科学就医，并实时发布医院救治的最新消息，防止谣言的产生和扩散，传递权威信息。以达到稳定人心、辟除谣言，营造风清气正的舆论导向，树立全体民众抗击疫情的决心和信心。

2. 注重宣传方式和宣传载体结合

新发突发传染病疫情期间，新闻宣传工作应有针对性、有侧重地开展，以医院实际发展水平为出发点，做到说内行话，做内行事。结合医院特色项目，采取多种手段与方式，加强宣传力度，落实医院宣传工作，为医院进一步发展奠定基础。在与媒体合作过程中根据需要，可主动提供给媒体"原材料"，提前策划宣传亮点。疫情攻坚克难时期，做好"驻地记者"工作协调安排，以便他们对重点人物、事件进行持续跟踪拍摄报道，呈现完整的新闻热点作品。

做好媒体平台传播的同时，医院还应运用多种宣传载体，在疫情防控期间，联合门诊、疾控、安保等部门在院内各楼宇 LED 显示屏，全天候滚动播放疾病预防知识，时刻提醒公众加强防控意识；在移动互联网的信息化时代，利用医院自媒体平台及社会网络平台发布科普文章、短视频，主动发声、正面引导，及时回应社会舆论关切的内容。

二、回应关切，有效引导

新发突发传染病是对医院应对公共卫生应急反应的重大挑战，宣传部门应充分发挥医院在医疗救治和科学防护方面的专业性和公信力优势，利用主流媒体的快速传播能力，及时普及科学知识、弘扬科学精神、传播科学思想、倡导科学方法，在全社会推动形成信科学、讲科学、懂科学、用科学的良好氛围，消除民众对相关疫情防控知识的误区。同时，始终保持信息的公开透明，使得疫情传播得到有效控制的同时更好地引导网络舆情的走向。

新发突发传染病事件容易引发公众恐慌、焦虑情绪，医院应发挥应急宣传优势，通过多媒体平台，采取形式多样、易于接受的方式普及科学知识，提升公众的正确认知，及时缓解民众心理压力，避免社会恐慌。

互联网具有极强的交互性，在传播正能量的同时也容易滋生谣言。医院宣传部门不仅要做到正确发声，还要扮演好"谣言粉碎机"的角色。①及时发布和传播权威信息，回应社会关切，为公众传递科学、准确、实用、有效的科普知识和行为指导。②及时对外公布防控措施和行动计划，助力政府防控政策宣传到位。③积极宣传救治流程，及时公布医疗救治相关进展，达到维护社会稳定的积极作用。④启动应急值守机制，完善信息传输、审核、发布流程，高效发布信息。

（刘慧　张春艳）

第三节　开展舆情监测

舆情是"舆论情况"的简称，是指在一定的社会空间内，围绕中介性社会事件的发生、发展和变化，作为主体的民众对作为客体的社会管理者、企业、个人及其他各类组织及其政治、社会、道德等方面的取向产生和持有的社会态度。它是较多群众关于社会中各种现象、问题所表达的信念、态度、意见和情绪等表现的总和。

目前，我国对舆情的监管和约束主要通过完善的舆情监管法律体系，同时利用信息公开力度和主流媒体舆论进行引导，建立舆情回应常态化机制，与媒体、受众进行良性互动，让网络舆情成为沟通的纽带。重大疫情发生期间，建立一套快速响应的舆论监测体系显得尤为重要。网络关注最新的疫情动态，媒体持续跟踪报道，使得疫情信息形成快，传播快，受众广。非理性言论，负面报道，虚假信息等负面舆论可能迅速发酵，迷惑群众，甚至影响到群众对党和政府的信任，造成严重的后果。

一、形成监测体系，掌握信息动向

1. 及时反馈，完善层级管理

实行舆情严格管理，正本清源、防微杜渐，及时辟谣，及时发声。首先应明确网络舆情监测的主要途径，加大对主要途径的监测，掌握最新舆论敏感点和医患关切点，及时捕捉与医院相关的舆情信息，确保舆情第一时间发现。

网络舆情管控主要包括监测和应对两方面。首先，建立网络舆情监测体系、掌握舆情工作主动权，有针对性地对突发事件相关的信息进行管控。其次，组织和协调医院各科室做好舆情监测、研究和响应工作。在应急宣传小组的领导下，宣传部门负责网络舆情监测和发布。①开展定期巡网，密切关注舆情信息，执行"日报告"制度。②妥善处置负面舆情，防止矛盾激化和话题发酵。③将收集到的舆情及时上报相关部门或上级单位，做到"早发现、早报告、早处理"。对发现的各类舆情按规定时限报告，努力把问题解决在初始状态，避免事态扩大，为战胜新发突发传染病营造良好的舆论氛围。

2. 加强教育，确保监管到位

高度重视应急宣传工作，引导广大群众关注正面信息，正确解读信息。加强职工教育，严禁参与炒作、转发不实报道。对舆情信息实行报送制度、构建有效监测格局，对疫情防控体系的运行提供积极有效的帮助。

二、筑牢舆情导向，优化正面宣传

疫情期间，医院应实施严格的舆情管理，正本清源、及时主动地辟谣和发声、积极应对各种负面信息，密切关注舆情导向。

1. 开展多渠道正面宣传

医院应急新闻宣传要始终贯彻"及时、准确、客观、全面"的要求，充分利用新媒体特点，打造医院资深的新媒体组合平台，形成高低搭配、全方位的平台矩阵，创造更有可读性、思想性的内容，以多种形式及载体向全社会展现医务工作者英勇献身、无私奉献的职业精神。

2. 规范新媒体工具的使用

信息化时代，人人都是"自媒体"，小道消息被当作"真理"到处扩散、传播，多数人在不清楚事实的情况下成为谣言的传播者。医院要严格内部管理，各科室的宣传资料经审核后由宣传部门统一发布，杜绝未经审批的信息在各类互联网平台发布。禁止个人私自散播负面信息、妄议相关政策法规等严重干扰疫情期间医院正常工作秩序的行为，坚决做到"不信谣、不传谣"。

（刘慧　张春艳）

第四节 宣传工作总结提炼

为全面真实地记录医疗机构众志成城、群策群力抗击疫情的全过程，医院应主动作为，自新发突发传染病事件开始就应当树立起掌握第一手资料的意识，积极获取最真实、最全面的信息，采取多种措施全面开展防控资料整理归档工作。这些资料是开展社会科学和自然科学研究的宝贵材料，也是开展宣传报道的信息来源。

一、掌握一手资料，加强档案管理

收集管理好档案资料是存史资政的需要。疫情中形成的文字、照片、录像、录音、电子文件和实物等材料，是医院抗击疫情的珍贵资料，对医院总结疫情防控经验具有重要参考和借鉴价值，是医院档案不可或缺的组成部分。努力做到"应收尽收、应归尽归"。

医院宣传部门归档材料具体如下：

1）上级单位下发的宣传工作的重要批示、指示等文件资料。

2）应急宣传预案、舆情监测预案及工作制度。

3）疫情期间形成的文章、诗歌、音视频、图片和照片等资料。

4）新闻媒体对医院报道的相关资料。

5）舆情报告及巡网台账等舆情管控资料。

二、总结经验做法，提升应急宣传能力

医院新闻宣传工作是卫生健康工作中重要的组成部分，重大疫情时期的宣传不仅是对事件的密切追踪，也是医院品牌的强势输出。要切实加强应急管理新闻

宣传队伍和阵地建设，不断提高新闻宣传工作能力和水平。

1. 关注受众思维

要主动回应受众关切的问题，根据舆情的实际发生状况，有针对性地做好舆论引导。同时，组织专家开展有针对性的健康知识科普。

2. 注重品牌效应

将医护人员的无私奉献、医院的硬核实力融入宣传报道中，在展现医护人员的职业精神的同时提升医患间的信任度。同时，发挥医院的品牌优势，展示医院的公益担当和实力，进一步提升医院品牌形象。

3. 开展医媒联动

进一步完善与媒体的联动机制，利用主流媒体的传播力和影响力，扩大传播范围；充分发挥院内自媒体官方平台作用，引导其正确、有效发声，打好抗疫宣传的"组合拳"。

大疫面前，深入宣传、真情讲述、广泛科普、激浊扬清，是宣传工作的职责所在，坚持守正创新，通过及时、准确、扎实、有效的新闻宣传工作，宣传大政方针，回应群众关切，引导社会舆论，加强政策解读，增强大众自我防护意识和社会信心，担负起营造良好社会舆论氛围的重任，为打赢疫情防控战，站好岗、把好关、出好力。

（刘慧　张春艳）

文献参考

[1] 曹红梅，韩光曙，顾海，等.新型冠状病毒肺炎疫情防控的医院新发突发传染病应急管理体系构建.中国医院管理，2020，4：11-14.

[2] 中国省委网信办.精准施策 科学引导 权力营造抗击疫情强大舆论声势——广东省委网信办认真做好

疫情防控网上宣传引导工作 . [2020-03-19]. http：//www. cac. gov. cn/2020-03/15/c_1585821235921004. htm.

[3]　单学刚 . 论新发突发传染病的应急宣传 . 经管论坛，2020. [2020-06-19]. http：//yuqing. people. com. cn/GB/n1/2020/0114/c209043-31548037. html.

[4]　谭琳琳，郝向阳 . 医院新发突发传染病应急管理现状及策略分析 . 智慧健康，2018，2：23-25.

[5]　钱玮，吴李鸣，陈侃伦，等 . 大型公立医院新冠肺炎救治应急管理体系构建及协同运行的实践探索 . 卫生经济研究，2020，5：53-56.

[6]　盛丽娟，赵晓华，赵丽萍 . 大型公立医院在新冠肺炎疫情下的网络舆情引导策略 . 公关世界，2020，2：28-30.

[7]　赵秀峰 . 新冠肺炎疫情防控期间医院宣传工作阵列思考 . 健康中国观察，2020，2：69-71.

[8]　史张丹 . 新时期医院新闻宣传管理工作的思考：以南京大学医学院附属口腔医学为例 . 市场周刊，2019：46-47.

[9]　袁蕙芸 . 全媒体时代医院新闻宣传的功能定位与对策研究 . 中国医疗管理科学，2014，4（3）：36-39.

[10]　冯再华 . 深刻剖析战疫宣传经验做法，着力提升应急管理宣传工作水平消防论坛，2020，7：65-66.

[11]　邢鹏飞，李鑫鑫 . 重大疫情防控中网络舆情形成机制及引导策略研究 . 情报杂志，2020，39（7）：1-8.

[12]　李亚梅，陈大鹏 . 重大自然灾害中公立医院应急救援与品牌宣传：以四川大学华西医院在 6.24 茂县山体滑坡和 8.8 九寨沟地震中的救援和宣传工作为例 . 中国卫生事业管理，2018，4：318-320.

[13]　胡建中，严丽，王洁 . "四动三思维" 做好医院防疫宣传 . 健康报，2020.

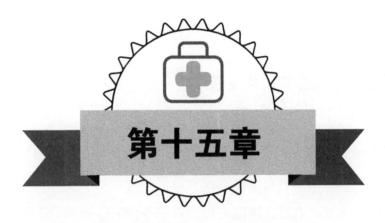

第十五章

安全保卫管理

第一节　疫情期间安全管理的特点及对策

一、疫情期间安全管理的特点

1. 情况复杂

①安全防范和防疫工作同等重要，相互联系且存在矛盾和冲突。②疫情的新发性、突发性、不确定性决定医院安全管理的复杂性、艰巨性，医院安全工作重点及防范措施受国家、地区、医院周边防疫形势的直接影响。③影响医院安全的因素错综复杂、内外交错，既有治安问题，又会伴随舆情事件，有正常治安问题，又有不良企图人员蓄意制造影响。

2. 敏感度高

①医院受社会关注，发生问题曝光快、传播快，容易被炒作，甚至被错误解读和利用。②人员心理压力大，情绪易激动，易有过激行为。③发生问题负面影响大，会对医护人员及患者身心造成较平时更大的伤害，甚至关系到国家形象和社会稳定。

3. 要求标准高

医院安全管理直接关系医院及人员安全，必须把工作都做到极致，实现"疫情零感染，安全零事故"。

二、疫情期间安全管理工作要求和对策

面对疫情，安保工作应坚持更高的工作标准，更严格的防控措施，更细致的工作作风，更昂扬的精神状态，确保工作的万无一失。

1. 加强研究预判，完善方案（预案）

①全面研判情况。要分析不同时期、不同阶段疫情对安保工作的影响，有针对性地确定工作思路和对策。②科学制定方案。合理设置岗位，明确不同岗位的工作特点和重点，突出各岗可能发生情况及处置原则、办法，做到"一岗一策"。③加大方案（预案）培训和演练，确保工作落到实处。

2. 落实联防联控，情况处置抓小、抓早

安全工作，以防为先，发生情况要早发现、早报告、早到位、早处置，力争将问题处置在萌芽状态。①实行网格化管理，发挥科室（班组）自我安全管理及情报预警作用。②医院安保部门要完善安全管理机制和应急机制，督导科室（班组）落实各项安全制度，及时排除各类隐患。③完善警医联防联控机制。加强与驻地派出所的沟通联系，定期开展情况会商。在医院设置警务工作站，为驻院民警开展工作提供必要保障，定期开展协同演练。

3. 严格落实责任，关口前移

①坚持"党政同责，一岗双责，失职追责"。②明确各岗位具体职责、工作标准、责任人，定期检查、讲评。③健全奖惩机制，与绩效考核挂钩。

（王稳好 刘占英）

第二节 疫情下的治安工作

一、及时高效做好应对准备

1. 人员及思想准备

①做好人员储备。必要时停止探亲休假，确保人员在岗在位。及时与保安队、消防技术服务人员、停车场等外包服务公司进行沟通协调，要求其提前做好疫情情况下的人员储备，保持人员相对充足，避免了发生人员短缺问题，随时应对任务需求。②开展形势任务教育。引导安保人员积极面对，迎接挑战，防止出现对疫情重视不够、麻痹懈怠和过度恐慌、恐惧畏战等两种极端思想。③做好心理疏导工作。面对不良情绪，及时做好思想工作，必要时请心理专家做好心理疏导，有效预防心理疾病的发生。

2. 方案（预案）准备

疫情期间医院安保方案（预案）是开展安全工作的依据。主要包括疫情期间医院安全保卫方案、疫情期间医院突发情况处置预案、疫情期间来访人员安全警卫方案等。

（1）拟订方案（预案）

方案要求要素齐全、责任清晰、简洁明了，有针对性和可操作性。拟订方案时，应充分讨论研究，反复勘察地形，全面分析可能发生的情况及应对措施，反复进行桌面推演和实际演练。《疫情期间医院安全保卫方案》应突出以下要素：①责任区域和责任。明确不同区域（尤其是隔离区）的范围及要求。②岗位设置和职责。根据实际设置岗位，明确每个岗位的具体任务职责、着装和装备配备。③可能出现的情况及处置。明确各岗位可能出现的情况及处置原则、办法、要求。④通信联络。明确各类人员的电话号码、代码，各岗位之间的通信联络方式、情况汇报程序，请示汇报的要求等。⑤个别规定。明确各岗位具体要求。

疫情期间《医院突发情况处置预案》应突出以下要素：①预案的目的与原则。②应急响应小组的组成与职责。③应急行动或处理流程。④联络方式与报告程序。⑤奖惩原则。

（2）方案（预案）的演练

应定期开展方案（预案）演练，以检验方案（预案）的针对性、实用性及安保人员对方案（预案）的掌握程度，提高应急反应能力。方案（预案）演练可采取以下方式：①桌面推演。参演人员以会议形式，按照预想情况不同发展阶段，设想可能发生的情况和发展方向，研究解决问题的办法及防范措施。②领导要素演练。即只有各要素（班组）负责人参加的演练，主要是提高各层次组织者的组织指挥能力。③全要素演练。即实际背景，实地，全要素参与的综合演练。通常由医院主要领导到场并组织，突出实战背景，分层次、分段实施，旨在发现问题，总结经验教训，全面提升医院的应急反应能力。

（3）加强值班值守

疫情期间，应加强人员值班值守，保证通信畅通，遇有突发情况能迅速到场，立即展开处置。

3. 器材设施准备

日常应集中对监控系统、消防设施、门禁系统、自动报警系统等设施进行检测检修，确保其保持良好的运行状态。隔离病房应安装监控对讲系统，便于医护人员与患者沟通，减少接触频率。根据实际需求，及时购置补充电台等通信设施，警戒带、隔离堆等隔离设施及广播设施。

二、不同区域管控重点及措施

1. 医院大门及主要出入口管控

①减少出入口，实行出入口分离、人车分离。封闭非必要出入口，规范大门

及院内交通设置，加强出入口管理。②对人员进行安全检查、身份识别和体温测量。在大门处设置多功能安检门，实现金属（甚至化学品）探测、人脸识别、人流量统计、体温测量等多项功能，不具备条件的医院也可采用手持设备。③做好宣传疏导工作，防止人员聚集，及时化解各种纠纷。

2. 公共区域管控

公共区域应加大巡查巡控力度，及时发现可疑情况并妥善处理。应重点关注可疑人（如长时间在区域内徘徊且神情紧张的人）、可疑物（如无人认领的包裹）和可疑事（如某一区域人员聚集），以及其他影响安全的问题。巡查巡控可采取人工巡查和视频巡视相结合的方式，通过视频巡视及时发现可疑情况，安保人员应迅速到达现场，确认情况，排除风险，实现医院巡查巡控全时段、全方位、无死角。

3. 普通病区的管控

疫情期间，普通病区的安全管理，重点是加强探视管理，减少无关人员进入病区。①完善探视制度。探视制度要做到"四个明确"：明确探视人数，明确探视时间，明确探视人员活动范围，明确特殊情况的处理方式。要将制度公之于众，严格执行标准，防止执行标准不一、时紧时松。②严格筛查和安检。应在病区出入口处设置体温筛查和安全检查点，对出入人员进行体温筛查和安全检查。③强化各科室（班组）安全管理职责。按照一岗双责要求，严格落实安全工作日检查、周巡查、月督查，实现各科室（班组）安全工作自查、自纠、自改。

4. 隔离区管控

隔离区管控是保障医护人员及患者安全、防止疫情扩散的关键环节。疫情期间，隔离区应严格落实封闭管理，防止无关人员误入、不法分子闯入及患者私自外出等现象。①隔离区范围要明确。②工作要求要具体，如院感防控要求、工作人员进出要求、患者进出要求等。③设置全时保安岗位。④隔离区要设置物理隔离措施，如隔离护栏、监控设备、门禁设施等。

5. 患者及家属物品的转交和移交

安保人员应协调做好患者家属为患者送来物品的转交及已故患者遗物的移交工作，并完善相关制度。如建立贵重物品交接签字制度，由送物人员及患者本人签字确认；建立已故患者遗物移交制度，患者遗物应由所在病区护士长、保卫处工作人员、驻院民警共同清点、拍照后封存，共同向患者家属做好移交并共同签字确认。

三、感染患者转运、院内跨区域就诊期间及隔离区医护人员上下班途中的安全管理

确保非感染者与确诊患者（疑似患者）之间的安全距离，是确保医院内部交叉感染的关键环节，同时也是确保患者安全的必要措施。因此，必须做好患者出入院及在院内不同区域间就诊（或检查）途中的隔离防护工作。隔离防控可根据不同情况采取不同的防控措施。

1. 随同防护

单个（或少数）患者转运途中采用，即安保防护人员在安全距离外伴随患者行动。随同防护一般需要 2 ～ 4 名安保人员，分为前导组和后卫组，分别负责行动路线上患者前方、后方清场和人员劝阻工作。

2. 接力防护

适用于转移路线较长，患者批次较多的情况。主要是在转运路线沿线主要路口，设置安保人员，当患者即将到达时，对负责的路段进行清场和无关人员劝离。

3. 区域净场防控

当患者在一定区域较长时间停留时，根据实际情况将该区域进行清场控制，防止无关人员进入的方法。疫情期间，隔离区内医护人员应集中上下班，安保人员根据实际情况采取灵活方式进行防护，保证医护人员安全。

四、疫情期间治安突发事件处置

疫情期间，情况错综复杂，发生治安事件更容易发酵扩散。因此，发生治安事件必须迅速控制事态，最大限度缩小影响，力争将问题处置在萌芽状态。

1. 预防为主原则

借鉴中医"治未病"理论，防患于未然。①早发现。充分利用人防、技防手段，发挥群防群治的优势，及时发现可疑人、可疑物、可疑事等影响安全的蛛丝马迹，并做出快速准确判断。②快速到位控制事态。发现可疑情况时，就近工作人员及安保人员应迅速赶到现场，对现场情况进行确认并采取必要控制措施。如医患纠纷可能发生冲突时，安保人员应携带装备迅速到场处置。③及时准确请示报告。应按时限逐级请示报告，汇报事项事实要清楚，要素要齐全，必要时可以先简报后详报，或边处置边报告。一般情况，应逐级请示报告，特殊情况也可越级请示报告。

2. 果断处置原则

情况处置要区分不同情况，抓住主要矛盾，因情施策，因人制宜。①迅速掌控现场。充分发挥警医联动机制优势，驻院民警和保安应急人员及时到场，形成高压态势，有力维护现场秩序，防止事态失控。②及时化解矛盾。积极做好疏导工作，防止矛盾激化，防范社会闲杂人员、不法分子借机滋事、闹事，尽量减少社会影响。③采取果断措施。处置过程中要有理有据有节，处事有度，防止因处置不当而授人以柄或矛盾激化。主要领导要亲临现场，亲自组织指挥。

3. 疏导教育原则

治安事件处置本着"宜顺不宜激、宜疏不宜堵、宜解不宜结、宜散不宜聚"的指导思想，综合运用法律、政策、经济、行政等手段，通过教育、协商、调解等方法，妥善加以处置，做到动之以情、晓之以理、明之以法。

（王稳妤　刘占英）

第三节 疫情下的医院交通管理

疫情期间，医院交通工作要重点解决院内及周边交通拥堵、一线医护人员停车难等问题，做好确诊患者车辆通行及防护工作。

一、重新规划停车区域优化院内交通

1. 设置确诊患者专用通道。根据患者收治情况和隔离区的设置，规划患者输送、转移专用通道，确保通道全天24小时保持交通畅通。

2. 设定交通重点管控区，确保消防通道畅通。

3. 设置单向导流，避免拥堵。根据实际需求，设置就诊专用停车场、职工停车场和禁停区域，实行单向行驶，避免混停混行。要求各类车辆有序停放，禁止占道保障畅通。在停车区和人行区之间设置物理隔离设施，防止车辆进入人行区域，杜绝交通事故发生。

二、确诊患者运送车辆畅通保障流程

1. 设置确诊患者专用停靠点和行车路线。

2. 做好确诊患者车辆的引导及行车路线、停车区域的管控工作。工作流程：①保卫处接到车辆进入医院的通知后，立即通知相关人员做好相关准备。②组织人员及时清理患者车辆通道，确保畅通。③停车场管理人员引导车辆进场、进入专用通道和专用停车点。④对停靠点周边区域进行防控，防止无关人员靠近车辆。

三、维护医院周边的交通秩序

协调交通管理部门，加大医院对周边乱停乱放车辆执法力度，共同维护医院周边交通秩序。引导就诊车辆有序进入医院，维护道路畅通。

四、加强车场巡视管理

执行 2 小时巡查制度，巡查院内道路，对乱停乱放情况进行纠正。停车场管理人员要保持通信畅通，及时通报院内车位信息，提高车位使用效率。

（王稳好　王燕海）

第四节　疫情期间消防管理

一、落实消防安全责任制

1. 落实网格化管理

按照科室、班组及区域，将医院划分若干网格，每个网格设置负责人、安全小组、安全员。

2. 强化科室（班组）发挥消防安全工作的作用

疫情期间，加强以科室（班组）的值班值守，完善消防安全日巡查、周检查、月督察制度，逐级签订责任书，加强科室（班组）日常安全管理。

3. 及时处置问题隐患

利用"掌上巡查"系统，科室（班组）发现问题及时上传，安保人员能第一时间感知问题并及时组织整改，能当即整改的现场整改，不能当即整改的要明确整改期限、责任人，实行划勾销账。

二、消防安全防范重点

1. 保持安全通道畅通

疫情期间医院功能分区不能影响消防安全，禁止发生堵塞消防通道行为。因疫情临时封闭的安全出口，应派专人持钥匙 24 小时值守，发现问题立即按预案处置。

2. 用电安全管理

重点检查用电超负荷和插线板的安全使用等问题，确保用电安全。提示医护人员注意手机充电安全，尽量在有人的房间内进行充电，人员离开停止充电，杜绝人离开后充电。

3. 易燃物品使用安全

强化对乙醇等易燃消毒物品的全流程管理，实行"零库存"管理，做到"随用随领、随领随用"，杜绝各环节大量存放。加强宣传教育，提示乙醇使用过程中消防安全。

4. 液氧储存及使用

氧气站设备按要求使用防爆设备，落实 24 小时值守，确保安全。

三、完善消防安全应急反应机制

1. 加强值班值守

①消防中控室、视频监控室 24 小时双人在岗，随时监控消防安全动态。②电力部门 24 小时值班在岗，不间断巡查医院电力设施。③安保人员全员在岗，微型消防站 24 小时在岗备勤，随时待命，随时展开火灾扑救。

2. 完善逃生疏散预案，确保可操作性

①制定实名制逃生疏散预案。将疏散方向、疏散方式、防护设备细化到每个具体人，有行动能力的患者沿疏散通道自行疏散，危重患者内戴 N95 口罩，同时根据具体情况佩戴防烟面具，身上披灭火毯在医护人员协助下进行疏散。②应急反应流程及时限。遇有火情，就近处的医护人员、保安在 1 分钟内到达现场，查看火情、先期处置；微型消防站人员 3 分钟到达现场，处置初起火灾，组织人员疏散；其他安保人员在 10 分钟内到达现场。

3. 加强微型消防站建设

①人员配备：微型消防站一般配备 5 ～ 6 人，设站长 1 人，下设灭火组、警戒组、疏散组，微型消防站要定期进行拉动演练。②装备配备：根据医院实际确定微型消防站点位，大型医院可设置 2 ～ 3 站点。在每个站点配备消防战斗服、呼吸器、破拆器等消防应急设备，以便于微型消防队员能就近着装，迅速到达火场。

③队员着装：内戴 N95 口罩，外戴防烟面具，身着战斗服。处置情况后，要对消防设备进行消毒处理。

四、建立医院与消防救援组织的联动机制

1. 与驻地消防救援组织建立沟通联络机制。

2. 请专业人员对医护人员、微型消防站队员进行消防知识培训。

3. 定期开展联合演练，提高医院消防应急处置能力。

（王稳好　刘占英）

第五节　疫情期间的安全培训

安全培训是强化职工安全意识，提高职工安全防范能力的重要手段。疫情期间，职工自我防范及群防群治，对确保医院及全体职工人身财产安全显得尤为重要。疫情期间，应减少大规模的集中培训，减少人员聚集。

1. 培训规模应化整为零

主要以科室为单位，充分发挥安全员作用，由安全员每周对科室人员进行安全培训和提示。

2. 培训内容化繁为简

减少理论方面的培训，以简单实用、实际操作为主，如灭火器、消防栓、防烟面罩的使用等，定期组织科室的消防疏散演练。

3. 培训方式由线下转为线上

安全保卫部门可根据实际情况，将应知应会内容和实际操作技能拍摄成简单易学的视频，利用网络平台进行线上推广，方便职工学习掌握。必要时，可以采取网上知识竞赛和答题等方式，检验职工对消防常识等安全知识的掌握情况，以便有针对性地开展工作。

（王稳好　刘占英）

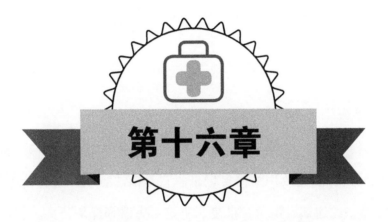

第十六章

应急公文、档案及接受捐赠工作管理

第一节 公文的分类及管理

一、公文的种类

1. 公文的概念

公文，即公务文书，是国家机关及其他社会组织为处理公务、行使职权而按规范体式形成的具有法定效用的信息记录。它是依法行政和进行公务活动的重要工具。日常工作中的通知、请示、批复、决定、决议等都是公文。

2. 公文的分类

常见的公文分类方法主要有：

（1）从公文的形成与使用范围上划分，公文可划分为通用公文与专用公文。通用公文是指各级党政机关、企事业单位和社会团体等在工作活动中普遍使用的文件。如通知、通报、请示、批复等；专用公文是相对于通用公文而言的，是指在一定业务范围内形成的有专门的机关组织因特殊需要而专门制定和使用的文件。如司法机关形成的起诉书、判决书等，外交机关形成的国书、照会、备忘录等。

（2）从公文的行文关系和运行方向上划分，公文可分为上行文、平行文和下行文三种。上行文是指下级向上级领导或指导机关报送的公文，即自下而上的行文；平行文是指同一级机关之间或在非同一组织系统中不相隶属机关之间使用、运行的公文；下行文是指上级机关向所属的被领导或被知道的下级机关发送的公文，即自上而下的行文。

（3）从公文的机密程度和阅读范围上划分，公文可分为公布公文、内部公文、机密公文三大类。公布公文指内容不涉及秘密，可以对外公开发布的公文，主要有对外公开公文和限国内公开公文两种；内部公文指内容不宜对社会公开，只限于机关内部使用的公文；机密公文指内容涉及国家秘密，泄露出去会使国家的安全和利益遭受损害的公文，根据其内容涉及国家秘密的程度，以及泄露后将给国家带来的损害程度，机密公文可分为绝密、机密、秘密三种。

（4）在一个单位内，从公文的来源和去向上划分，公文可分为发文、收文和内部公文三种。

3. 公文的常用文种

公文的常用文种主要有 15 类，即决议、决定、命令、公报、公告、通告、意见、通知、通报、报告、请示、批复、议案、函、纪要。

4. 公文处理

公文处理工作是指公文拟制、办理、管理等一系列相互关联、衔接有序的工作。

（1）公文处理工作包括公文办理和公文管理两大项，公文办理是公文处理的前期工作，公文管理是公文处理的后期工作。

（2）公文办理主要有收文的办理和发文的办理。收文的办理：包括签收、登记、审核、拟办、批办、承办、催办、注办等程序。发文的办理：包括草拟、审核、签发、复核、缮印、校对、用印、登记、分发等程序。

（3）公文管理：主要有立卷、归档、销毁。

二、新发突发传染病工作中公文管理的应对机制

在应对新发突发传染病、处置群体性事件等应急状态下，公文处理往往办理时间紧、专业性强、急密件多、质量要求高，对快速反应、安全运转、高效办理提出了更严的标准。

1. 公文的流转坚持集中统一全程管理、规范标准的原则

（1）公文的运行

包括上级来文和院内文件，上级来文包括纸质公文及电子公文。

（2）公文接收的连续性

公文的办理严格按照程序和有关管理规定执行。公文管理人员及时登录电子办公系统查收电子公文，每个工作日的上下午至少各查收2次；非工作日总值班人员接收电子公文。

（3）加强文件的登记和催办等工作

公文管理人员接收电子公文时对公文的传输单位、公文的完整性和体例格式进行审核，核查公文的完整性和有效性，检查无误后方可接收下载办理，建立台账。对紧急公文及时签收办理。对不能正常接收的电子公文，公文管理人员应及时与传输单位进行联系解决；2个工作日内办结的文件按照急件办理。电子公文通过院内办公系统流转后，公文管理人员在1个工作日内对所发公文的接收情况进行核查，紧急公文要及时电话联系接收部门，确保公文正常接收。

（4）上报程序

建立新发突发传染病期间公文办理应急机制，公文管理人员24小时不定时接收下载公文并及时电话通知相关部门办理，工作日由院办公室负责接收公文，非工作日由行政总值班人员负责接收公文。

新发突发传染病期间需向上级机关报送的上行文，经主管院长审核后由公文管理人员加盖公章扫描PDF格式上报上级机关，并同时电话与上级机关公文管理人员联系接收承办。

遇到新发突发传染病，信息按照正常途径并在规定时间内向主管机构进行口头及书面报送。

（5）印章管理

严格按照印章管理规定使用印章，严禁空打印、空发印章。工作日印章由院办专职人员保管；非工作日，印章由行政总值班人员保管，严格交接班及印章使用登记制度。

2. 坚持公文流转安全可靠原则

（1）对有密级及内部文件按照保密规定执行

按照文件类型分为依申请公开、主动公开、不公开、公开等。

（2）增强保密和安全防范意识

严格执行保密规定，遵守保密纪律，严禁使用互联网邮箱存贮、传输涉密文件、内部文件和敏感信息，严禁利用互联网邮箱和网络平台等传递新发突发传染病治疗文件和资料；强化单位网络安全配置，加强网络安全技术防范和运行监管，防止被攻击致信息泄露。

3. 加强政务信息的报送

在新发突发传染病期间，疫情防控过程中涉及的新观点、新做法、对上级决策有指导意义的做法通过政务信息报送的方式及时上报上级主管部门。应急状态下公文处理侧重"效率优先"，在注重"效率"的同时应兼顾"质量"，实现"忙而不乱、忙而不错"。公文管理员要全面核准、多方了解背景信息，确保公文流转文件制发"上接天线、下接地气"。定期梳理完善缺少审签的文件，确保公文处理完整闭环。

（胡红林　张鸣旭）

第二节 档案应急管理工作原则及要求

新发突发传染病，可能会造成社会公共健康的重大损害，严重影响公众健康和生命安全。由于疫情的发展瞬息万变，各项事务的处理具有紧迫性和时效性，所以此时期的档案管理有别于日常，只有制定实用的管理原则，才能建立、健全相对完整的新发突发传染病时期工作档案。

一、档案应急管理工作原则

1. 统一领导、分级管理

强化档案工作领导小组在新发突发疫情期间的作用，由档案室负责档案工作的统筹规划、组织协调、监督检查及档案的统一保管、利用、移交等工作；各相关职能部门兼职档案人员负责本部门文件材料的收集、整理和移交工作。实行院长分管、各相关职能部门负责人主管、档案专（兼）职人员具体负责的档案管理三级负责制，分级落实相关责任。

专职档案管理人员对兼职档案人员的工作进行监督指导。结合疫情发展的各个工作阶段，开展档案工作的实地督导检查，确保收集的文件材料齐全完整。

2. 从一而终、确保安全

（1）维护档案的完整

维护档案的完整，需要从始至终秉承"细致、精致、极致"的工作理念，确保从新发突发传染病疫情初期到疫情结束过程中，医院相关职能部门形成的各种门类、各种载体的档案齐全，并及时跟进、查漏补缺，确保档案的完整。

（2）维护档案的安全

维护档案的安全，需要健全安全管理工作制度。部署确保档案安全措施，应同时强调、同时处置、同时检查，一旦发现问题，及时妥善解决，确保档案安全的管理工作落到实处。按照"万无一失、一失万无"的工作标准和"谁主管、谁负责；谁实施、谁担责"的工作要求，明确档案安全责任人，切实落实主体责任，进一步强化工作责任心，确保档案安全。

（3）立足当下、功在千秋

新发突发传染病档案既要为本次疫情提供实时利用服务，还要为今后类似疫情提供参考依据，具有不可替代的独特价值，为资政育人、编史修志提供第一手原始资料。

二、新发突发传染病医院应急档案管理工作要求

1. 完整性

确保收集归档的文件材料全面、系统地反映医院在本次疫情防控期间工作的全貌。各门类、各载体文件材料均要全部归档，做到应收尽收，其中既要有文书类的文件材料，又要有其他门类的文件材料，包括纸质载体、电子版文档、影音像资料等特殊载体，确保归档文件无遗漏。

2. 准确性

确保收集归档的文件材料均为本次疫情防控过程形成的原始记录。杜绝涂改；着重甄别有多个稿本的文件材料，核查后留存更为全面完整的稿本；归档文件必须有日期、作者、签字或盖章等重要内容。

3. 系统性

确保纳入归档范围的文件材料按照规定时间完整收集、规范整理和及时归档，统一妥善保存。

（高燕）

第三节　档案应急管理各工作阶段的职责任务

在疫情防控期间，专职档案工作者握好时间节点，抓住最佳的收集时机，主动与各个职能部门进行对接、沟通协调，督促兼职档案员及时完成档案的收集工作，保证档案的齐全完整，做到应收尽收。

一、新发突发传染病疫情初期

1. 医院档案工作领导小组与上级档案部门建立联系

医院档案工作领导小组应主动与上级疫情防控工作领导小组的档案部门和上级档案行政管理部门保持联络，及时、快速获取新发突发传染病应急档案管理要求的相关信息，做好应急档案收集管理工作。加强请示汇报工作，确保疫情期间档案管理工作在遇到问题和疑问时，能够第一时间得到指导与帮助。

2. 加强档案工作组织系统建设

（1）档案工作的领导

疫情初期，强化档案应急领导小组工作职能，明确档案工作的分管领导，确定各文件形成部门的档案工作负责人。

（2）档案工作的网络

新发突发传染病应急档案管理工作中，应建立以档案室为核心，各相关职能部门及其所属科室的兼职档案人员为基础组成的档案应急管理工作网络。

3. 建立档案工作制度

（1）制定新发突发传染病应急档案工作规定

档案工作领导小组统一制定应急档案管理工作规定，主要内容包括：应急档案工作领导体系及组织管理原则。档案室协助完成制定文件材料的收集、归档、移交等工作。

（2）制定档案安全工作责任制度

档案工作领导小组依据相关档案管理法律法规，制定档案安全工作责任人制度，主要内容包括：本机构主管档案院领导、主管部门领导、专（兼）职档案人员在档案安全方面的职责及任务。分管档案工作的领导对档案安全工作负全面责任；部门领导对档案安全负主要责任；专（兼）职档案人员对档案安全负直接责任，并签订档案安全工作责任书，构建档案安全责任共同体。

（3）制定文件材料归档制度

建立覆盖各种门类和载体文件材料的归档制度，明确归档范围、归档时间、归档质量、归档要求、归档手续等，保管期限统一定为永久。

（4）制定档案保管制度

明确各门类档案的保管条件、特殊载体档案的保管方式、档案入库出库要求、档案保管人员职责等。

4. 建立档案工作管理机制

档案管理部门应开展相应的业务培训，指导防治新发突发传染病工作中文件材料的积累归档工作。

（1）引导响应机制

医院办公室及时下发收集疫情防控工作档案资料的通知，档案室组织业务培训，指导各相关职能部门开展疫情期间档案资料的收集整理工作。

（2）会议通报推动机制

定期在医院重要会议上通报各个阶段档案管理工作执行情况，有效推动相关文件材料的归档工作。

（3）人员管理机制

将专（兼）职档案员档案工作完成情况纳入整体工作绩效考核。未按要求完成档案移交工作的主管部门负责人不得撤离工作岗位，未按要求完成档案移交的专（兼）职档案人员，不得调离岗位，以此确保文件材料应收尽收，降低文件材料因人员流动造成的移交不全面的风险。

（4）协调沟通机制

根据工作需要，专职档案人员与兼职档案人员共同组建档案工作协调小组，定期沟通工作情况，及时解决档案工作管理和执行过程中的问题。

二、新发突发传染病疫情持续期

1. 组织兼职档案人员业务培训指导

开展兼职档案人员业务知识培训，使各职能部门准确把握工作职责，明确责任及分工。

（1）利用院内内网进行培训、通过电话进行个别指导

新发突发传染病疫情期间不宜组织集中培训，可采用内部网络线上及电话沟通等方式对兼职档案人员进行培训和指导。向兼职档案人员内网邮箱发送非涉密的档案、法律法规的宣传教育资料，提高兼职档案人员档案法制意识。实时推送疫情期间整理各类文件材料的具体操作流程、业务标准和归档要求，使兼职档案人员及时掌握特殊时期档案业务知识。如在工作中遇到较为个性化的档案管理问题，可通过电话进行单独探讨。

（2）实地指导

当线上及电话不能有效沟通解决问题时，可在做好防护的前提下，由专职档案人员对确有需要指导的相关职能部门的兼职档案人员进行面对面、一对一的实际操作指导，共同解决工作难题。

2. 开展文件材料的收集、整理

（1）文件材料的收集

按照上级疫情防控工作领导小组下发的文件要求，结合医院实际情况，确定具体、完善的文件资料收集、归档范围，并督导各职能部门兼职档案人员做好文件材料的形成、积累与整理。①医院制定的医疗救治制度、规定、防控措施、应急预案；召开疫情防控重要会议的会议记录、会议纪要；诊疗常规、治疗方案、规范指南、中医方案等医疗文件；疫情防控中形成的所有具有保存价值的材料；

感谢信、慰问信等。②上级机关的重要通知、指示、政策、法规等文件目录与文件；医院的请示、报告、函、疫情防控工作总结和大事记；捐赠、慰问物品的接收和发放材料；捐赠物资的证书；疫情防控的政务信息等。③疫情防控工作的新闻宣传稿、报刊、舆情监控等材料；主题宣传画、海报、感人故事；新闻媒体的直播、采访形成的纪实性资料和宣传报道资料；为防控工作而创作的影视作品、视频、动画、文学作品、工艺品、宣传册等；防控工作的奖杯、奖旗、奖章、奖状等具有保存价值的宣传工作档案资料。④护理规范，隔离消毒措施、流程等。⑤医院感染管理工作规范、流程、疫情监测、动线规划等材料。⑥与疫情相关的科研立项目录、申报材料和论文、书籍、专利、成果等。⑦后勤物资保障规定、调配记录、服务工作中形成的材料；基建改造会议记录、合同、图纸等工作形成的材料。⑧纪检监察和审计监督形成的材料、照片。⑨疫情防控工作的优秀集体、个人表彰材料；医护人员的请战书、决心书、入党申请书、抗疫日记；在抗疫一线工作的医务人员往来的书信。⑩涉及疫情防控经费拨付的凭证，资金使用决策的会议纪要和形成的会计核算资料，以及有关文件，按会计档案管理办法执行。⑪医疗物资，各类医用防护服、护目镜、防护口罩等防疫物资样品；用于新型冠状病毒治疗的新药、特效药的药品盒、处方等。⑫在抗疫一线工作的医务人员名册、考勤记录、补助补贴方案；开展人员各项培训、心理辅导的记录、签到表、照片。⑬疫情防控中形成的所有具有保存及查考价值的材料。

（2）文件材料的整理

按照制定的归档文件整理规定进行文件材料的整理工作，将收集的新发突发传染病档案予以系统化归档，统一保管、开发和利用。在遵循新发突发传染病应急管理工作的自然发展规律的前提下，对其按照专题实行整理，单独编号，保证成套性。

3. 开展监督指导

档案工作领导小组成立督导组，对各个职能部门归档部门文件材料的积累、收集、整理进行实时督导，进一步加大对文件材料的管理和实际操作流程的执行力度，确保各部门归档文件标准统一、收集齐全、整理规范。

三、新发突发传染病疫情结束后

1. 催收文件材料

抗疫工作结束后，应加强对后续总结及表彰类材料的收集整理工作，防止散失。

2. 文件材料的归档管理要求

（1）各职能部门兼职档案人员将文件材料整理完毕后，应及时向档案室移交，任何部门和个人不得据为己有或拒绝归档。

（2）各临床科室在疫情期间持续积累、收集、整理，办理完毕后的文件应在疫情结束1个月内，将目录、资料完整移交档案室；未办理完毕的文件应在完成后随时归档。

（3）特殊载体形式的文件材料应在疫情结束后及时归档，并与其对应的纸质载体文件材料归档时间一致。

（4）文件材料的归档应做到齐全、完整、准确、系统。纸质文件材料应为原件，一式一份，实物类文件材料可适当增加归档份数。

（5）实物档案随时归档。

（6）档案资料归档后由档案室统一保管。

3. 检查归档部门整理完毕的档案

新发突发传染病档案应急管理采取"一督、二查、三确认"的方式，档案管理部门对各部门归档的文件材料进行检查。首先，监督指导各归档部门兼职档案人员在疫情期间做好档案的持续积累、收集、整理工作，在疫情结束后及时移交档案室；其次，对移交文件材料逐件进行检查，并将整改意见反馈给各归档部门兼职档案员，修改补齐并达到要求后再次检查；最后，检查合格后，交接双方在归档文件目录上面签字确认。

（高燕）

第四节　接受捐赠工作概述

一、医院接受捐赠法律制度、政策规定概述

目前，医院接受捐赠工作的政策法律依据包括《中华人民共和国公益事业捐赠法》《中华人民共和国慈善法》《关于印发卫生计生单位接受公益事业捐赠管理办法（试行）的通知》（国卫财务发〔2015〕77号）及《关于印发加强医疗卫生行风建设"九不准"的通知》等法律法规，接受捐赠资产内部控制的政策依据包括《医院财务会计内部控制规定（试行）》（卫规财发〔2006〕227号）、《行政事业单位内部控制规范（试行）》（财会〔2012〕21号）（表16-1）。

表 16-1　医院接受捐赠的政策法规依据

政策法律文件	主要内容
《中华人民共和国公益事业捐赠法》	为鼓励捐赠，规范捐赠和受赠行为，保护捐赠人、受赠人和受益人的合法权益，促进公益事业的发展制定的法规。法规由中华人民共和国第九届全国人民代表大会常务委员会第十次会议于1999年6月28日通过，自1999年9月1日起施行。该法从捐赠总则、捐赠受赠、捐赠财产的使用和管理、优惠措施、法律责任等方面进行了规定。
《中华人民共和国慈善法》	慈善法是慈善事业的基本法。慈善法是公益慈善，是公益事业法。第十二届全国人民代表大会第四次会议于2016年3月16日通过慈善法草案，自2016年9月1日施行。 根据该法及民政部相关规定，市属医院及所属企业、基金会等各类机构不具备公开募捐资格，不得自行在广播、电视、报刊、互联网等媒体采用主动公开募集的方式开展募捐活动。
《关于印发卫生计生单位接受公益事业捐赠管理办法（试行）的通知》（国卫财务发〔2015〕77号）	2015年8月26日，国家卫生计生委、国家中医药管理局以国卫财务发〔2015〕77号印发《卫生计生单位接受公益事业捐赠管理办法（试行）》。该《办法》分总则、捐赠预评估、捐赠协议、捐赠接受、财务管理、捐赠财产使用管理、信息公开、监督管理、附则9章56条，自发布之日起施行。

（续表）

政策法律文件	主要内容
《关于印发加强医疗卫生行风建设"九不准"的通知》	2013年12月26日，为进一步加强医疗卫生行风建设，严肃行业纪律，促进依法执业、廉洁行医，针对医疗卫生方面群众反映强烈的突出问题，国家卫生计生委、国家中医药管理局制定了《加强医疗卫生行风建设"九不准"》。其中第四条明确不准违规接受社会捐赠资助，即医疗卫生机构及行业协会、学会等社会组织应当严格遵守国家关于接受社会捐赠资助管理有关规定，接受社会捐赠资助必须以法人名义进行，捐赠资助财物必须由单位财务部门统一管理，严格按照捐赠协议约定开展公益非营利性业务活动。严禁医疗卫生机构内设部门和个人直接接受捐赠资助，严禁接受附有影响公平竞争条件的捐赠资助，严禁将接受捐赠资助与采购商品（服务）挂钩，严禁将捐赠资助资金用于发放职工福利，严禁接受企业捐赠资助出国（境）旅游或者变相旅游。
《医院财务会计内部控制规定（试行）》（卫规财发〔2006〕227号）	为加强医院财务管理，促进各医院财务会计内部控制制度建设，提高医院财务管理水平，原国家卫生部于2006年制定了《医院财务会计内部控制规定（试行）》。 规定明确医院各项收入由财务部门统一核算，统一管理。其他任何部门、科室和个人不得收取款项。各类收入票据由财务部门统一管理。接受捐赠的标准和程序，按照管理权限逐级审核报批后执行。具体涉及预算控制、收入控制、支出控制、货币资金控制、药品及库存物资控制、固定资产控制、合同管理与内部审计等。
《行政事业单位内部控制规范（试行）》（财会〔2012〕21号）	财政部于2012年11月制定《行政事业单位内部控制规范（试行）》，该规范自2014年1月1日起施行。 规范明确行政事业单位内部控制是指通过制定制度、实施措施和执行程序，实现对行政事业单位经济活动风险的防范和管控，包括对其预算管理、收支管理、政府采购管理、资产管理、建设项目管理及合同管理等主要经济活动的风险控制。

新发突发传染病疫情发生后，医院应依据上述法律法规及文件要求，并结合应急防控管理工作实际情况，依法依规、科学规范有序接受社会各界的主动公益捐赠。

二、医院新发突发传染病防控期间接受社会捐赠工作概述

1. 接受捐赠原则

接受捐赠工作应当严格遵守《中华人民共和国公益事业捐赠法》《关于印发卫生计生单位接受公益事业捐赠管理办法（试行）的通知》（国卫财务发〔2015〕77号）和《关于印发加强医疗卫生行风建设"九不准"的通知》等法律法规，不得违背基本原则，不得损害医院名誉。

医院加强接受捐赠工作管理，规范接受捐赠行为。捐赠管理部门以外的部门和个人未经院领导小组授权，不得以医院的名义开展接受捐赠工作；接受捐赠工作需符合公益目的、自愿无偿、满足疫情救治需求，注重实效、经集体讨论决定、

统一接受、依法接受捐赠监督工作组及上级行政部门的监督。

2. 接受捐赠协议

医院制定捐赠协议的制式文本，即医院同捐赠人双方或数方，为保障各自的合法权益，经双方或数方就捐助款物的名称、种类、数量、质量、用途等事项共同协商达成一致意见后，自愿平等签订的书面材料。捐赠协议由医院法定代表人或经法定代表人书面授权代表与捐赠方人员签订，加盖捐赠单位公章、医院公章，并双方骑缝盖章。

捐赠协议中必须明确以下内容：①捐赠人信息：捐赠人名称（姓名）、联系方式、联系地址。②捐赠内容及金额：捐赠财产的种类、数量、质量和价值，以及来源合法性承诺。③捐赠意愿：明确用途或不限定用途；限定捐赠用途的，应当附明细预算或方案。④捐赠财产管理要求。⑤捐赠履行期限、地点和方式。⑥捐赠双方的权利和义务，捐赠方应保证财产来源合法，有权并自愿捐赠。⑦解决争议的方法。⑧违约责任等。

根据《关于印发卫生计生单位接受公益事业捐赠管理办法（试行）的通知》规定，医院执行新发突发传染病应急处置等特殊任务期间接受捐赠的，可以根据情况适当简化书面捐赠协议。

3. 信息公开

医院应当建立、健全受赠信息公开制度，规范信息发布，在统一的信息平台及时向社会公布捐赠款物的接收和使用情况，接受社会监督。若涉及国家秘密、商业秘密、个人隐私的信息及捐赠人、慈善信托的委托人不同意公开的姓名、名称、住所、通信方式等信息，不得公开、给予保护。

区别于日常受赠信息公开工作，在新发突发传染病疫情期间，为保障疫情防控工作的平稳有序进行，减少不必要的社会恐慌，应急捐赠协议应按照国家和政府统一安排部署，适时增设保密条款，即对于捐赠全部或部分内容短期或一定期限内予以保密，不以任何形式向任何第三方进行披露。待疫情解除后，可依照法律法规及时通过官网将受赠财物情况、使用情况、审计报告等信息向社会公开。

（丁洁宁　张鸣旭）

第五节　捐赠物资的分类与管理

一、捐赠物资的分类

医院接受捐赠的物资可按照捐赠来源、捐赠物资种类与捐赠用途三种方式分类。

1. 按照捐赠来源分类

（1）慈善组织、基金会：如红十字会等，通常以拨付的形式将捐赠物资分配给医院。

（2）企业：如医药企业等，将物资直接捐赠给医院，需与医院签署签赠协议，开具捐赠票据。

（3）个人：按照捐赠人意愿，以慰问形式登记并管理。

2. 按照捐赠物品种类分类

（1）医用防护物资：如一次性医用外科口罩、医用防护口罩、防护服等。

（2）药品：如中药饮片、医务人员使用的非处方药、患者使用的处方药等。

（3）货币资金：如纸质人民币、银行转账。

（4）食品、保健品等：如牛奶、水果等。

（5）仪器设备：如心电监护仪、采血机等。

（6）辅助医疗产品：如护肤品、泡沫辅料、尿垫、床垫等。

（7）服务：如保险等。

3. 按照捐赠用途分类

（1）患者医疗救治费用减免。

（2）公共卫生服务。

（3）一线人员相关费用。

（4）科学研究。

（5）公共设施设备建设。

二、捐赠管理工作方案

1. 成立医院捐赠管理小组

当发生新发突发传染病时，为更好地对捐赠物资进行管理，医院应及时成立医院捐赠物资领导小组、工作小组与监督小组。领导小组组长由党委书记、院长担任，作为疫情期间捐赠物资的第一责任人。确定一名副院级领导担任执行组长，负责捐赠物资的统一管理。其他副院级领导担任副组长，协助组长、执行组长进行捐赠管理工作。工作小组成员包括医院办公室、财务、物资采购及管理、药学、医院感染管理、医务、护理、总务、工会、信息网络、人力资源等部门负责人。明确各成员部门责任，分工合作。监督小组由纪委书记担任组长，小组成员包括纪委委员、纪检监察部门及审计部门，保障捐赠物资监管工作落实到位。

2. 完善应急捐赠管理流程

在新发突发传染病初期，防疫物资短时间内需求量激增，导致医院物资严重紧缺。因此，医院需开通应急捐赠通道，在合法合规的前提下，尽量简化捐赠审批流程，快速高效接受社会捐赠。医院通过集体决策，确定应急捐赠管理工作流程，接受捐赠的物资范围，由执行组长统一调度，捐赠管理部门负责牵头捐赠工作，事后定期向院长办公会汇总、汇报。应急捐赠物资管理流程见图16-1。

3. 捐赠物资的评估

捐赠管理部门接到捐赠意向后组织捐赠工作小组进行如下评估：①审核捐赠物资质量、资质是否符合国家标准。②确定捐赠物资使用范围及使用标准。③执行组长对整体评估流程进行最终审核。

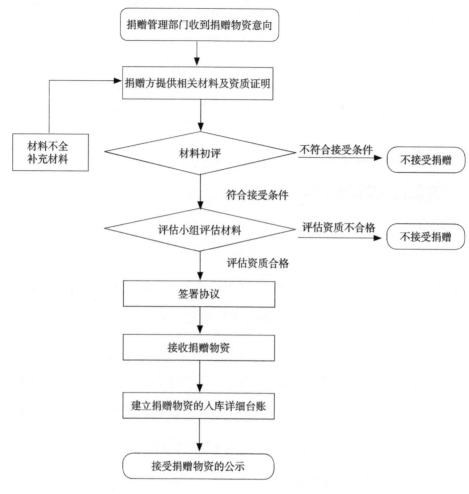

图 16-1　应急捐赠物资管理流程

4. 签订捐赠协议

医院制定捐赠协议的制式模板,并聘请律师审核。如捐赠方需对协议进行修改,或要求使用捐赠方的模板,需经审计部门、律师事务所重新审核。协议中需要明确记录捐赠方的基本信息,捐赠物资的名称、基本信息、金额、用途和使用范围,双方需要履行的义务和享有的权利等。

5. 捐赠物资的入库管理

在签订捐赠协议后,捐赠管理部门负责联系接收捐赠物资,并移交物资归口管理部门办理入库手续。入库后的物资全部纳入医院财务部门管理并单独核算。

捐赠物资可按照资金的数额或者非货币性物资的价值，为物资捐赠方开具捐赠票据。没有相关凭据可供取得、也未经资产评估的物资，由捐赠方提供比照同类或类似资产的市场价格并签字盖章进行确定。

6. 捐赠物资的使用管理

捐赠的物资应当按照协议的要求和捐赠方的意愿使用。如需用于其他用途，必须经捐赠方批准。各物资管理部门需根据职责明确分工，完成捐赠物资的入出库手续，医用物资由医学工程部门负责、总务物资由总务部门负责、货币资金由财务部门负责。捐赠物资的出库单据必须有领用人签字，直观反映物资的流向，以保证物资的可追溯性。捐赠的非医用物资由捐赠管理部门以慰问的形式发放，并做好发放记录。

三、捐赠监督管理

（1）接受捐赠管理和使用情况应纳入院领导经济责任审计的重要内容。

（2）审计部门、纪检部门应对捐赠事项的规范性进行监督，定期开展捐赠管理检查和审计工作，并及时将检查、审计结果予以公开。

（3）主动接受捐赠人的查询；接受上级财政部门、审计部门、纪检部门的监督管理。

（4）对违反相关规定的，应及时进行改正，拒不改正的，依照国家有关规定对相关责任人予以处分；涉嫌犯罪的，依法追究法律责任。

（顾祎宁　张鸣旭）

第六节　接受捐赠物资的风险及应对措施

医院作为新发突发传染病防控主战场，社会各界非常关心医院物资的供应，纷纷慷慨解囊，捐钱捐物，贡献自己的力量，充分体现了全国人民万众一心、众志成城的民族精神。在接受捐赠过程中，医院既要保证接受捐赠合法合规，又要保障捐赠物资的及时分发使用，因此需提前识别受赠的风险点，及时制定应对措施，以保证捐赠工作合法合规。

一、接受捐赠的风险点

1. 公开募捐行为不合规的风险

各医院在面对新发突发传染病事件中均出现了防疫物资匮乏的情况，为最快获得援助，部分医院向社会发出了募集医用物资的公告。依据《中华人民共和国公益事业捐赠法》，医院可以接受捐赠，但不可以直接发布公开募捐公告，民政部门有权叫停捐赠，并予以警告或处理。因此，医院公开募捐行为不合规，需要加以注意。

2. 捐赠物资的管理风险

多数医院捐赠物资管理机制尚未健全，可能存在以下问题和风险点。①缺乏完善的捐赠物资管理办法及流程。②无统一管理部门，各部门职责不清，相互推诿，甚至部门和个人私下接收捐赠物资。③无到货验收记录，未纳入库房统一管理，无单独的捐赠物资台账。④物资分配使用流向不清，分发环节拖沓，不能及时合理地应用于临床一线，甚至造成资源浪费。

3. 接受捐赠的廉政风险

医院紧缺急需的物资多为医疗专用物资，捐赠单位主要是医药器械企业，可能与医院存在利益往来，接受捐赠有面临商业贿赂的风险。按照《国家卫生健康委员会、国家中医药管理局关于印发加强医疗卫生行风建设"九不准"的通知》（国卫办发〔2013〕49号）规定，严禁医疗卫生机构内设部门和个人直接接受捐赠资助，严禁接受附带影响公平竞争条件的捐赠资助，严禁将接受捐赠资助与采购商品挂钩，以规避接受捐赠过程中的廉政风险。

4. 捐赠物资的质量风险

拟接受的捐赠物资，尤其医疗专用物资，可能存在质量不符合国家标准要求的情况，致使出现临床安全风险。依据《关于印发卫生计生单位接收公益事业捐赠管理办法的通知》（国卫财务发〔2015〕77号）要求，医院物资管理部门需要甄别捐赠物品是否符合国内质量标准，并确定受赠后使用范围及用途，再决定是否接受捐赠，从而避免受捐物资的质量风险。

5. 接受捐赠的财务风险

在新发突发传染病的紧急情况下，医院往往会忽略受捐物资的集体决策与账务管理过程，可能存在以下财务风险。①接受的捐赠财产未纳入统一管理及单独核算，可能会发生挪用、贪污捐赠物资或资金等违规行为。②违规将收捐物资或货币资金用于职工福利，违反行风建设"九不准"。③财务报表中会遗漏对接受捐赠情况的披露，违反财务制度。

二、接受捐赠的风险应对措施

为保障接受捐赠合规有序，医院应提高风险识别能力，制定应对措施，加强风险防范。

1. 明确接受捐赠的管理制度

按照《中华人民共和国慈善法》第二十六条规定："不具有公开募捐资格的组织或者个人基于慈善目的，可以与具有公开募捐资格的慈善组织合作，由该慈善组织开展公开募捐并管理募得款物。"据此，医院可寻求慈善组织开展募捐合作，请求募捐对象定向捐赠，保证以合法合规的方式获得急需物资。依据《中华人民共和国公益事业捐赠法》《卫生计生单位接受公益事业捐赠管理办法》，医院应结合实际情况，制定捐赠管理制度。①明确接受捐赠的物资仅用于公益事业，不得涉及营利性、不正当竞争和商业贿赂，不得和采购挂钩。②明确所有捐赠应由单位统一接受及管理，禁止个人和科室借医院的名义直接执行。③成立接受捐赠工作的管理小组，确定捐赠的决策流程及各成员部门职责。由捐赠管理部门统一负责捐赠人的联系和登记备案，由相关成员部门对捐赠物资及方案进行评估，提出是否接受捐赠的意见，提请集体决策。④明确捐赠财产的使用管理和财务管理。⑤成立监督小组，明确监督管理部门职责。

2. 实际应对措施

（1）签订捐赠协议

规范协议内容，协议需要通过专业律师审核。捐赠方在权利和义务中还应保证财产来源合法，有权并自愿捐赠；保证捐赠行为不和医院的任何商业行为发生关联；不进行任何不当宣传，以免造成负面影响。此外，在新发突发传染病事件中，考虑到紧急性，医院可制定应急预案，尽量简化捐赠管理流程，使接受捐赠工作快速高效。

（2）加强质量查验

捐赠工作管理部门应会同工作小组成员，查验捐赠物资是否符合国家质量标准、环保标准和防护技术要求，查看检验产品合格证和有效期，获取产品说明书、检验报告、生产企业资质及注册备案等相关质量管理资料，确保各项医用物资符合相关标准，并严格按照规定发放到指定区域使用。各项捐赠物资需要专账管理，领用捐赠物资必须有领用人签字。

（3）加强物资使用管理

医院接收捐赠后，应开具财政部门统一印制的公益事业捐赠票据；对没有捐赠价格的，可依次按照评估价值、市场价格、名义金额等层次判定成本。所有捐赠物资纳入医院财务处统一管理，单独核算，不得用于销售获益和作为职工福利发放。各资产管理部门按捐赠协议单独建立捐赠物资台账，纳入库房统一管理。使用部门领用物资时需在出库单上签字，直观反映物资流向。使用部门领取捐赠物资后，做好发放记录，确保可追溯。通过慈善机构定向发放给临床医务人员个人的慰问费，应要求慈善机构在函件上明确捐赠人资金使用用途和发放标准，医院财务核算应作为代收、代付处理，受赠个人应明确是否接受，并签字确认，完成后将发放清单反馈慈善机构。

3. 加强监督、公开透明

医院监督小组必须对捐赠工作进行全过程的跟踪和审计，杜绝出现私自挪用、贪污等违规行为。接受捐赠管理和捐赠物资使用情况纳入院领导经济责任审计。监督小组应对捐赠事项的规范性进行监督，定期开展捐赠管理检查和审计工作，并及时将检查、审计结果予以公开。主动接受捐赠人的查询，接受上级机关、财政部门和审计部门、纪检部门的依法监督管理。对违反相关规定的，应及时改正，拒不改正的，依照国家有关规定对相关责任人予以处分；涉嫌犯罪的，依法追究法律责任。同时做到信息公开透明，依照法律法规及时通过官网将受赠物资情况、使用情况、审计报告等信息向社会公开。对公众和捐赠人查询或质疑，依法及时、如实答复，听取捐赠相关意见和建议。

三、结语

在新发突发传染病疫情防控中，应总结经验教训，增强应对新发突发传染病的能力，坚持预防与应急相结合，常态与非常态相结合，作好应对新发突发传染病的思想准备、预案准备、组织准备及物资准备等。在新发突发传染病事前预防、事发应对、事中处置和善后恢复过程中，通过建立必要的防控应对机制，提前做好物资储备的应急预案，制定接受捐赠的规范和应急预案，加强人员日常培训，熟悉掌握国家政策法规，不断梳理捐赠工作风险点，保证捐赠工作能够快速响应、高效运行、协同应对、合法合规。

（李珊珊　张鸣旭）

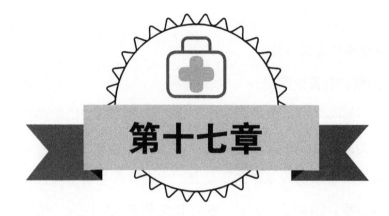

第十七章

一线人员疗养（休养）公寓管理

第一节 疗养（休养）公寓管理

一、疗养公寓管理概述

1. 疗养（休养）公寓工作任务

疗养（休养）公寓是为有效控制新发突发传染病的医源性扩散，使医务人员在紧张收治新发突发传染病患者的同时，得到良好的休息，从而保证医务人员以饱满的精神状态、健壮的体魄投入到救治新发突发传染病患者的工作中去，提高抗击新发突发传染病的战斗力，同时还可有效地切断传播途径，保护易感人群。

2. 疗养（休养）公寓组织构架

（1）为做好新发突发传染病医疗救治人员的疗养（休养）工作，使其保持充沛的体力和精力，再次投入到临床一线工作，加强组织领导，医院应成立疗养（休养）公寓工作小组，由分管工会的院级领导主要负责。

（2）根据参加救治工作的医务人员疗养（休养）人数，工作小组设小组长1名，管理人员1～2名，具体负责疗养（休养）公寓的日常工作和联系相关事宜。

（3）公寓配备与疗养（休养）相关的保洁员、餐饮服务人员及安保人员等。

3. 疗养（休养）公寓区域设置

根据不同的功能设置接待区、休养区（房间）、就餐区，根据区域的不同配备相应的服务人员。

二、疗养（休养）公寓管理制度

1. 工作小组人员的任职条件

（1）政治素质过硬，组织观念强，服从命令，听从指挥。

（2）管理经验丰富，讲究工作方式和方法，在群众中有一定的威信。

（3）具有较强的组织、协调、沟通能力。

（4）充满爱心，细心，有强大的责任心，有奉献精神。

（5）身体健康，能胜任加班加点的工作。

2. 工作小组岗位职责

（1）关心关爱每一位疗养（休养）人员的工作、心理、生活、家庭情况，及时把医院及社会阶层的关心、关爱传递给他们。通过实际行动，让疗养（休养）人员感受到来自各方的爱意与温暖。

（2）随时准备接收医院应急管理指挥部的命令，即从医院各科室调入一线需入住人员名单，妥善为其安排好房间。

（3）为入住人员进行"入住须知"培训，培训方式可为面对面讲解，亦可通过线上方式培训；建议组织相关人员加入工作群，在日常工作中重复播放"入住须知"并督促其遵守。

（4）日常做好各类登记，按医院各职能科室的要求统计、上报相关数据。

（5）每日进行两次巡视查房，建议时间为 10：00、15：00；巡视的重点为监督客房服务人员在客房及走廊的清洁、消毒工作。

（6）负责监督入住人员及访客的体温监测工作，督促所有进入驻地的人员进行体温检测，如体温大于 37.3 ℃，应使用水银体温计进行复测，同时须立即报告工作小组组长；如体温仍高，上报医院指挥部，按发热患者处理。浸泡水银体温计的乙醇应每周更换。

（7）负责就餐秩序的监管，引导一线人员与轮休人员在指定餐厅就餐。每日三餐安排就餐人员分时段前往，保持就餐不聚集。

（8）监督就餐人员佩戴口罩，于用餐前方可摘除；就餐时交叉入座，两人之间最短距离相隔 1 米，禁止边交谈边就餐，就餐后即刻离开。

（9）根据具体情况分发医院配送的生活物品、营养食品等及社会捐赠物品，保留发放明细单及发放签字单。

（10）对非入住人员、非本小组工作人员的到访进行严格管控，原则上谢绝探访。

（11）接收指挥部通知，协助撤离人员办理好退房手续，做好登记。

（12）做好后勤保障工作，关注一线人员需求，根据收集的信息，提供给相关保障部门，以便为一线人员及时提供帮助，解决后顾之忧。

3. 接待服务管理标准

（1）在接待通过电子显示屏播放、发放手册等多种方式，宣传新发突发传染病防控知识。

（2）员工上岗前进行体温测量，合格后方可上岗，上岗时佩戴一次性口罩，一次性手套。

（3）建立医务人员及访客体温测量登记，门岗消毒登记，前台区域消毒登记，房卡、出入证消毒登记等流程。

（4）所有进入大厅人员必须佩戴口罩，门岗及接待台提供免洗手消毒液，进行手部消毒，采用红外线体温计测量体温、记录。详细登记访客个人信息。体温超过 37.3 ℃，使用水银体温计复测，如体温依旧未达标，须及时通知相关负责人。

（5）人员办理入住时，保持 1 米线间隔，接待人员提醒医务人员使用免洗消毒液，进行手部消毒。

4. 餐饮部接待服务管理规定

（1）着装及防护要求

1）规范穿着工装上岗，干净整洁。

2）须佩戴口罩并按照规定 4 小时一更换。

3）全程佩戴一次性手套。

4）按照六步洗手法规范要求，勤洗手或使用免洗手消毒液。

5）服务中尽量减少与人员的近距离接触；保持安全距离。

6）执行岗前身体状况检查汇报制度。

（2）餐前准备工作

1）服务人员检查所需用品，各种一次性餐具做好备份。

2）厨师按照预定用餐人数做好加工和预制，合理备餐。

3）厨师做好原材料的检查工作，确保无腐败变质和异物。

（3）餐中服务要求

1）礼貌用语，让就餐人员感觉到亲切与关怀。

2）规范服务，让就餐人员体验到高品质的服务。

3）深耕细作，让就餐人员吃得营养、吃得可口，满足不同口味的需求。

4）器皿整洁，让就餐人员看着满意、吃着放心。

5）引导提示就餐人员将残食和一次性餐具分类处理，及时更换垃圾桶。

6）及时清理餐桌台面，保持餐厅环境清洁、卫生。

（4）餐后卫生清理流程

1）将桌面上的食物残渣和餐具分别清理到垃圾桶中。

2）对桌面油渍污渍进行清除。

3）用清水擦拭桌面，清理清洁剂残留。

4）用消毒液对抹布进行消毒后晾干。

5）餐厨垃圾和生活垃圾按照规定分类处理。

6）地面吸尘并喷洒消毒溶液消毒。

7）清理后，须按照六步洗手法规范洗手，再使用专用洗手消毒液消毒。

（5）食品制作卫生操作流程

1）严格执行厨房操作间卫生制度和操作间卫生流程。

2）严格按量加工，保证提供新鲜的食材。容器和分餐用具必须做到生熟分开，加工分装好的食物要做好保温。

5. 接待人员服务管理规定

（1）服务工作要求

1）接待好入住的每一位医务人员，保证服务、卫生质量，做好每日消毒工作并记录。

2）根据每批次入住人员需求，安排接待服务工作。服务人员班次时间拉开，划分好责任区，责任到人，不要出现群干、群休的现象。服务人员应与前台和外界沟通好，落实相应事宜。

3）体恤一线医务人员，合理安排清扫、消毒时间，消除本位思想，把服务放在第一位，避免影响人员休息。仔细识别"请即打扫""请勿打扰"的标识。

4）做到勤巡视，避免每日产生的垃圾长时间放置。所有垃圾消毒后，方可放置到垃圾暂存处。

5）做好每批次入住人员的钥匙、房卡管理工作，有序交接，避免丢失。如有损坏，贴好标识单独存放。

6）妥善安排好临时性工作，如有特殊情况，及时沟通。

（2）做好员工的自我保护及员工生活区的相关工作

1）服务接待小组人员须佩戴口罩、手套工作。按批次管理手套、口罩、消毒用品等物资，不要浪费。如预判物资短缺，尽快领取，保障供应。

2）每日进行生活区消毒，非休息时间禁止私自回到休息区。

3）每日休班时，将在工作区穿着的服装送至消毒间进行紫外线消毒。

（3）重视员工的身体状况

1）服务人员组长应指导组员做好测温工作。

2）建议工作人员健康饮食，不要吃油腻辛辣食物。

3）如组员出现不适，及时筛查辨别，沟通上报，做出相应安排。

6. 疫情期间公寓门岗封闭式管理规定

（1）大门停车场门岗：停车场仅开放正门，车辆单独进出。车场管理员应测量车内人员体温（到达或超过 37.3 ℃禁止入内）；每日 2 次对门岗区域内进行喷雾消毒，对进入停车场的车辆轮胎消毒。

（2）员工门岗：仅允许员工和原料配送车、垃圾清运车等企业运营保障车辆及相关工作人员进出。员工须出示临时出入证，接受体温测量（到达或超过 37.3 ℃禁止入内），填写《内部职工门岗体温登记表》。住宿员工外出时，须出示安保部管理人员签字的出门条，填写《员工出门登记表》。运营保障车辆及相关工作人员进入员工门岗时，门卫须向相关部门核实，在涉及部门人员陪同下，测量体温、填写《体温登记表》，对进入车辆进行消毒后，方能进入。

（3）大厅门岗：医务人员进出须出示临时出入证，实施"一人一卡"，测量体温，填写《体温测量表》。医务人员访客，须测量体温，填写《访客登记表》后，方能进入大厅。

三、公寓消毒防控工作

1. 疗养（休养）公寓预防感染管理要求

（1）环境清洁消毒要求

1）公共环境（如大厅、走廊、餐厅等）保持空气流通，每日开窗通风 2 次，每次至少 30 分钟。公共区域物体表面采用 250 ～ 500 mg/L 含氯消毒剂、75% 乙醇擦拭，每日至少 2 次或每 4 小时消毒 1 次；如人员流多，缩短消毒间隔时间。笔、电子体温计、房卡、出入证每使用 1 次，均用 75% 乙醇进行消毒。

2）电梯间采用 500 ～ 1000 mg/L 含氯消毒剂擦拭，每日至少 4 次，特别注意电梯按钮等高频接触表面的清洁消毒。

3）医务人员住宿房间采用 500 mg/L 含氯消毒剂擦拭物体表面，每日至少 2 次；房间每日开窗通风 2 次，每次不少于 30 分钟。

4）住宿医务人员退房后，房间应进行终末消毒，采用 500 ～ 1000 mg/L 含氯消毒剂擦拭物体表面，开窗通风不少于 1 小时。

（2）人员管理要求

1）区域的服务人员上班期间全程佩戴一次性口罩，每日监测体温及上呼吸道感染症状体征（如咳嗽、流涕、咽痛等），有问题及时报告主管领导。

2）疗养（休养）的医务人员每日监测体温及感染症状体征，如有异常及时报告医院应急指挥部或医院感染管理部门。人员每日进出原则上不在公共区域停留或聚集交谈，及时回到自住房间。

（3）用餐要求

1）允许医务人员在房间内用餐，但需保持房间内清洁整齐，以避免集体用餐或外出就餐。

2）配餐、送餐尽量统一时间，统一配送，送餐员将餐食配送至房间门口与医务人员交接；可选用1次性餐具，复用餐具建议使用带有消毒功能清洗机进行消毒处理。

（4）特殊情况

1）一旦有住宿医务人员出现发热、咳嗽、呼吸困难等呼吸道感染表现时，应立即报告医院应急管理指挥部或医院感染管理部门，对医务人员进行流行病学调查，如需进一步隔离、诊疗、检测、联系相关部门处理。

2）如住宿医务人员确诊为新发突发传染病时，其所在房间使用0.2%过氧乙酸喷洒进行空气消毒，2000 mg/L含氯消毒剂进行物体表面消毒。

2. 保洁人员消毒防控管理规定

（1）岗前准备

保洁人员应提前15分钟到岗，测量体温，换好工服，正确佩戴口罩，进行消毒分工，做好上岗准备。出现新发突发传染病相应症状、体征状态和从重点疫区返回人员禁止上岗工作。

（2）保洁消毒流程

第一步：采用含75%乙醇的毛巾，对大堂所有门把手、桌面、椅子扶手，电梯间按键面板、轿厢内按键面板及扶手统一进行擦拭消毒。

第二步：采用含氯消毒剂对大堂地面、电梯轿厢地面、通道地面、卫生间地面等所有保洁区域进行清洁消毒。

第三步：采用含氯消毒剂对进门脚垫、大堂地毯、电梯轿厢内、垃圾桶内进行喷洒式消毒。对垃圾桶外、卫生间门把手、洗手池台面进行擦拭消毒。

第四步：对室外地面、台阶及垃圾桶等部位进行喷雾式消毒。

（3）消毒频率

保洁人员进行每日至少3次的消毒。对人员密集区域应增加消毒次数，各区域保洁用具分开使用，避免混用。大厅平开门把手做到"一握一消"。污水井由工程部每日消毒1次。

3. 休息区体温监测要求

（1）大厅门口设置体温监测岗，安排专人负责体温监测。

（2）所有进入休养（疗养）区域人员均须进行体温测量。

（3）进入人员应保持安全距离排队，依次进行测量。

（4）将每人测量的体温结果记录在体温单上。

（5）来访人员除记录体温外，还需要记录联系电话。

（6）发现体温异常者需用水银体温计复测，体温仍然 ≥ 37.3 ℃时，立即上报保障专班组，按照发热处理，并逐级上报。

（7）休整人员每日主动到大厅进行体温监测。

4. 餐厅防控措施

（1）餐厅卫生及消毒工作

1）开餐前后开窗通风，每日不少于4次，每次不少于30分钟。如天气条件允许，两餐之间持续通风。

2）餐后清理餐桌、餐椅及餐台卫生并擦拭干净。

3）餐后地面吸尘并采用含氯消毒剂喷洒消毒。

4）用餐人员一律使用一次性餐具。餐台不锈钢用具及容器清洗后消毒。

5）餐厅门把手及刷卡登记台餐后消毒溶液擦拭消毒。

6）每次用餐后清理垃圾桶，一次性餐具垃圾袋喷洒消毒液后封口送至垃圾房，餐厨垃圾喷洒消毒液后送至收运处。垃圾桶清洗干净后喷洒消毒溶液消毒。

7）每项工作完成后按要求记录，负责人核查后签字。

（2）餐厅工作人员防控要求

1）工作人员到岗后测试体温并填写表格。

2）上岗后一律按防护要求佩戴一次性口罩和一次性手套。

3）班前会时，带班人员安排工作并检查个人防护穿戴。

4）工作期间避免用手碰触口、鼻、眼。

5）备餐间配备按压式快速手消毒剂，随时消毒。

6）下班返回宿舍立即洗澡更衣，注意个人卫生。

（3）厨房工作人员防控要求

1）厨师全部按防护要求佩戴一次性口罩和一次性手套。

2）厨房各区域配备按压式快速手消毒剂，随时消毒。

3）到岗测试体温并填写表格。

4）班前会时，带班人员安排工作检查个人防护穿戴。

5）烹饪食品要加热熟透，严格做到生熟分开。

6）未加工好的原材料不得进入烹饪操作间。

7）各区域严格按照卫生制度及操作流程完成各项工作。

（任珍　安丽）

第二节　一线人员管理

一、一线人员入住要求

1. 入住流程图（图 17-1）

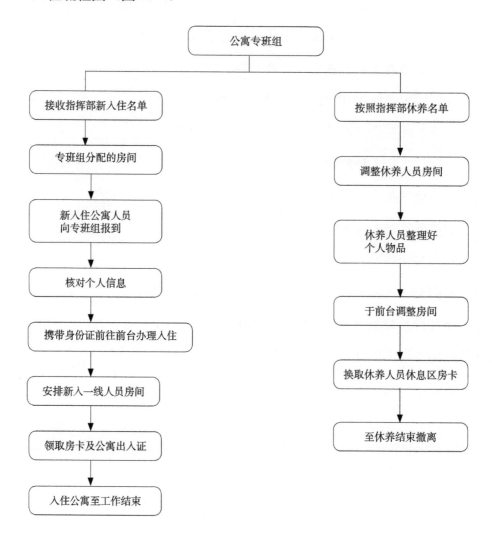

图 17-1　入住流程

2. 住宿前要求

（1）按照医务部门、护理部门提供的《入住疗养（休养）公寓人员审批单》，统一由入住疗养公寓领导小组安排入住，任何个人不得私自占用房间。

（2）服从领导小组统一分配的房间，个人不得自行调整。遇特殊情况时，请及时向领导小组说明。

（3）统一由领导小组发放入住房卡。

（4）请个人自行妥善保管房卡，进出疗养（休养）公寓、就餐时必须出示房卡。

（5）住宿前请自备日常生活用品（如洗漱用具等），贵重物品请自行妥善保管。

3. 住宿期间要求

（1）为了避免交叉感染，医务人员按标识走专用通道，乘专用电梯。

（2）所有一线医务人员必须入住疗养（休养）公寓。任何人不得擅自外出。有特殊情况者须报领导小组审批。

（3）领导小组人员应严格掌握医务人员住宿情况，每日查房。

（4）住宿期间严禁会客、串房间，特殊情况时，会客一律在疗养（休养）公寓门外进行，有事宜电话联系。

（5）住宿期间鼓励进行羽毛球、太极拳等户外活动。

（6）住宿期间保持室内卫生。每日将生活垃圾袋封装好后放在房间门外，由服务人员统一收走。

（7）保持空气清新，禁止在室内吸烟。

（8）疫情期间，如相关部门文件要求禁止使用中央空调的，可在开窗通风的前提下，使用电风扇。

（9）爱护室内设施，安全使用电器，损坏室内设施照价赔偿。

4. 用餐要求

（1）限制人数，分时段用餐。

（2）进出餐厅除就餐时，一律佩戴一次性口罩。

（3）餐厅入口和餐厅内部设置75%乙醇手消毒剂和消毒湿纸巾。

（4）就餐时方桌仅限2人同方向就座进餐，圆桌限制4人间隔就座进餐。

（5）食物按需取用，禁止浪费。

（6）用餐人员餐后按厨余垃圾和一次性餐具分类投放。

（7）用餐后及时离开餐厅，不得扎堆聊天。

二、休养人员管理

1. 一线人员休息区管理要求

（1）公寓住宿为清洁区域，必须穿清洁的衣服进入；一线人员下班应先在病房洗澡更衣后，再入住休息区。

（2）携带出入证，出入时主动向安保人员出示，严禁闯关。

（3）入住时保持安静，服从管理人员安排，不得自行更换床位及带外人入住或不按时入住（自行返家、外租住处）等。

（4）休养人员与一线人员分开入住，不得互串房间，用餐要求同一线人员。

（5）休养人员与一线人员按电梯标识分开乘坐。

（6）从一线返回驻地时须测量体温并记录，有任何不适及时上报休养区管理人员、医院医务部门、护理部门；根据具体情况，采取相应措施，切实保障人员健康和公共安全。

（7）认真阅读及遵守入住须知，注意防火等安全事项，熟记紧急疏散路线；如发生火警，听从工作人员指挥，有序地从消防安全通道撤离。

（8）尊重服务工作人员，做到相互理解、配合和包容。

（9）遵守相关规章制度，保持房间、床、环境清洁、整齐，爱护公物财产；勿大声喧哗，禁止随地吐痰。

（10）休息区为禁烟区域，入住期间严禁吸烟；如厕、洗澡时注意安全，避免滑倒、摔伤等意外事件的发生。

（11）使用充电设备及热水壶后及时断电，保证用电安全。

（12）办理任何事项需要排队时，自觉保持 1 米线距离。

2. 来访人员管理要求

（1）适用非入住人员、服务工作人员以外的人员，由工作小组监督执行。

（2）非入住人员、服务工作人员以外的人员进入驻地须严格遵守访客管理制度。

（3）禁止除工作需要以外的人员进入疗养（休养）区域。

（4）因工作进入的访客，须提前联系工作小组，由工作小组人员电话或当面通知门卫，准许进入。

（5）访客进入后，应遵守体温检测规定，测量体温，并在体温检测表中登记好姓名、体温等信息。

（6）访客不得进入大厅以外的其他区域。

（7）访客在公寓期间，应抓紧时间完成工作，尽量减少滞留时间，须全程佩戴好口罩。

3. 撤离要求

（1）退房后，须严格遵照医院感染管理部门的相关规定。

（2）离开后，安排好居家休养日程，保证充足睡眠、多喝水、饮食均衡。

（3）撤离人员回家休养期间应与所属部门保持联系，如有需求可随时沟通。

三、外援医疗队人员管理

外援医务人员管理参照上述医务人员管理。

（任珍 安丽）

参考文献

[1] 国家卫生健康委办公厅《医疗机构内新型冠状病毒感染预防与控制技术指南》（第一版）.[2020-09-11].
     http://www.gov.cn/zhengce/zhengceku/2020-01/23/content_5471857.htm

[2] 国家卫生健康委办公厅《新型冠状病毒感染的肺炎防控中常见医用防护用品使用范围指引（试
     行）》（国卫办疾函[2020]75号）. [2020-10-16]. http://www.gov.cn/zhengce/zhengceku/2020-02/04/
     content_5474521.htm

[3] 新型冠状病毒肺炎医院感染防控工作手册.北京：中国协和医科大学出版社，2020.

[4] 国家卫生健康委办公厅《关于印发重点场所重点单位重点人群新冠肺炎疫情防控相关防控技术指
     南的通知》联防联控机制综发〔2020〕139号. [2020-10-05]. http://www.gov.cn/xinwen/2020-04/09/
     content_5500689.htm